Praxisbuch

Funktionelle Wirbelsäulengymnastik und Rückentraining

Teil 2 · Übungen zur Kräftigung und Dehnung

Von Olga und Andrej Bauer

NEUER SPORTVERLAG

Inhalt

Einleitung

Liebe Sportfreunde,

eine starke Rumpfmuskulatur ist eine wichtige Voraussetzung für einen gesunden Rücken. Ist die Muskulatur zu schwach und kommen ständig einseitige Belastungen, Bewegungsmangel und falsche Bewegungsmuster dazu, wird die Wirbelsäule nicht ausreichend gestützt und zu stark belastet. Eine schlechte Haltung ist Ausdruck eines Mangels: Die geringe Kraft der Bauch-, Gesäß- und Rückenmuskeln reicht nicht aus, um Ihrer Wirbelsäule stundenlang Halt zu geben. Was tun, wenn der Rücken schmerzt? In den meisten Fällen gilt: Bewegen statt schonen! Gezieltes Training kräftigt die Muskulatur und entlastet die Wirbelsäule. Dabei ist meistens das beste Konzept – sozusagen das „Rezept für den Rücken" – ganz einfach: Trainieren Sie Ihre Muskeln regelmäßig und wählen Sie dabei die richtigen Belastungen, denn nur so können Sie die Rückenbeschwerden verhindern bzw. lindern. Bewegen Sie sich bei Rückenschmerzen vorsichtig, aber bewegen Sie sich weiter – auch wenn es weh tut. Ihr Rücken wird es Ihnen danken.

Ein gesunder Rücken schmerzt nicht. Gymnastik verbessert die Beweglichkeit und beseitigt das Kraftdefizit. Jeder weiß: Gymnastik ist gesund und hält fit. Warum fällt es dann so schwer, mit dem Training zu beginnen? Die Verantwortung für die eigene Gesundheit trägt jeder für sich selbst. Denken Sie nicht lange nach und beginnen Sie sofort mitzumachen. Sie werden sehen, dass es eigentlich ganz einfach ist, ohne Rückenschmerzen zu leben. Trainierte Muskeln sind der beste Schutz vor Rückenbeschwerden. Kurz gesagt: „Bewegung ist die beste Therapie." Gesundheit bedeutet vor allem Lebensqualität.

Das vorliegende Buch ist die Fortsetzung vom Praxisbuch funktionelle Wirbelsäulen-Gymnastik und Rückentraining Teil 1, Mobilisation, Streckung und Stabilisation der Wirbelsäule. Teil 1 und 2 stellen zusammen die Übungen für Wirbelsäule und Körper ohne Handgeräte komplett dar.

Im ersten Kapitel werden Übungen zur Stärkung der Rückenmuskulatur vorgestellt. Das zweite Kapitel besteht aus Kraftübungen für den Bauch. Im abschließenden dritten Kapitel finden Sie Dehnübungen.

Viel Spaß beim Üben und Trainieren wünschen
Andrej und Olga Bauer

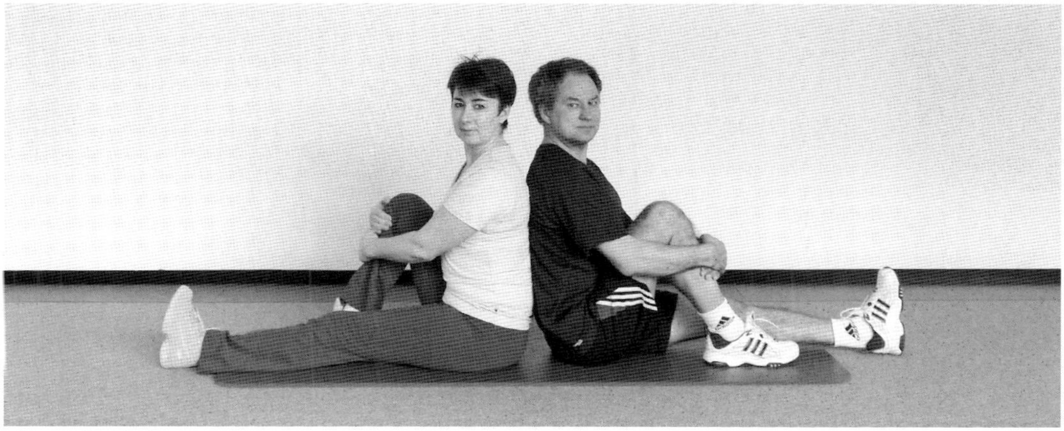

Olga und Andrej Bauer

2 Was Sie beim Üben beachten sollten

Lesen Sie die Übungsbeschreibung und sehen Sie sich die Bilder an, bevor Sie mit den Übungen beginnen (z. B.: die richtigen Armhaltepositionen).

Arme in Hochhalte: Foto 1, 2; Arme in Vorhalte: Foto 3

* Kontrollieren Sie vor jeder Übung Ihre Ausgangsstellung.
* Achten Sie auf einen korrekten Bewegungsablauf.
  Die Übung richtig auszuführen, bedeutet effektiver zu trainieren.
* Achten Sie bei jeder Übung auf eine gerade, aufrechte Haltung der Wirbelsäule.
* Vermeiden Sie ruckartige und stark federnde oder wippende Bewegungen.
* Atmen Sie während der Durchführung gleichmäßig und fließend.
* Wiederholen Sie jede Übung mindestens dreimal. Trainierte wiederholen die Übungen fünf- bis siebenmal (abhängig von der Ausführungsmethode).
* Beachten Sie den Seitenwechsel.
* Brechen Sie die Übung sofort ab, wenn Sie Schmerzen verspüren.
* Nehmen Sie sich auch die Zeit, einer Übung nachzuspüren.
* Beenden Sie das Trainingsprogramm immer mit den Dehnübungen, die Sie nach der Kräftigung ausführen.

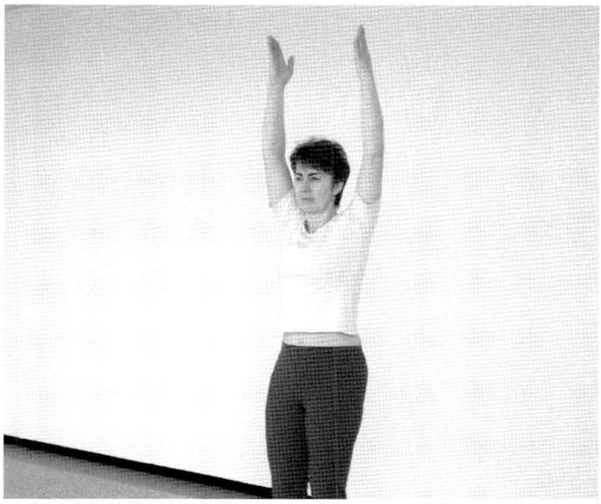

Foto 1

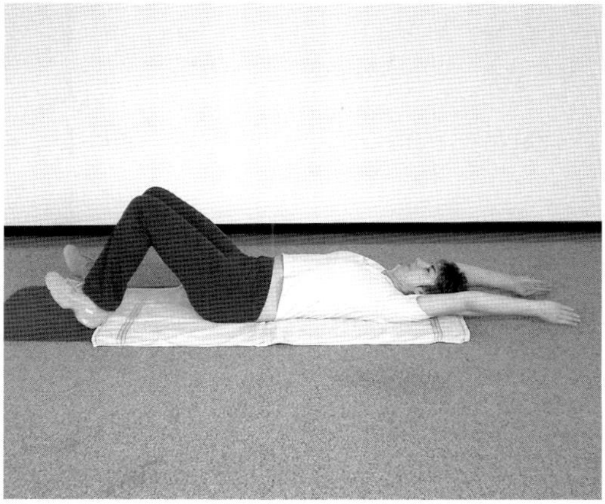

Foto 2

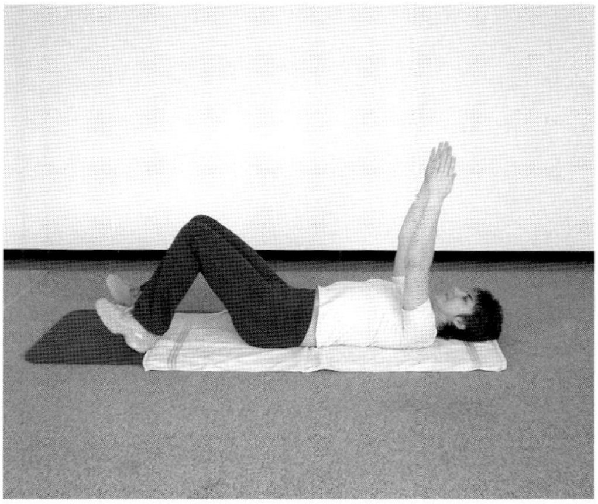

Foto 3

2.1. Hinweise zur Ausführung der Übungen zur Stärkung der Rücken- und Bauchmuskulatur

* Die Übungen können Sie dynamisch oder statisch ausführen.
* Achten Sie bei der dynamischen Ausführung auf einen langsamen Bewegungsablauf und die gesamte Bewegungsamplitude.
* Bei der dynamischen Ausführung sollte die Anzahl der Wiederholungen zwischen acht und zwölf liegen. Die Anzahl kann später erhöht werden.
* Achten Sie bei der statischen Ausführung auf eine kontrollierte Endposition.
* Bei der statischen Ausführung sollte die Übung bis zu dreimal (später bis zu fünfmal) wiederholt werden. Die Haltezeit, die zunächst ca. sechs bis zehn Sekunden beträgt, kann bis auf 18 bis 20 Sekunden verlängert werden.
* Achten Sie bei den Anspannungsübungen auf eine bewusste Ausführung und eine kontrollierte Endposition.
* Die isometrische Anspannung (Anspannung ohne Bewegung) sollte langsam gesteigert werden. Beginnen Sie mit zwei bis drei Sekunden und verlängern Sie die Haltezeit auf acht bis zwölf Sekunden.
* Methoden zur Ausführung und Steigerung der Belastungsintensität:
  - dynamisch mit Zurückkehren in die Ausgangposition
  - dynamisch ohne Zurückkehren in die Ausgangposition
  - dynamisch ohne Haltezeit auf verschiedenen Aufrichtehöhen
  - dynamisch mit Haltezeit (zwei bis drei Sek.) auf verschiedenen Aufrichtehöhen
  - statisch
  - statisch mit kurzen Bewegungen (auf und ab) in der Endposition
  - statisch und isometrische Anspannung (oder mit Partnerwiderstand)
* Beachten Sie bei der Ausführung zur Stärkung der Rückenmuskulatur Folgendes:
  - Der Kopf wird etwas vom Boden angehoben und in Verlängerung der Wirbelsäule gehalten.
  - Der Blick bleibt zum Boden gerichtet.
  - Die Gesäß- und Bauchmuskulatur wird fest angespannt und die Knie vom Boden gelöst. Foto 4
* Die Arme und/oder Beine beim Üben leicht anheben, um eine starke Hyperlordosierung der Lendenwirbelsäule (Hohlkreuz) zu vermeiden. Foto 5
* Beim Training des oberen Rückenbereichs bleiben die Beine am Boden und die Fußspitzen werden gegen die Unterlage gedrückt. Foto 6
* Beim Training des unteren Rückenbereichs liegt die Stirn auf dem Boden oder auf den Händen. Foto 7, 8
* Beachten Sie bei der Ausführung zur Stärkung der Bauchmuskulatur Folgendes:
  - Die Hände nicht im Nacken verschränken (das verursacht eventuell einen zu starken Zug der Halswirbelsäule). Foto 9
  - Heben Sie den Oberkörper nur so weit hoch, dass die Schulterblätter den Kontakt zum Boden verlieren, andererseits bleibt die Lendenwirbelsäule noch am Boden (Hände im Kniebereich). Foto 10
  - Auf eine korrekte Kopfhaltung achten (zwischen Kinn und Brust eine Faust breit). Foto 11

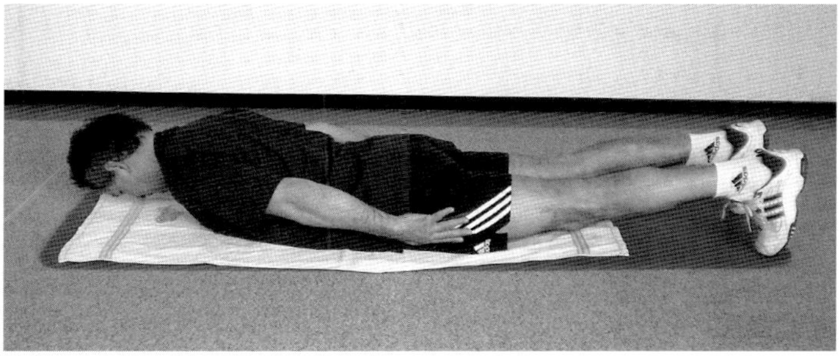

Foto 4

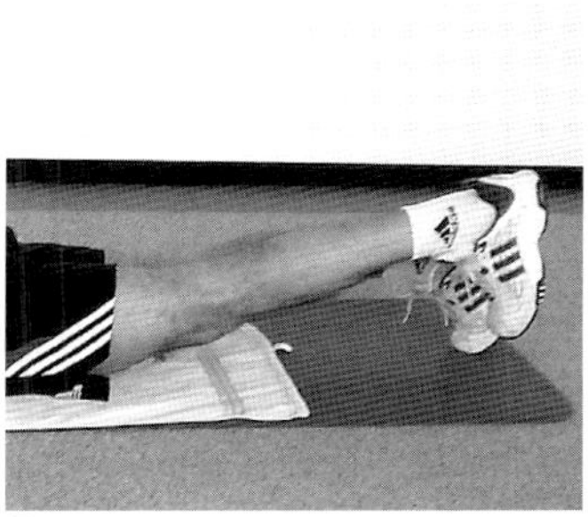

Foto 5

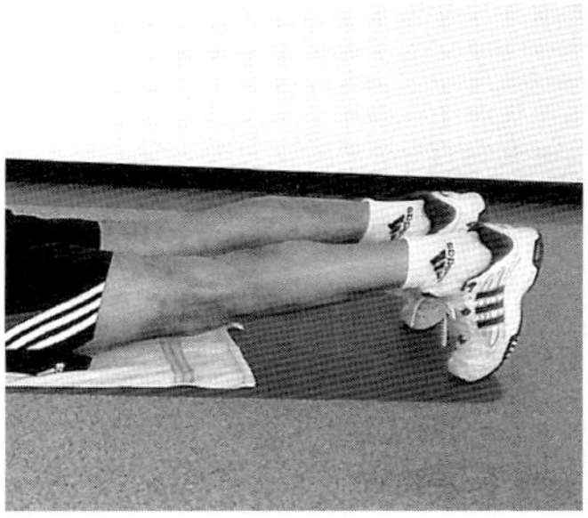

Foto 6

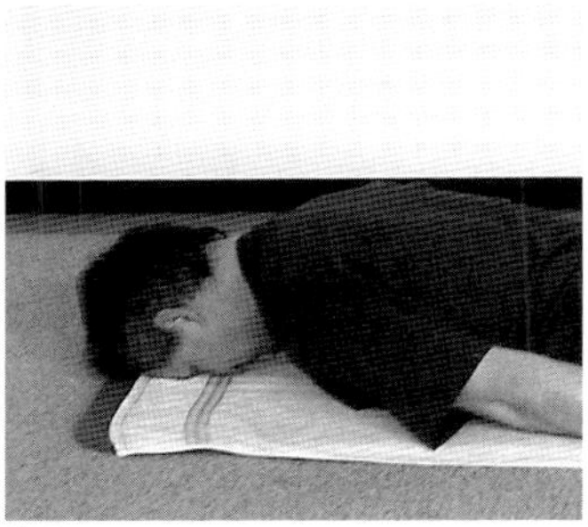

Foto 7

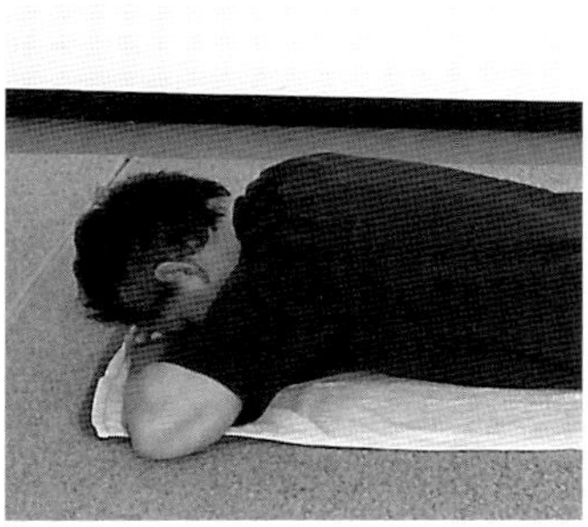

Foto 8

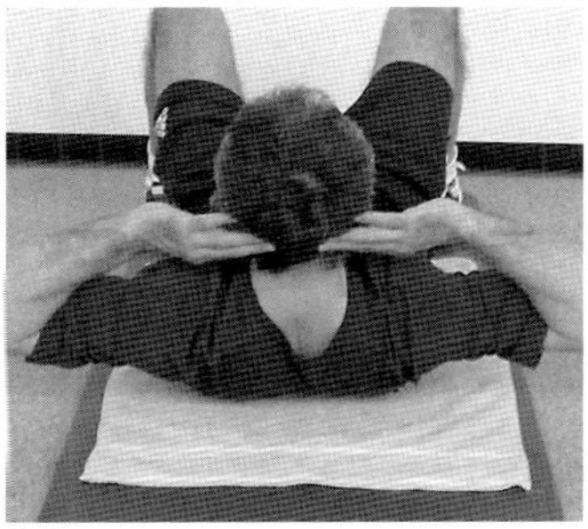

Foto 9

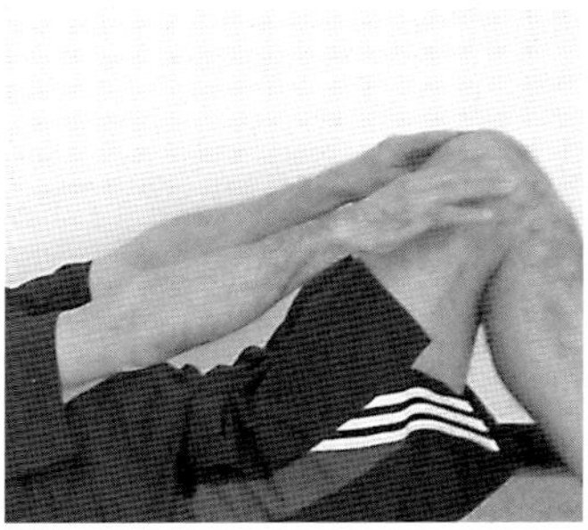

Foto 10

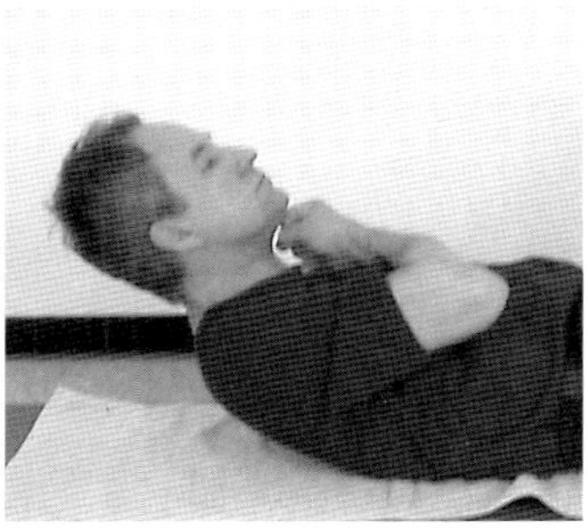

Foto 11

3 Kräftigungsübungen

3.1 Die Rückenmuskulatur

3.1.1 Theoretischer Überblick. Anatomische und physiologische Grundlagen

Ein starker Rücken ist die beste Vorbeugung gegen Rückenbeschwerden. Mehr Muskulatur bedeutet besseren Halt für die Wirbelsäule. Ein kräftiger Bandapparat und eine Vielzahl von Bauch- und Rückenmuskeln dienen zur Stabilisierung und Bewegungsfähigkeit der Wirbelsäule.

Auch Hüft- und Beinmuskeln sind für eine leistungsfähige und beschwerdefreie Funktion der Wirbelsäule wichtig. Ein Rückentraining besteht deshalb nicht nur aus Kräftigungsübungen für die Rückenmuskeln, die nahe an der Wirbelsäule liegen, sondern auch für Gesäß und Beine.

Die Muskeln arbeiten nicht isoliert, sondern sie kooperieren harmonisch miteinander, weil sie an den jeweiligen Gelenken im Gleichgewicht zueinander stehen. Die Gegenmuskeln der Rückenstrecker sind vor allem die Bauchmuskeln, die auch trainiert werden sollten, da die Wirbelsäule ein muskuläres Gleichgewicht braucht.

Tief liegende Rückenmuskulatur
Die sogenannten tiefen Rückenmuskeln (z. B. Rückenstrecker) sind dicht und auf beiden Seiten der Wirbelsäule gelegen (vom Nacken bis zum Becken). Kurze Muskeln (medialer Trakt) verbinden jeweils zwei benachbarte Wirbel miteinander und setzen an den Wirbelfortsätzen und Wirbelkörpern an. Die langen Muskeln (lateraler Trakt) der Rückenstrecker sind beidseitig an der Wirbelsäule zusammengefasst und ziehen sich über mehrere Wirbel hinweg.

Sie haben vor allem eine wichtige Aufgabe: die Stabilisierung der Wirbelsäule. Aber auch sie sind an Rumpfseitneigen, Drehbewegung und Vor- und Rückbeugung des Rumpfes beteiligt. Bei Rückenbeschwerden besteht meist eine Störung der tiefen Rückenmuskeln.

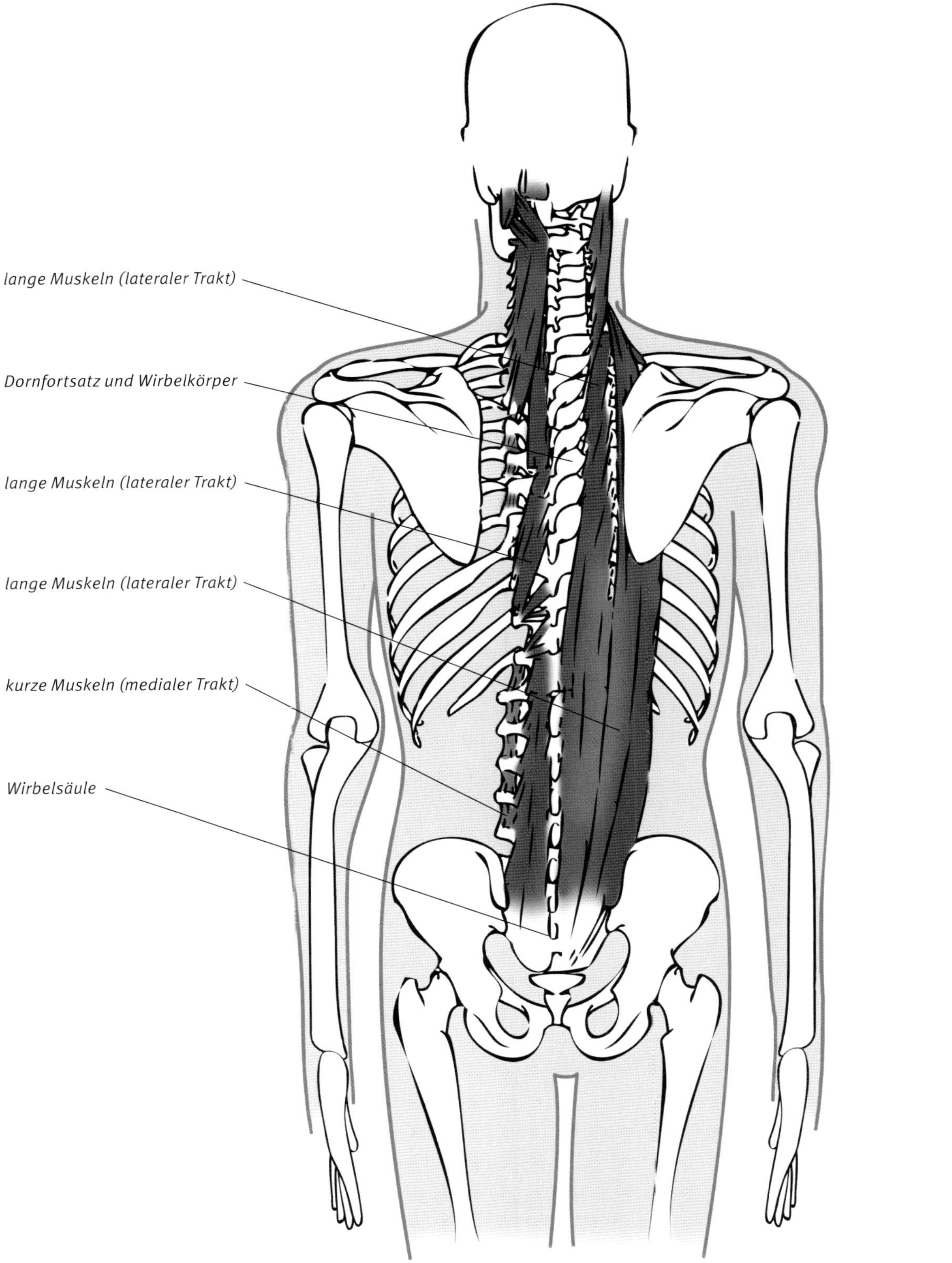

Abb. 1, Tiefliegende Rückenmuskulatur

Oberflächliche Rückenmuskeln
Die oberflächlich gelegenen Rückenmuskeln lassen sich in drei Gruppen einteilen:

- Rumpf-Arm-Muskel (Kapuzenmuskel und breiter Rückenmuskel)
- Rumpfgürtelmuskel (der große und der kleine Rautenmuskel und Schulterblatthebermuskel)
- Wirbelsäulen-Rippen-Muskeln (vordere obere und hintere untere Sägemuskeln)

Funktion der oberflächlichen Rückenmuskeln:
Kapuzenmuskel
- Bewegung der Schulterblätter
- Drehen des Kopfes
- Stabilisierung der Wirbelsäule im Hals- und Brustwirbelsäulenbereich

Breiter Rückenmuskel
- Seitneigung des Rumpfes
- Heranziehen des Armes an den Körper
- Rückführung des Armes auf den Rücken
- Innenrotation des Armes

Rautenmuskeln
- Schulterblätter bewegen und stabilisieren

Schulterblatthebermuskel
- Schulterblatt aufwärts ziehen

Sägemuskeln
- Schulterblatt nach vorn ziehen und am Rumpf stabilisieren
- Arm über Horizontale heben
- Heben und Senken der Rippen beim Ein- bzw. Ausatmen

Die oberflächlichen Muskeln führen die Bewegungen und machen das Kreuz stark.

Je kräftiger die Rücken- und Bauchmuskulatur ist, desto mehr Halt und Stabilität gewinnt die Wirbelsäule. Zur Stabilisierung der Wirbelsäule ist auch die Haltung des Schultergürtels wichtig: Kräftige Muskeln, die von der Wirbelsäule zur Schulter ziehen, halten die Schultern aufrecht, heben die Schulterblätter und bewegen sie in Richtung Wirbelsäule.

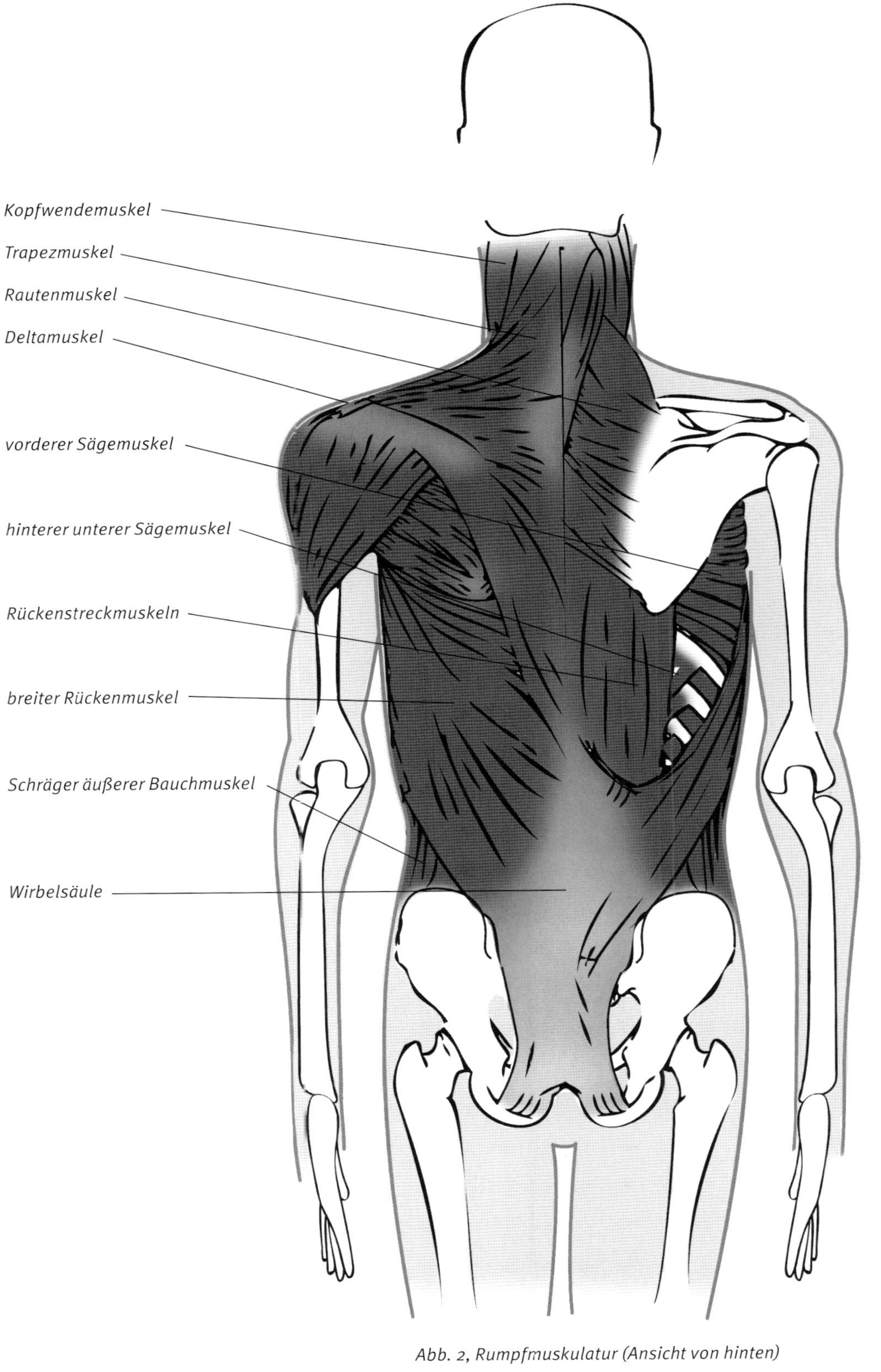

Abb. 2, Rumpfmuskulatur (Ansicht von hinten)

3.1.2 Übungen zur Stärkung der Rückenmuskulatur

3.1.3 Die Übungen im Stand

„Grundhaltung Stehen“

„Grundhaltung Stehen“ = Stand + Aufrichten des Beckens + Brustkorbhebung + Kopfhaltung

Stand

Sie stehen in hüftbreiter Fuß- und Beinhaltung, ihre Füße sind parallel oder zeigen leicht nach außen. Ihre Kniegelenke sind leicht gebeugt. Schulter-, Hüft -, Knie- und Fußgelenke bilden eine senkrechte Linie.

Aufrichten des Beckens

Spannen Sie Ihre Bauch- und Gesäßmuskulatur an. Um die Wirbelsäule physiologisch zu sichern, wird das Becken aufgerichtet.

Brustkorbhebung

Richten Sie Ihren Brustkorb auf und schieben Sie dabei Ihr Brustbein schräg nach vorn oben. Ziehen Sie die Schulterblätter an die Wirbelsäule nach hinten unten. Die Arme hängen locker seitlich am Körper herunter. Drehen Sie die Oberarme leicht nach außen, die Unterarme etwas nach innen.

Kopfhaltung

Strecken Sie Ihre Halswirbelsäule. Dabei wird der Kopf leicht angehoben und der Scheitel zeigt nach oben zur Decke. Der Blick ist geradeaus gerichtet. Foto 12

Ausgangsstellung	„Grundhaltung Stehen“.
Übungsausführung	Legen Sie die Handflächen aufeinander und führen Sie die gestreckten Arme nach oben. Drücken Sie die Hände gegeneinander und halten Sie die isometrische Spannung. Foto 13
Hinweise	Die Beine bleiben leicht gebeugt. Spannen Sie Ihre Bauchmuskeln an.
Variation	Die Handrücken werden gegeneinander gedrückt. Foto 14

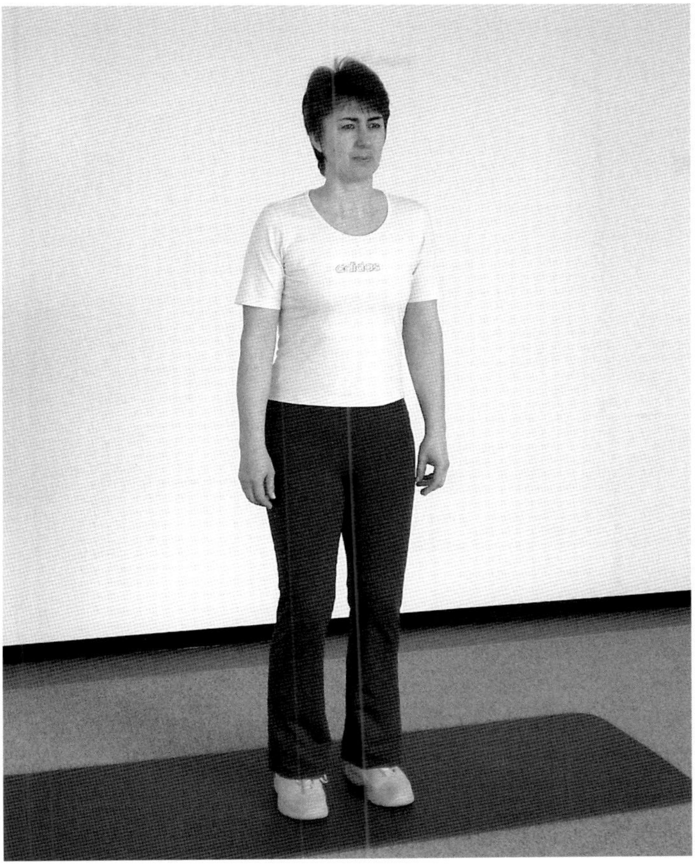
Foto 12

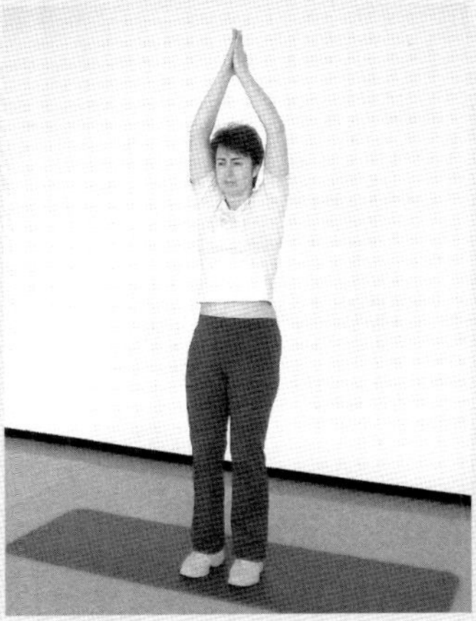
Foto 13

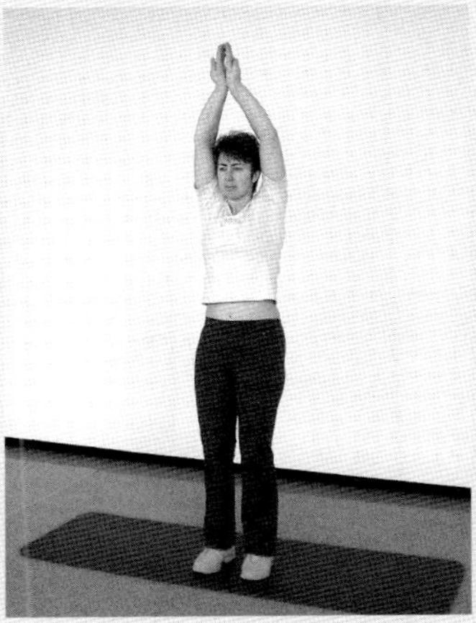
Foto 14

Ausgangsstellung	„Grundhaltung Stehen“.
Übungsausführung	Verschränken Sie die Finger und führen Sie die gestreckten Arme nach oben. Ziehen Sie die Hände so auseinander, dass keine Bewegung stattfindet, und halten Sie die isometrische Spannung. Foto 15
Hinweis	Die Ellbogen sind dabei leicht gebeugt. Spannen Sie Ihre Bauchmuskeln an.
Variation	Die Hände einhaken. Foto 16

Ausgangsstellung	„Grundhaltung Stehen“.
Übungsausführung	Führen Sie die gestreckten Arme seitlich auf Schulterhöhe, die Handflächen zeigen nach außen und die Finger nach oben. Pressen Sie die Schulterblätter zur Wirbelsäule und halten Sie die isometrische Spannung. Foto 17
Hinweis	Die Ellbogen sind dabei leicht gebeugt. Spannen Sie Ihre Bauchmuskeln an.
Variationen	Die Finger zeigen nach vorn. Foto 18 Die Arme seitlich in U-Halte. Foto 19

Ausgangsstellung	„Grundhaltung Stehen“.
Übungsausführung	Führen Sie die gestreckten Arme in Schulterbreite nach oben, die Handflächen zeigen nach oben und die Finger zur Mitte. Drücken Sie die Hände so nach oben, dass keine Bewegung stattfindet, und halten Sie die isometrische Spannung. Foto 20
Hinweis	Die Ellbogen sind dabei leicht gebeugt. Spannen Sie Ihre Bauchmuskeln an.
Variation	Einen Arm nach oben führen und den anderen gleichzeitig nach unten. Foto 21

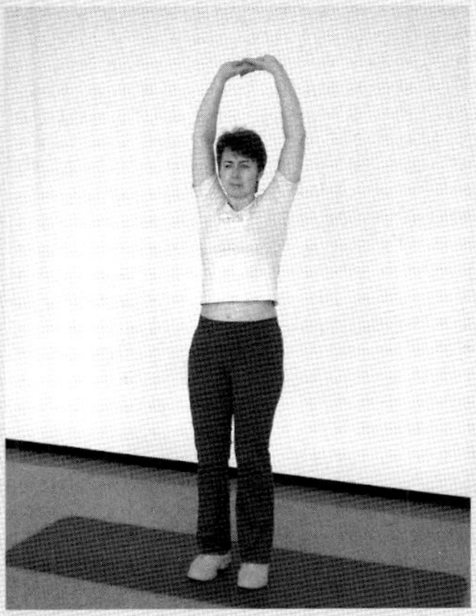

Foto 15

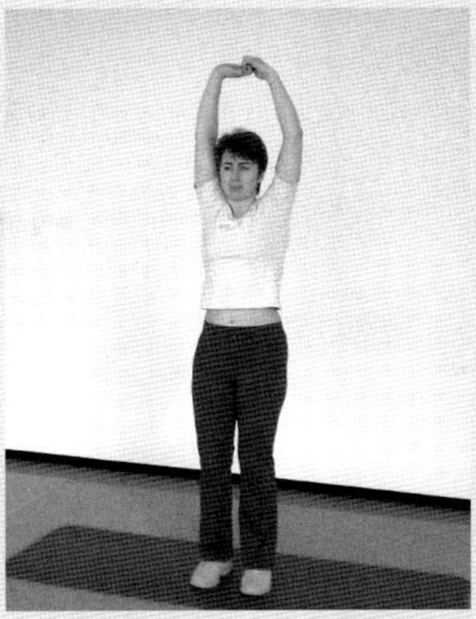

Foto 16

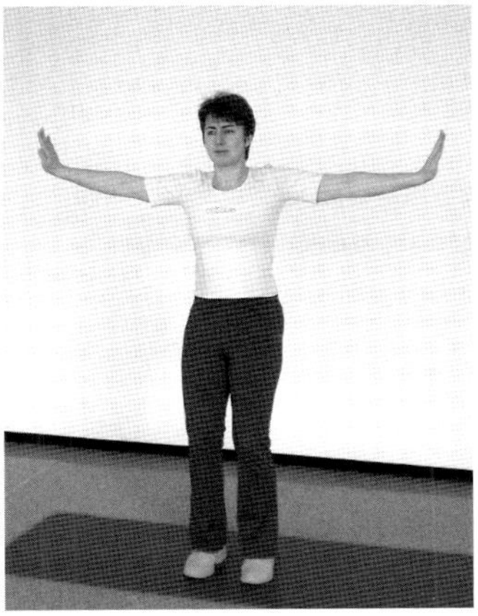

Foto 17

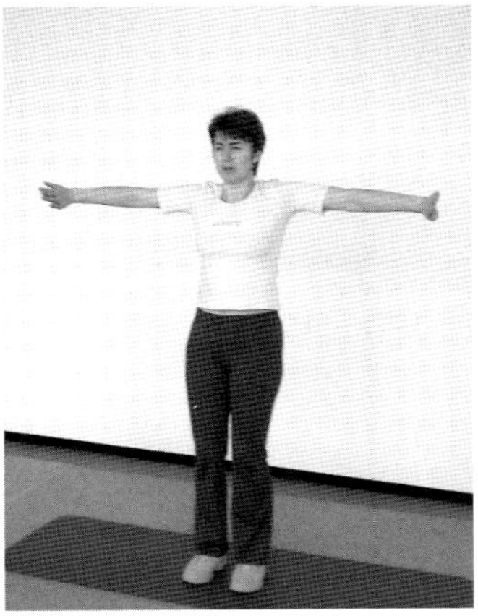

Foto 18

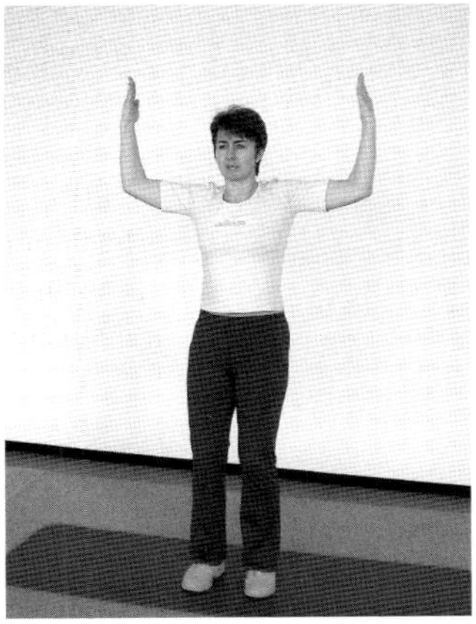

Foto 19

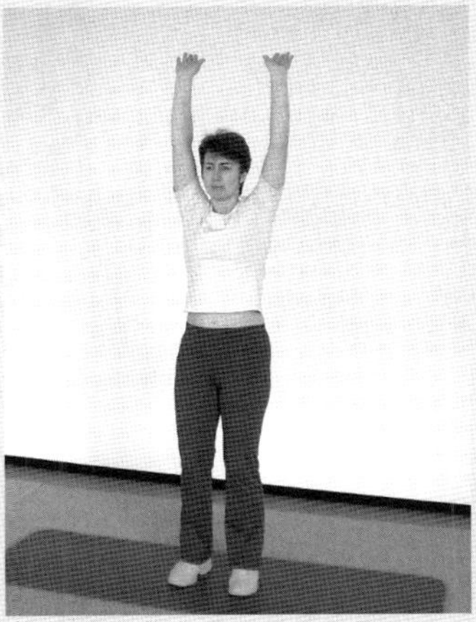

Foto 20

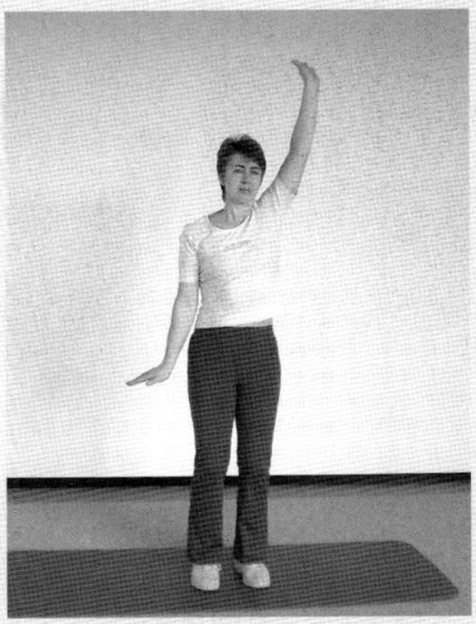

Foto 21

Ausgangsstellung	„Grundhaltung Stehen“.
Übungsausführung	Aus dem aufrechten Stand neigen Sie Ihren Oberkörper mit geradem Rücken so weit nach vorn unten, dass Sie Ihren Rücken gerade halten können. Halten Sie die Position. Foto 22
Hinweise	Spannen Sie Ihre Bauchmuskeln an. Halten Sie Ihren Körper stabil.
Variationen	Die Hände liegen am Hinterkopf. Foto 23 Die Arme sind in der Hochhalteposition, die Handflächen zeigen zueinander. Foto 24

Ausgangsstellung	„Grundhaltung Stehen“.
Übungsausführung	Aus dem aufrechten Stand neigen Sie Ihren Oberkörper mit geradem Rücken so weit nach vorn unten, dass Sie Ihren Rücken gerade halten können. Führen Sie abwechselnd einen Arm nach oben und gleichzeitig den anderen nach hinten unten. Die Handflächen zeigen nach außen. Foto 25
Hinweise	Spannen Sie Ihre Bauchmuskeln an. Halten Sie Ihren Körper stabil.
Variation	Die Arme gleichzeitig nach vorn oben führen. Foto 26

Ausgangsstellung	„Grundhaltung Stehen“.
Übungsausführung	Aus dem aufrechten Stand neigen Sie Ihren Oberkörper mit geradem Rücken so weit nach vorn unten, dass Sie Ihren Rücken gerade halten können. Die Arme sind in U-Halte und die Handflächen zeigen nach vorn. Führen Sie die Arme vor dem Körper zusammen und wieder auseinander. Foto 27, 28
Hinweise	Spannen Sie Ihre Bauchmuskeln an. Halten Sie Ihren Körper stabil.
Variation	Die Arme aus U-Halte seitlich auf Schulterhöhe strecken. Foto 29

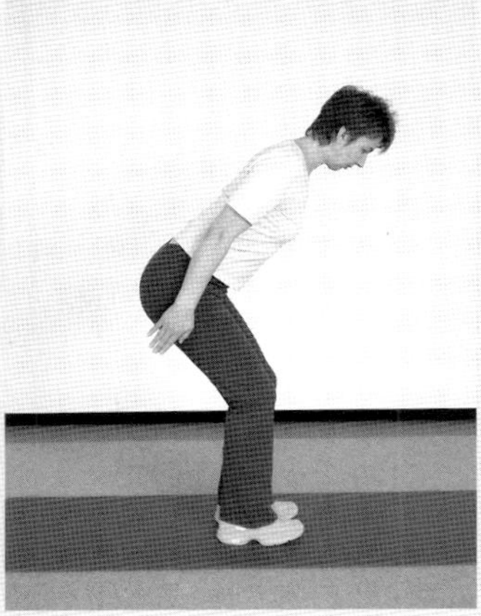
Foto 22

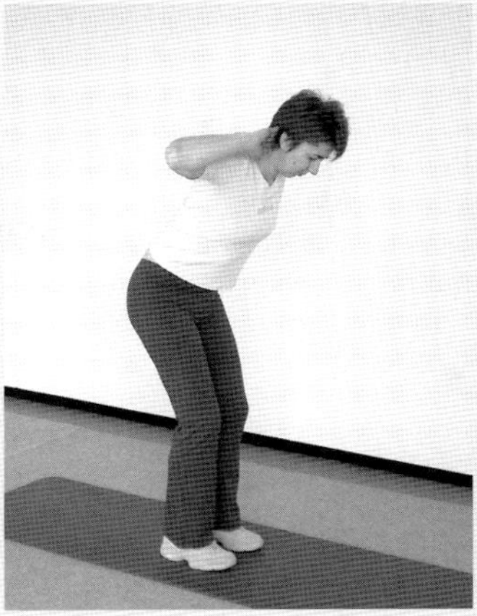
Foto 23

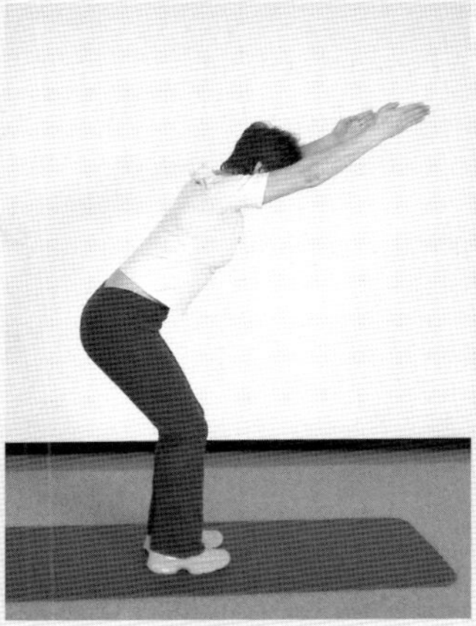
Foto 24

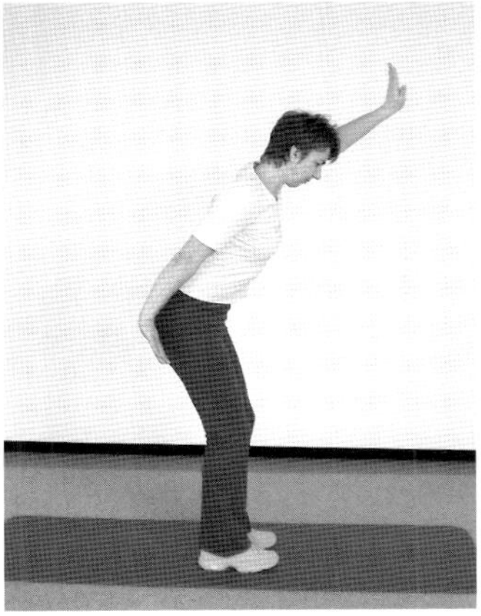
Foto 25

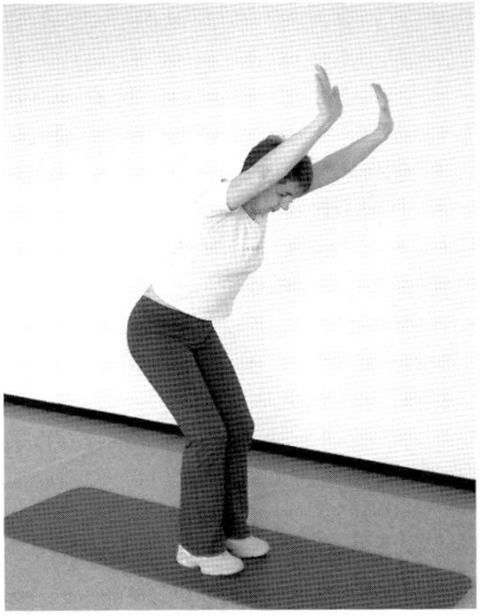
Foto 26

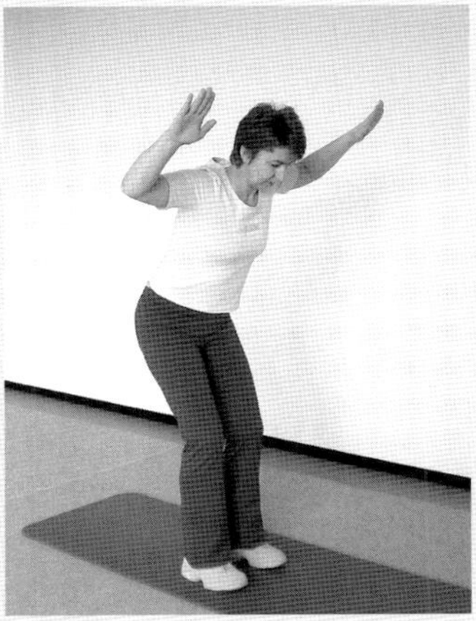
Foto 27

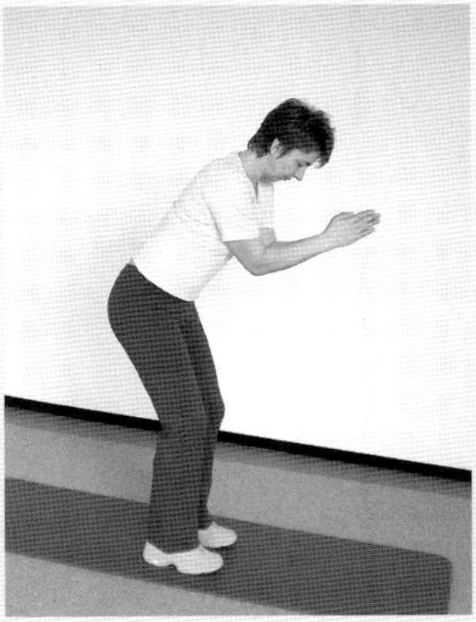
Foto 28

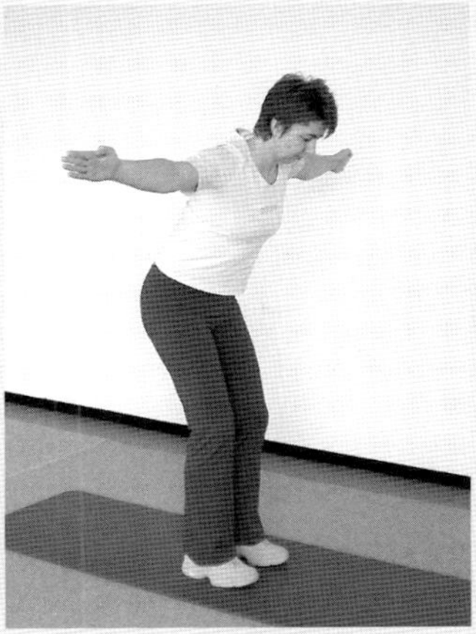
Foto 29

Ausgangsstellung „Grundhaltung Stehen".
Übungsausführung Aus dem aufrechten Stand neigen Sie Ihren Oberkörper mit geradem Rücken so weit nach vorn unten, dass Sie Ihren Rücken gerade halten können. Die Arme sind in U-Halte und die Handflächen zeigen zueinander. Halten Sie die Position. Foto 30
Hinweise Spannen Sie Ihre Bauchmuskeln an. Halten Sie Ihren Körper stabil.
Variationen Die Arme in U-Halte deutlich zurückbewegen. Foto 31
Die Arme in U-Halte deutlich nach hinten unten bewegen.
Die Arme abwechselnd strecken. Foto 32
Beide Arme gleichzeitig strecken.

3.1.4 Die Übungen am Boden

„Kniestand"

„Grundhaltung Kniestand"
Sie befinden sich im Kniestand auf dem Boden. Ihre Beine sind hüftbreit auseinander.
Spannen Sie Bauch- und Gesäßmuskulatur an. Halten Sie Oberkörper und Kopf aufrecht. Die Arme hängen locker seitlich am Körper herunter. Sie können bei Beschwerden ein Kissen unter die Knie legen. Foto 33

Ausgangsstellung „Grundhaltung Kniestand".
Übungsausführung Neigen Sie Ihren Oberkörper mit geradem Rücken nach vorn.
Halten Sie die Position. Foto 34
Hinweise Spannen Sie Ihre Bauchmuskeln an.
Halten Sie Ihren Oberkörper stabil und Ihren Rücken gerade.
Variationen Die Hände liegen am Hinterkopf. Oberkörper leicht senken und heben. Foto 35
Die Arme sind in der Hochhalteposition, die Handflächen zeigen zueinander.
Die Arme sind seitlich neben dem Körper, die Handflächen zeigen nach hinten unten. Foto 36

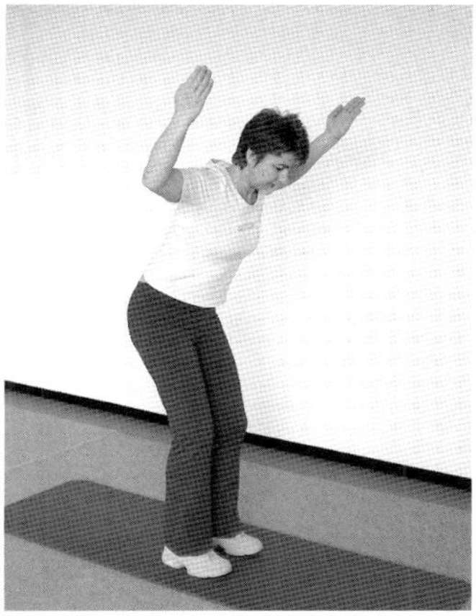

Foto 30

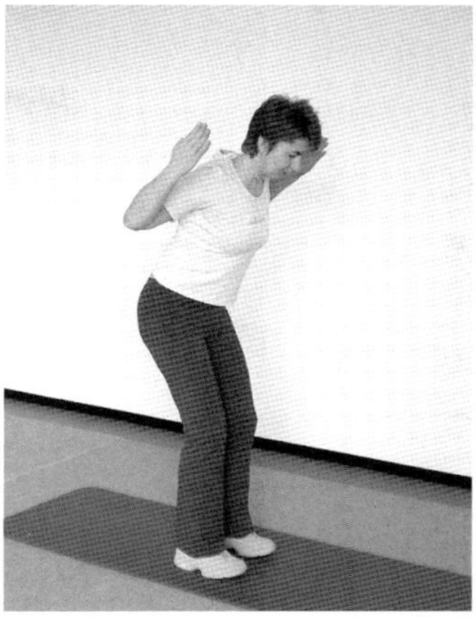

Foto 31

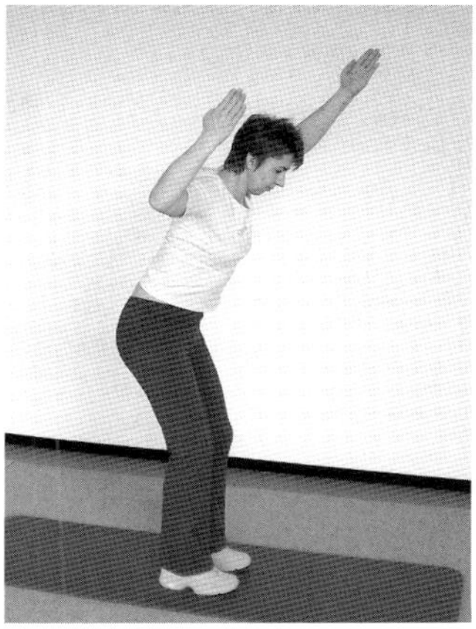

Foto 32

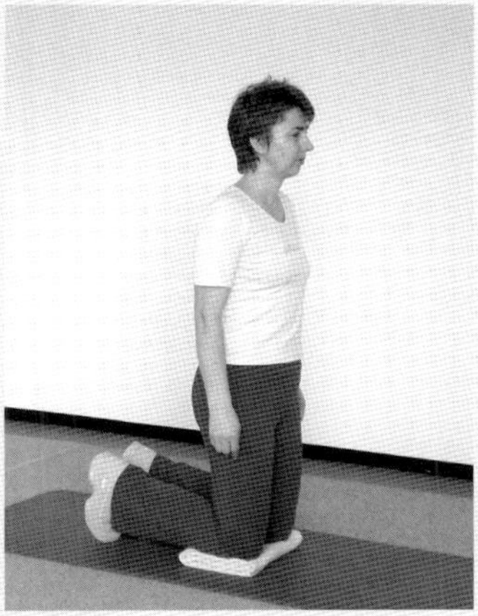

Foto 33

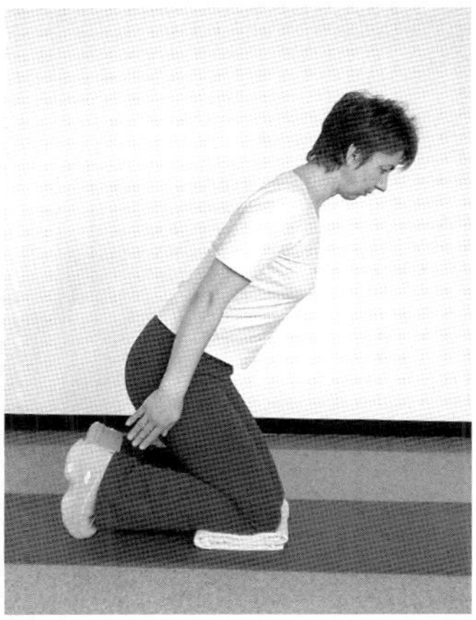

Foto 34

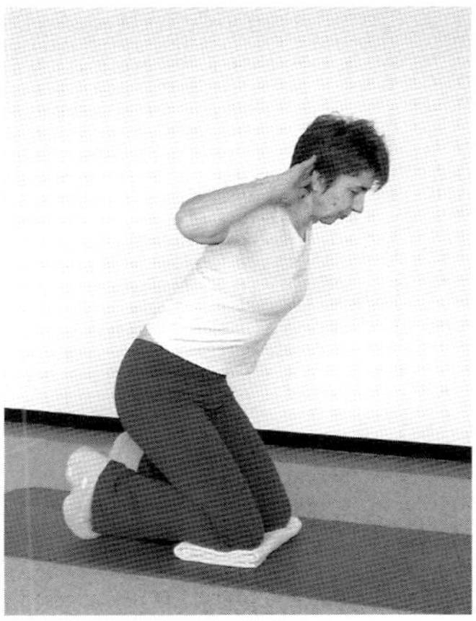

Foto 35

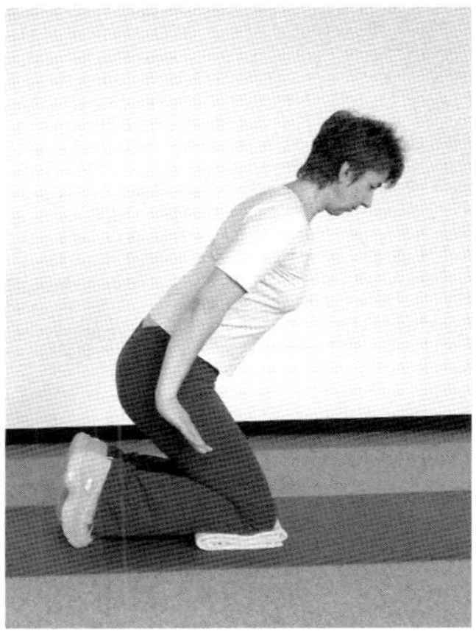

Foto 36

Ausgangsstellung	„Grundhaltung Kniestand“.
Übungsausführung	Neigen Sie Ihren Oberkörper mit geradem Rücken nach vorn. Die Arme sind in U-Halte und die Handflächen zeigen nach vorn. Bringen Sie die Arme vor dem Körper zusammen und wieder auseinander. Foto 37, 38
Hinweise	Spannen Sie Ihre Bauchmuskeln an. Halten Sie Ihren Oberkörper stabil.
Variation	Die Arme aus U-Halte seitlich auf Schulterhöhe strecken. Foto 39

Ausgangsstellung	„Grundhaltung Kniestand“.
Übungsausführung	Neigen Sie Ihren Oberkörper mit geradem Rücken nach vorn. Die Arme sind in U-Halte und die Handflächen zeigen zueinander. Halten Sie die Position. Foto 40
Hinweise	Spannen Sie Ihre Bauchmuskeln an. Halten Sie Ihren Oberkörper stabil und Ihren Rücken gerade.
Variationen	Die Arme in U-Halte deutlich zurück bewegen. Die Arme in U-Halte deutlich nach hinten unten bewegen. Foto 41 Die Arme abwechselnd strecken. Beide Arme gleichzeitig strecken. Foto 42

„Vierfüßlerstand“

„Grundhaltung Vierfüßlerstand“

„Grundhaltung Vierfüßlerstand“ = Haltung „Vierfüßlerstand“ + Grundübung (Grundspannung)

Haltung „Vierfüßlerstand“

Vierfüßlerstand am Boden. Die Knie befinden sich senkrecht unter den Hüftgelenken und sind etwa hüftbreit voneinander entfernt. Die Fußrücken liegen auf dem Boden. Die Hände werden ebenfalls senkrecht unter den Schultern auf den Boden aufgesetzt. Die Finger zeigen nach vorn und leicht nach innen. Die Ellenbogen sind leicht gebeugt und zeigen nach außen. Der Kopf wird in Verlängerung der Wirbelsäule gehalten. Der Blick ist auf den Boden gerichtet.

Grundübung (Grundspannung)

Spannen Sie Ihre Bauch- und Gesäßmuskeln leicht an. Ziehen Sie die Fußspitzen an und drücken Sie sie leicht gegen den Boden. Drücken Sie mit ihren Händen leicht gegen die Unterlage. Bauen Sie die Grundspannung auf. Die gesamte Wirbelsäule (außer Halswirbelsäule) sollte eine Linie bilden. Foto 43. Sie können bei Problemen mit den Handgelenken die meisten Übungen auch im Unterarmstütz ausführen. Foto 44

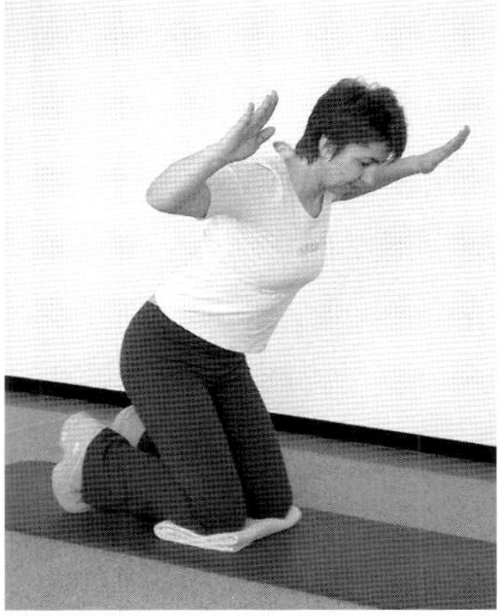
Foto 37

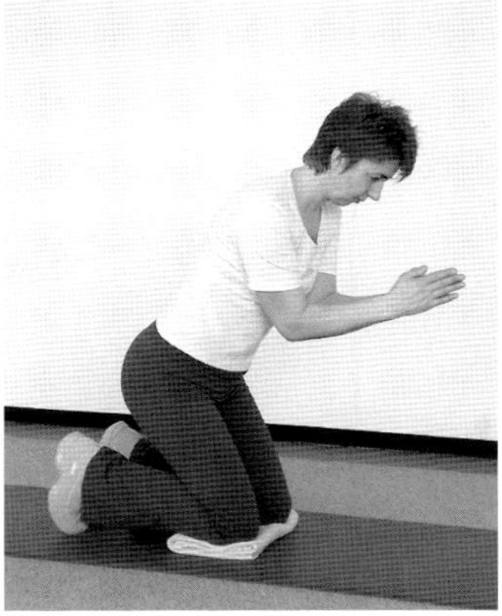
Foto 38

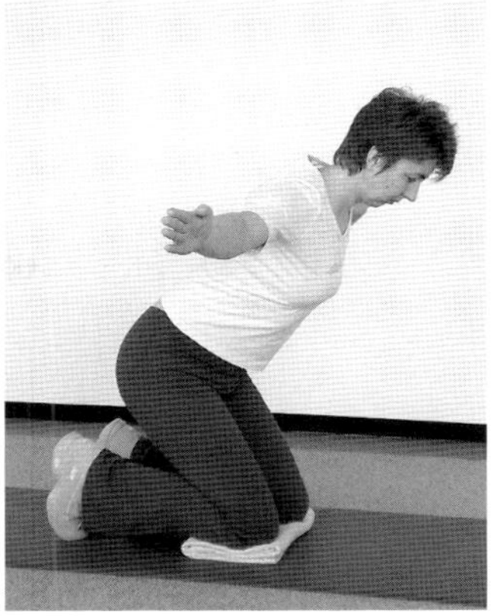
Foto 39

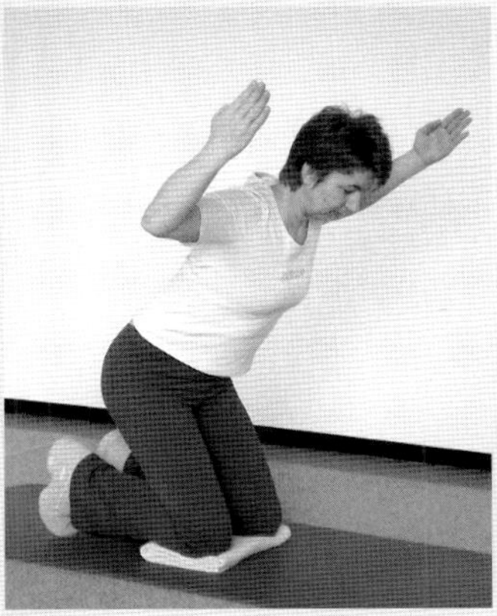
Foto 40

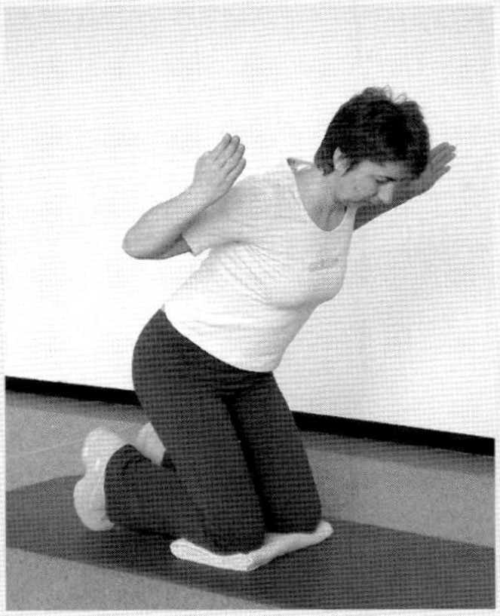
Foto 41

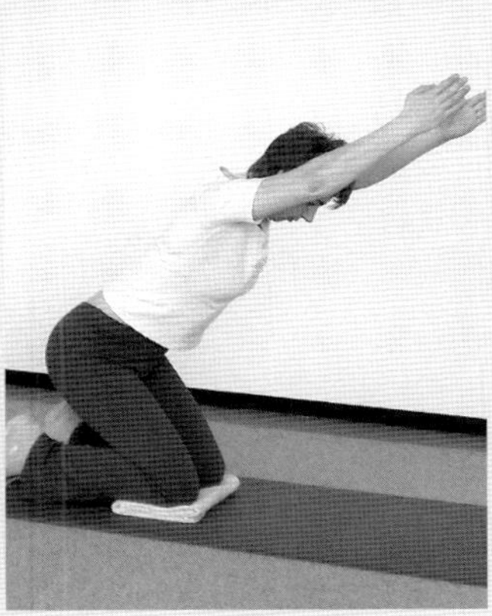
Foto 42

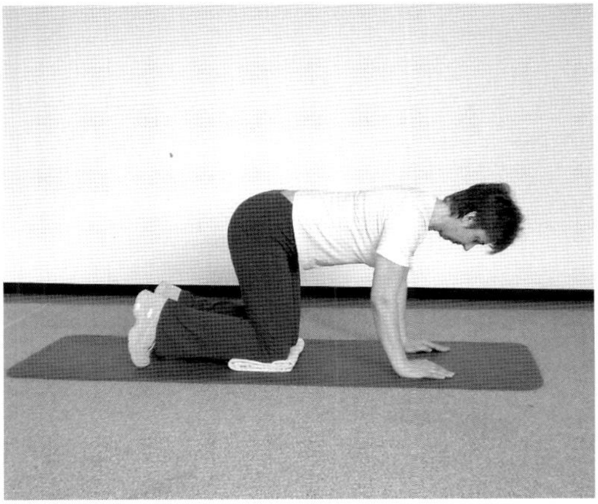
Foto 43

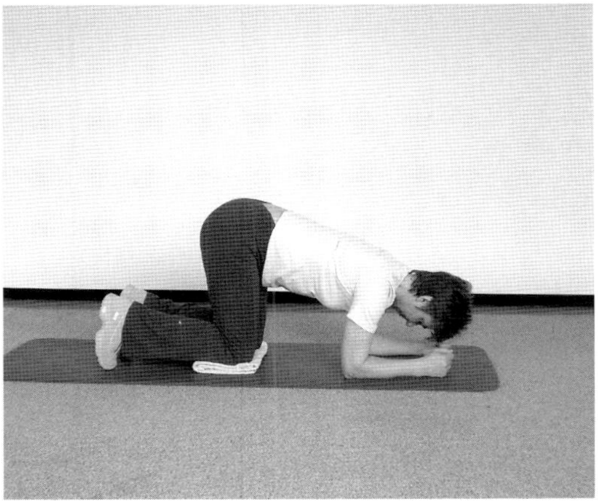
Foto 44

Ausgangsstellung	„Grundhaltung Vierfüßlerstand“.
Übungsausführung	Strecken Sie das linke Bein aus. Endposition halten. Foto 45
Hinweis	Hohlkreuzposition vermeiden. Bein bis zur Waagerechten ausstrecken. Rumpf und gestrecktes Bein bilden eine gerade Linie.
Variation	Das linke Bein und den rechten Arm ausstrecken. Foto 46

Ausgangsstellung	„Grundhaltung Vierfüßlerstand“.
Übungsausführung	Strecken Sie das linke Bein aus. Bein senken und heben. Foto 47, 48
Hinweis	Hohlkreuzposition vermeiden. Bein bis zur Waagerechten heben und zum Boden senken. Rumpf und gestrecktes Bein bilden eine gerade Linie.

Variationen	Bein im Kniegelenk beugen und strecken. Foto 49 Bein im Kniegelenk beugen. Bein nach oben und nach unten führen. Foto 50

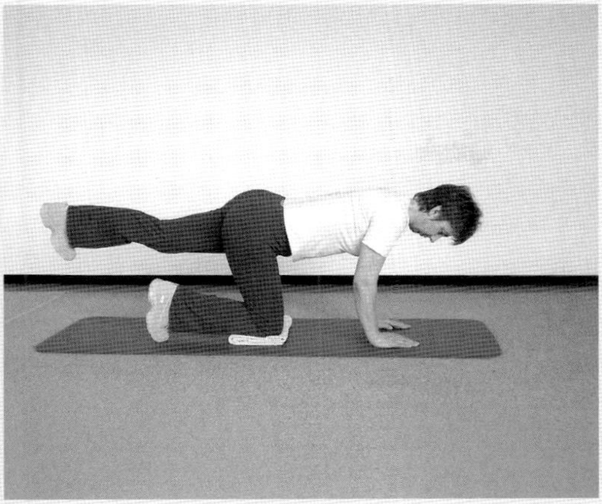
Foto 45

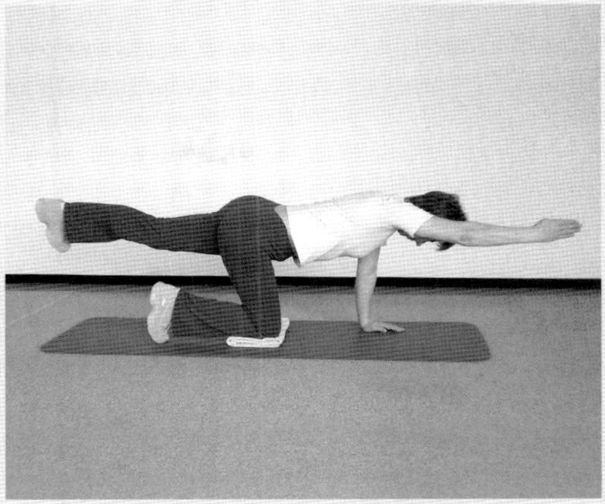
Foto 46

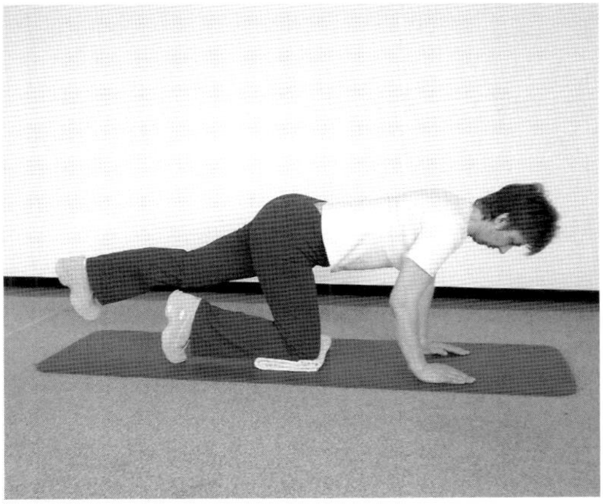
Foto 47

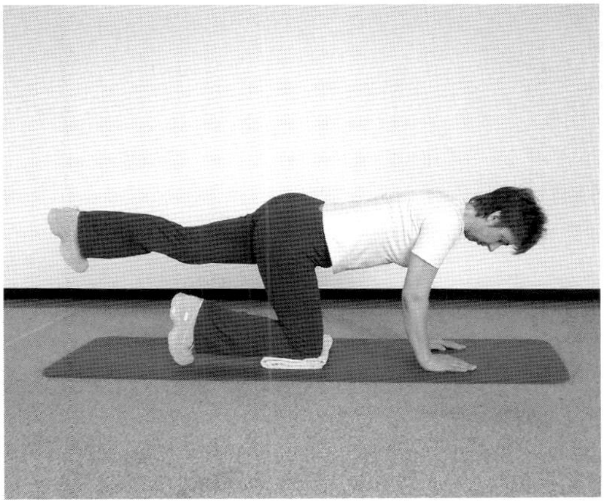
Foto 48

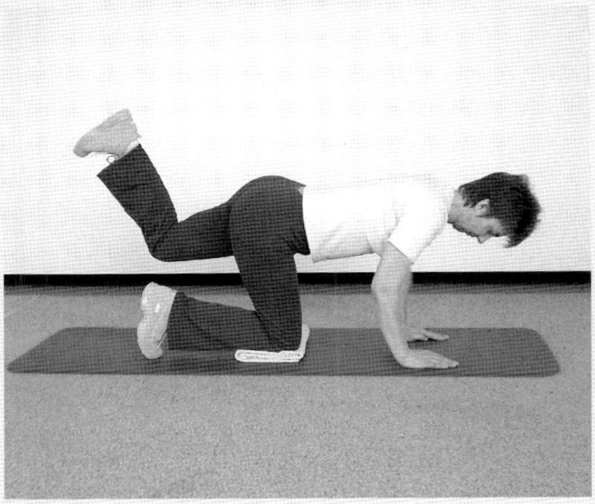
Foto 49

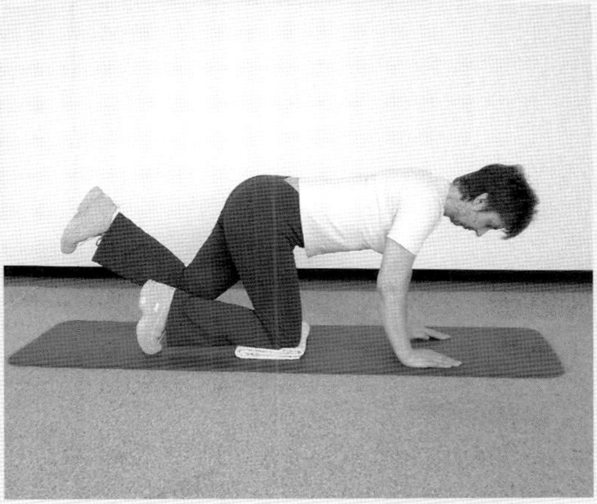
Foto 50

Ausgangsstellung	„Grundhaltung Vierfüßlerstand“, Stütz auf den Unterarmen. Foto 51
Übungsausführung	Strecken Sie das linke Bein aus. Endposition halten. Foto 52
Hinweis	Hohlkreuz vermeiden. Rumpf und gestrecktes Bein bilden eine gerade Linie.
Variation	Bein senken und heben.

Variationen	Bein im Kniegelenk beugen und strecken. Foto 53 Bein im Kniegelenk beugen. Bein nach oben und nach unten führen. Foto 54

„Rutschhalte“

„Grundhaltung Rutschhalte“
Aus „Grundhaltung Vierfüßlerstand“ rutschen Sie mit den Händen am Boden so weit nach vorn, bis Ihr Rumpf und die gestreckten Arme eine gerade Linie bilden. Eine Hohlkreuzposition ist durch Anspannung der Bauch- und Gesäßmuskulatur zu vermeiden. Die Oberschenkel bleiben senkrecht zum Boden. Der Kopf wird in Verlängerung der Wirbelsäule gehalten. Der Blick ist auf den Boden gerichtet. Ellenbogen nicht ablegen. Foto 55

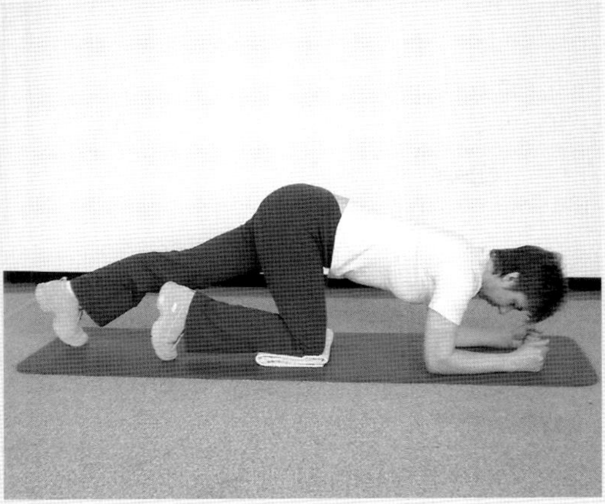
Foto 51

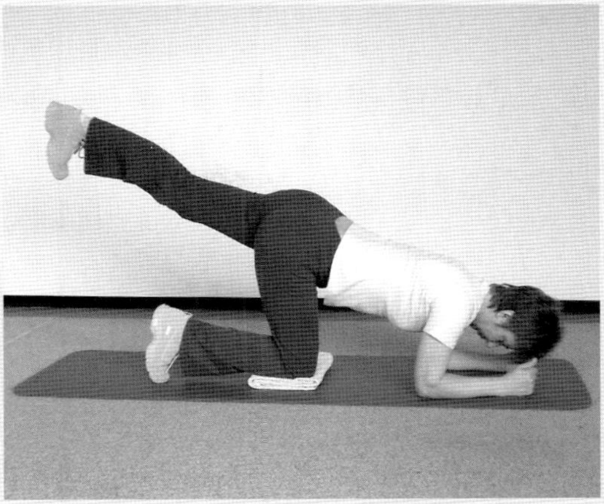
Foto 52

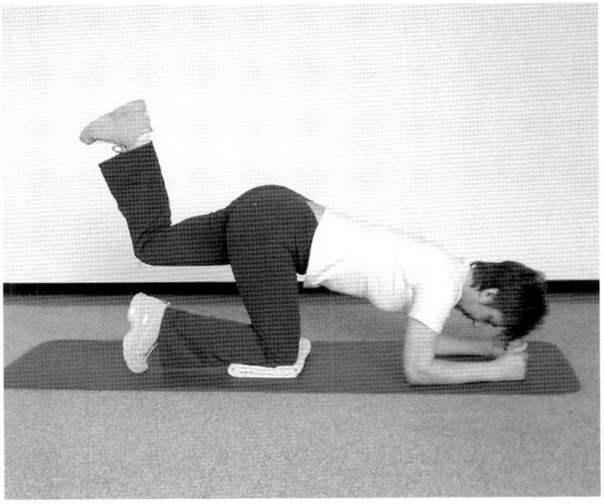
Foto 53

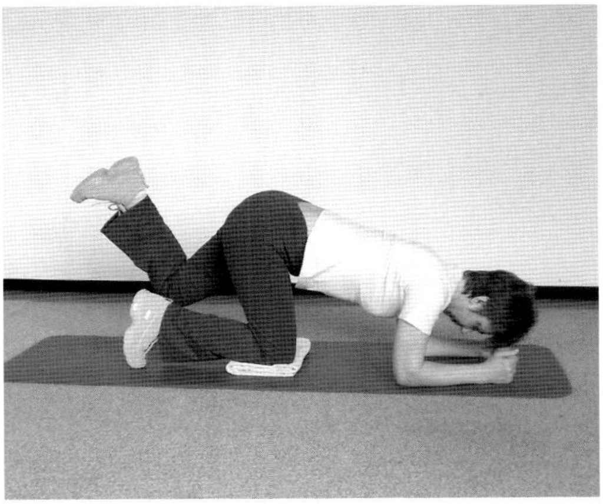
Foto 54

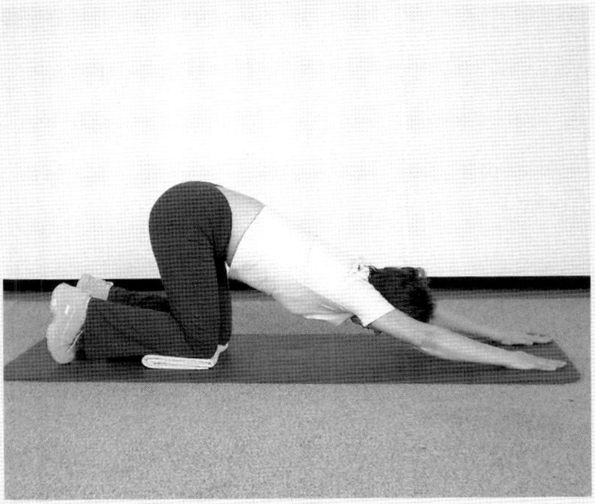
Foto 55

Ausgangsstellung	„Grundhaltung Rutschhalte".
Übungsausführung	Heben Sie den linken Arm vom Boden ab. Endposition halten. Foto 56
Hinweis	Blick bleibt zum Boden gerichtet. Vermeiden Sie ein Hohlkreuz durch Anspannung der Bauch- und Gesäßmuskulatur. Der gestreckte Arm und der Körper bilden eine gerade Linie.
Variationen	Die rechte Handfläche gegen den Boden drücken. Die linke Hand liegt auf der rechten. Die Hände gegen den Boden drücken. Foto 57

„Päckchenhaltung"

Grundhaltung „Päckchenhaltung"

Sie knien sich. Schieben Sie das Gesäß nach hinten auf die Fersen. Lassen Sie Ihren Rücken rund werden und senken Sie die Stirn zum Boden. Die Arme, mit den Handrücken zum Boden, liegen neben dem Körper nach hinten ausgestreckt. Foto 58

Ausgangsstellung	„Päckchenhaltung", die Arme sind schulterbreit nach vorn gestreckt.
Übungsausführung	Heben Sie die linke Hand vom Boden. Endposition halten. Foto 59
Hinweis	Der gestreckte Arm und der Körper bilden eine gerade Linie. Der Gegenarm drückt gegen den Boden. Der Blick bleibt zum Boden gerichtet.
Variationen	Den angehobenen Arm leicht auf- und abwärts bewegen. Den angehobenen Arm langsam nach außen und innen bewegen. Foto 60 Den angehobenen Arm langsam ein- und auswärts kreisen lassen.

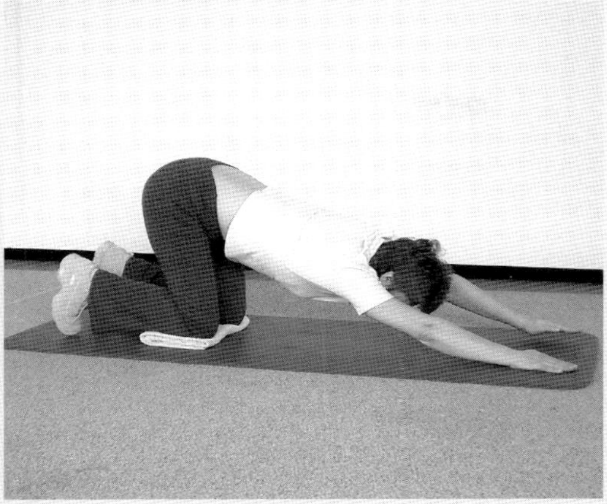
Foto 56

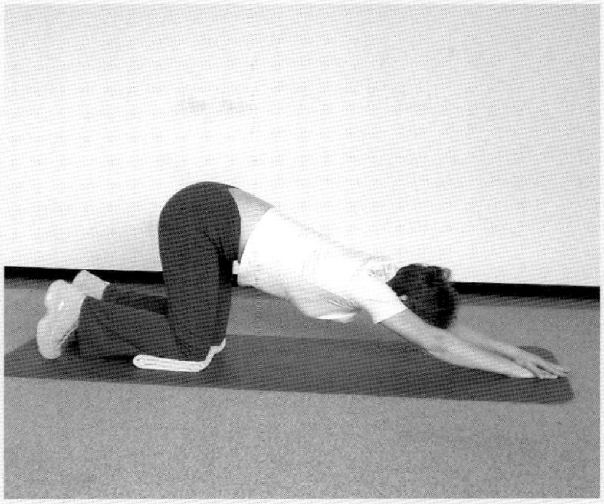
Foto 57

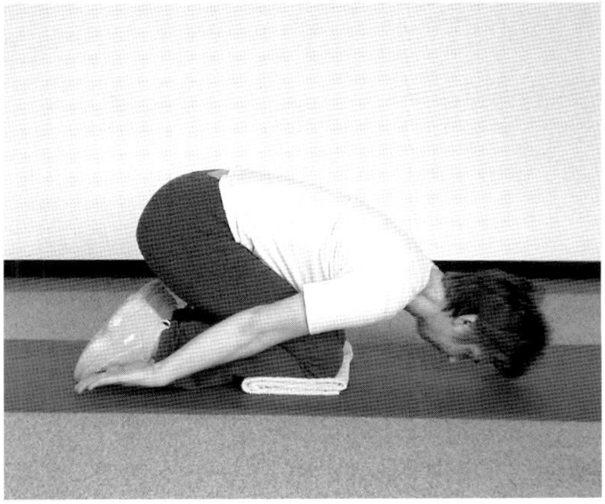
Foto 58

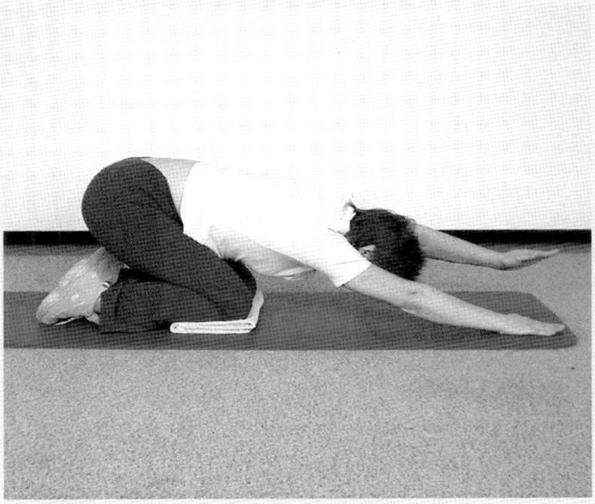
Foto 59

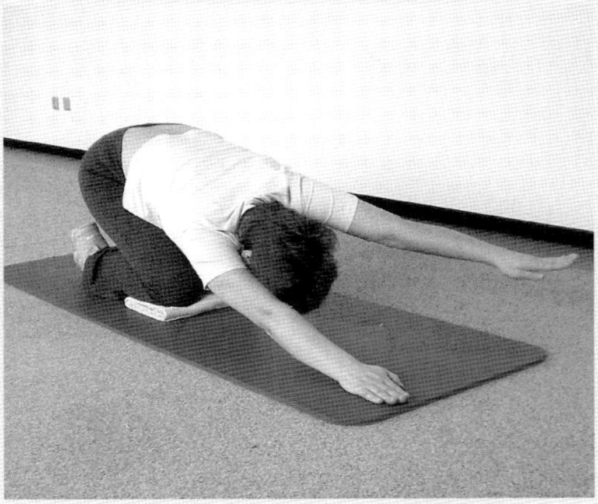
Foto 60

Die Übungen im Sitz am Boden

„Fersensitz“

Grundhaltung „Fersensitz“

Sie knien sich auf den Boden und setzen sich auf Ihre Fersen. Spannen Sie die Bauch- und Gesäßmuskulatur an. Halten Sie den Rücken aufrecht und lassen Sie die Arme passiv seitlich hängen. Falls Ihnen diese Sitzhaltung anfangs Probleme in den Beinen macht, können Sie ein kleines Kissen unter die Knie legen. Foto 61

Ausgangsstellung	„Grundhaltung Fersensitz“, die Hände liegen am Hinterkopf.
Übungsausführung	Spannen Sie die Bauchmuskulatur an und strecken Sie den Rücken vollständig. Die Ellenbogen nach hinten führen. Foto 62
Hinweis	Versuchen Sie, den Brustwirbelsäulenbereich aufrecht zu halten.
Variationen	Die Arme sind nach oben gestreckt. Foto 63 Die Arme sind seitlich gestreckt. Foto 64

„Angehockter Sitz“

Grundhaltung „Angehockter Sitz“

Setzen Sie sich auf den Boden. Die Fußsohlen sind etwa hüftbreit auseinander aufgestellt.
Halten Sie den Rücken möglichst aufrecht und belassen Sie die Arme seitlich am Körper. Foto 65

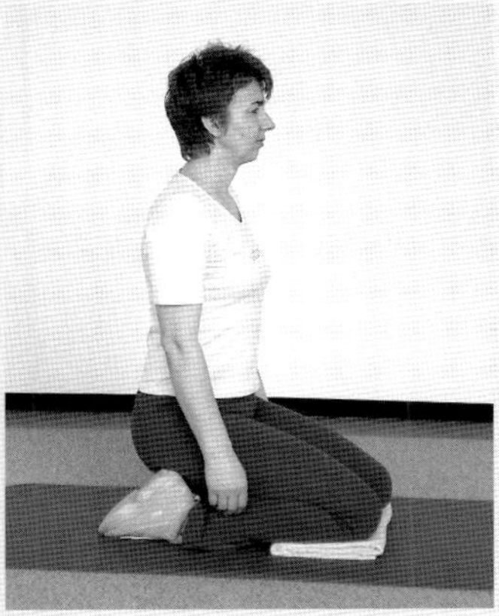

Foto 61

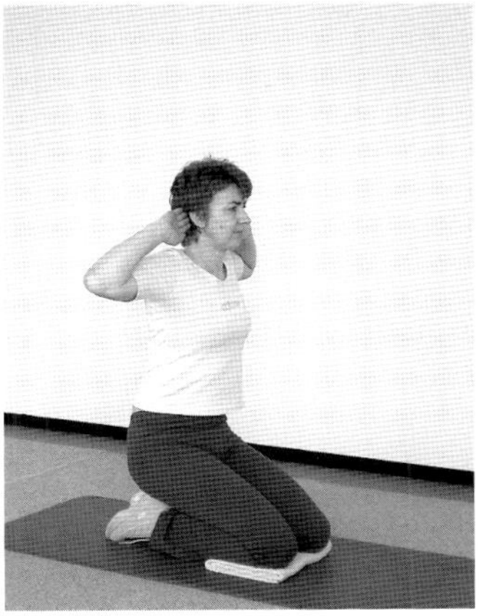

Foto 62

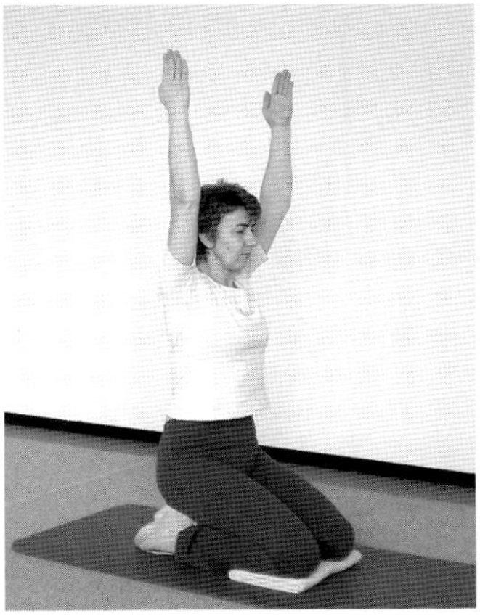

Foto 63

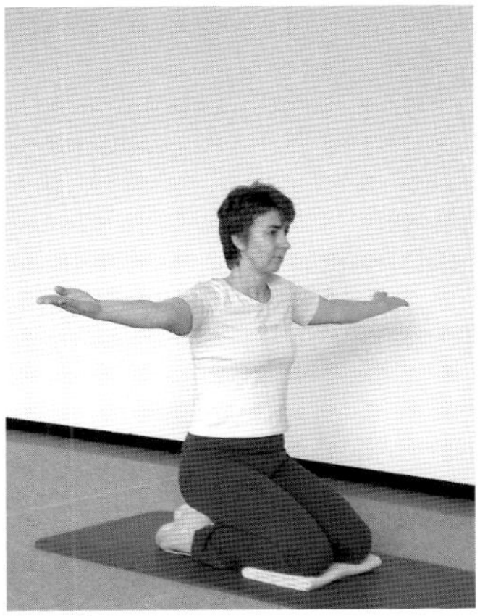

Foto 64

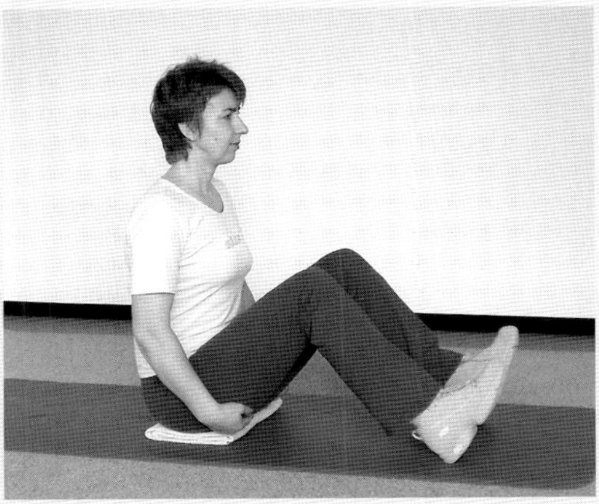

Foto 65

Ausgangsstellung	Grundhaltung „Angehockter Sitz“, die Hände hinter dem Rücken.
Übungsausführung	Aus dieser Position nun den Rücken vollständig strecken, dabei mit den Handflächen oder Fäusten gegen den Boden drücken. Endposition halten. Foto 66
Hinweis	Die Wirbelsäule dabei intensiv strecken.
Variationen	Die Hände liegen am Hinterkopf. Foto 67 Die Arme sind nach oben gestreckt. Foto 68

Ausgangsstellung	Grundhaltung „Angehockter Sitz“, die Hände umfassen die Kniegelenke.
Übungsausführung	Aus dieser Position durch den Zug der Arme den Rücken vollständig strecken. Endposition halten. Foto 69
Hinweis	Die Wirbelsäule dabei intensiv strecken.
Variationen	Die Hände liegen seitlich am Boden neben dem Körper. Foto 70 Die Arme sind seitlich auf Schulterhöhe gestreckt. Foto 71

3.1.6 Die Übungen in der Bauchlage

Grundhaltung „Bauchlage“

„Grundhaltung Bauchlage“ = Haltung „Bauchlage“ + Grundübung (Grundspannung)

Haltung „Bauchlage“

Sie liegen in Bauchlage auf dem Boden, die Stirn liegt auf dem Boden.
Die Arme sind neben dem Körper, die Füße liegen hüftbreit geöffnet mit dem Fußrücken zum Boden. Foto 72
Ausgangsstellung U-Halte: Ihre Arme sind gebeugt. Die Oberarme liegen seitlich auf Schulterhöhe gestreckt, die Ellenbogen sind im rechten Winkel gebeugt. Foto 73

Grundübung (Grundspannung)

Spannen Sie die Gesäß- und Bauchmuskulatur fest an. Den Kopf leicht anheben und nach vorn ziehen, die Zehenspitzen aufstellen und gegen den Boden drücken. Bauen Sie die Grundspannung auf. Der Blick bleibt zum Boden gerichtet. Lösen Sie die Knie vom Boden. Foto 74

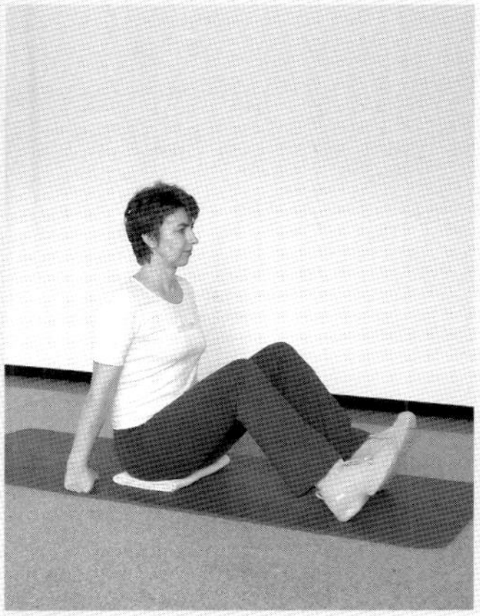
Foto 66

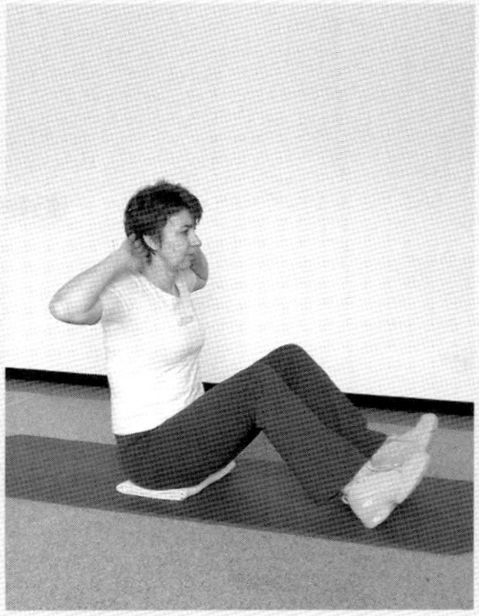
Foto 67

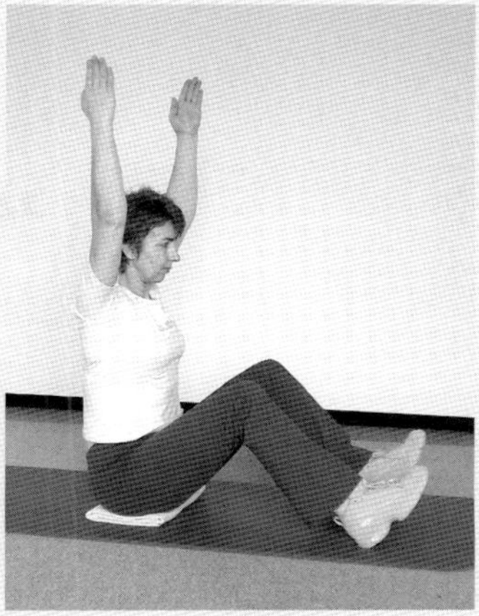
Foto 68

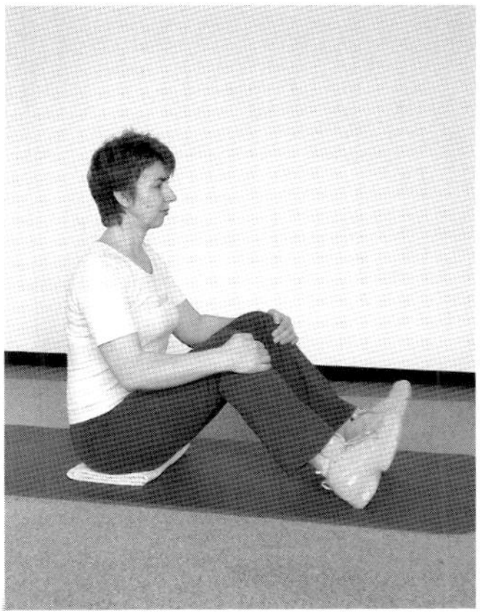
Foto 69

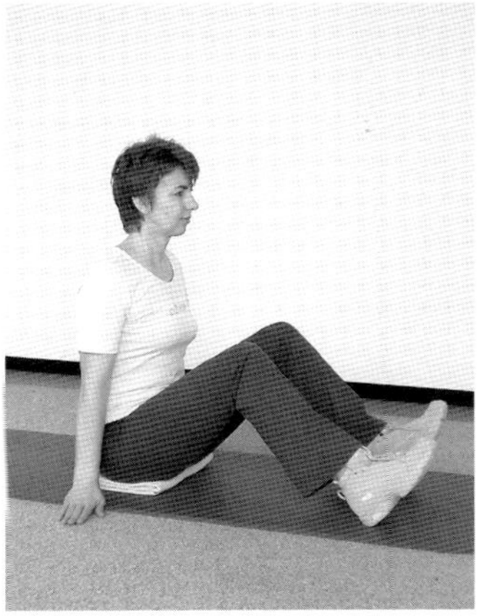
Foto 70

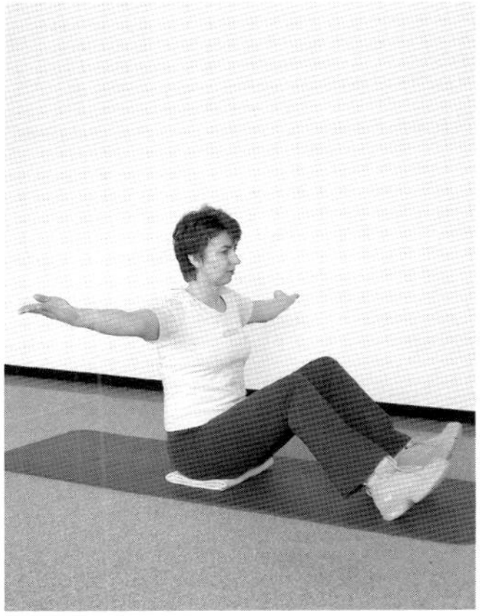
Foto 71

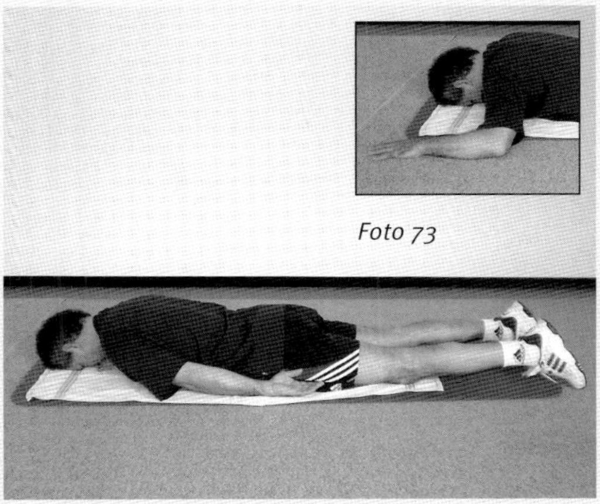
Foto 73

Foto 72

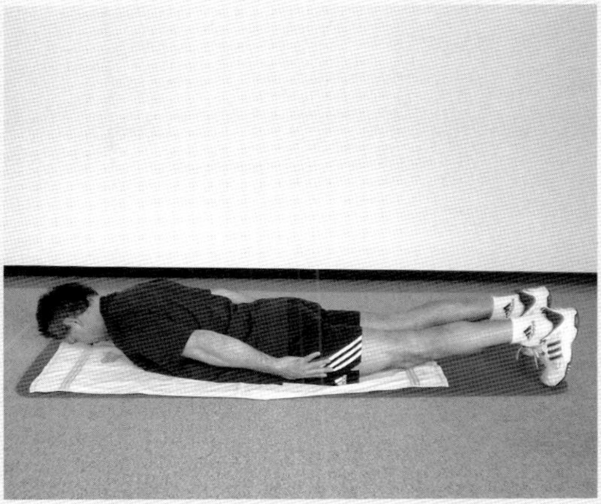
Foto 74

Der obere Bereich der Rückenmuskulatur

Ausgangsstellung	„Grundhaltung Bauchlage", die Arme sind in U-Halte neben dem Kopf, die Handflächen zeigen nach unten. Foto 75
Übungsausführung	Kopf, Schulter und Arme leicht anheben. Endposition halten.
Hinweis	Blick bleibt zum Boden gerichtet, d. h. den Kopf in Verlängerung der Wirbelsäule halten.
Variation	Die Handflächen zeigen zueinander. Foto 76

Variationen	Das linke Bein wird im Kniegelenk gebeugt, so dass die Fußsohle nach oben zeigt. Foto 77 Beide Beine sind in den Kniegelenken gebeugt. Foto 78

Ausgangsstellung	„Grundhaltung Bauchlage", die Arme sind hinter dem Rücken, die Hände sind verschränkt.
Übungsausführung	Kopf und Schulter leicht anheben. Ziehen Sie die Schultern und Arme nach hinten und den Kopf nach vorn. Foto 79
Hinweis	Blick bleibt zum Boden gerichtet, d. h. den Kopf in Verlängerung der Wirbelsäule halten. Schulterblätter zur Wirbelsäule ziehen.
Variation	Die Hände liegen am Hinterkopf. Die Ellbogen nach oben ziehen. Foto 80

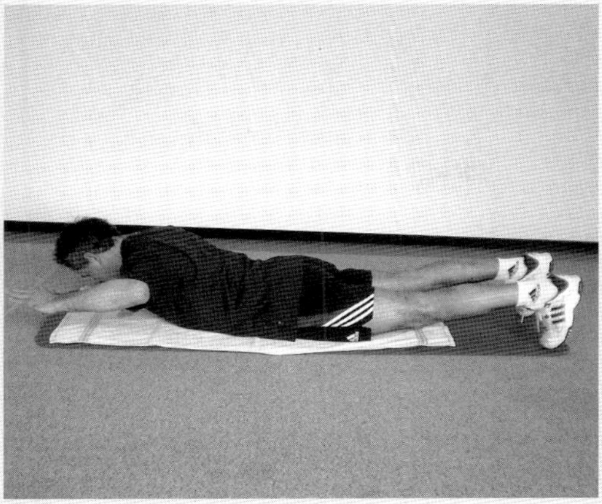
Foto 75

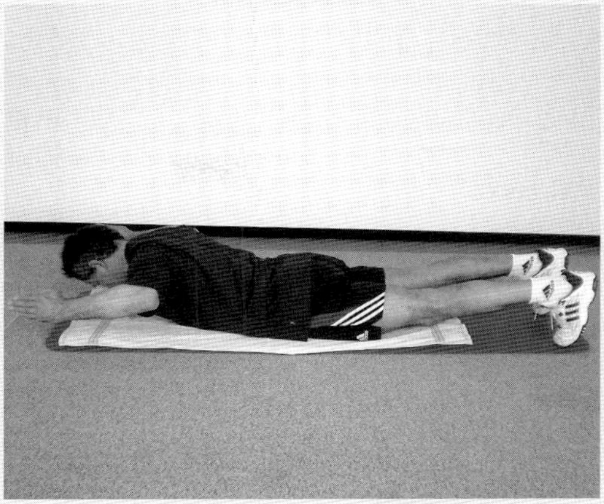
Foto 76

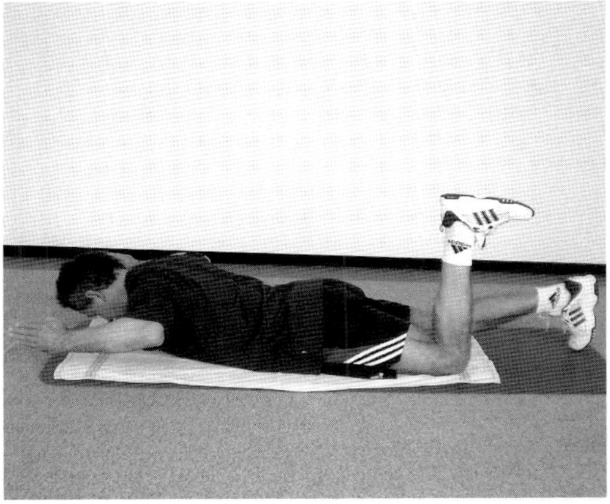
Foto 77

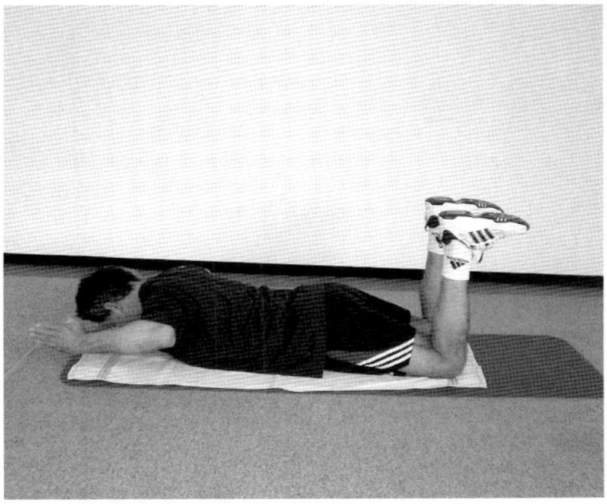
Foto 78

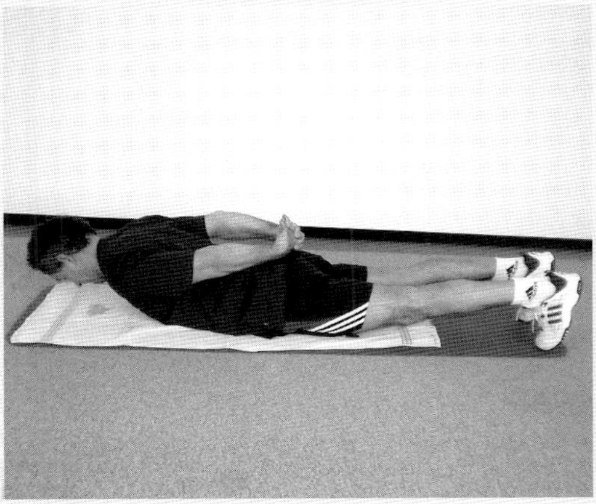
Foto 79

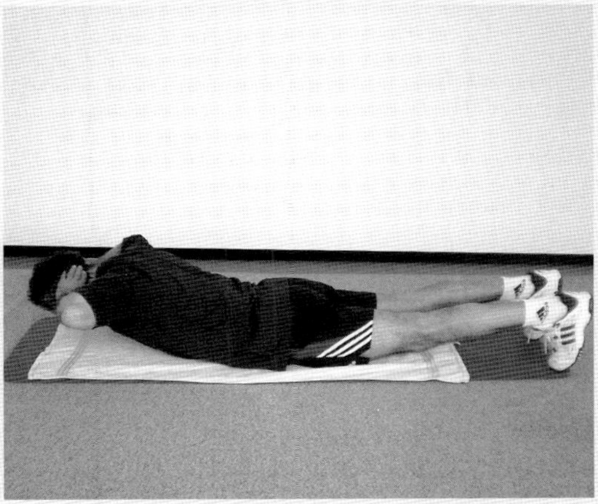
Foto 80

Ausgangsstellung	„Grundhaltung Bauchlage“, die Handflächen auf dem Boden neben den Schultern abstützen.
Übungsausführung	Kopf, Schulter leicht anheben und die Ellbogen nach oben ziehen. Foto 81
Hinweis	Blick bleibt zum Boden gerichtet, d. h. den Kopf in Verlängerung der Wirbelsäule halten. Schulterblätter zur Wirbelsäule ziehen.
Variation	Beide Arme sind gebeugt. Eine Hand am Hinterkopf und die andere am Kreuzbein. Armposition wechseln. Foto 82

Ausgangsstellung	„Grundhaltung Bauchlage“, die Arme sind seitlich auf Schulterhöhe gestreckt.
Übungsausführung	Kopf, Schulter und Arme leicht anheben. Endposition halten. Foto 83
Hinweis	Blick bleibt zum Boden gerichtet, d. h. den Kopf in Verlängerung der Wirbelsäule halten. Schulterblätter zur Wirbelsäule ziehen.
Variation	Die gestreckten Arme leicht auf- und abwärts bewegen. Foto 84

Variationen	Die gestreckten Arme langsam nach außen und innen bewegen. Foto 85, 86 Die gestreckten Arme langsam ein- und auswärts kreisen lassen.

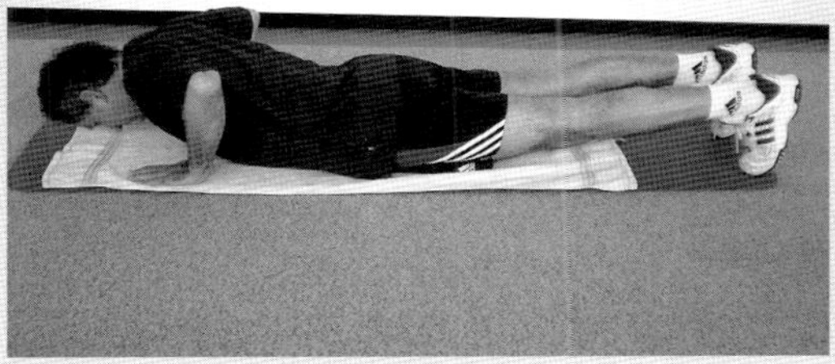
Foto 81

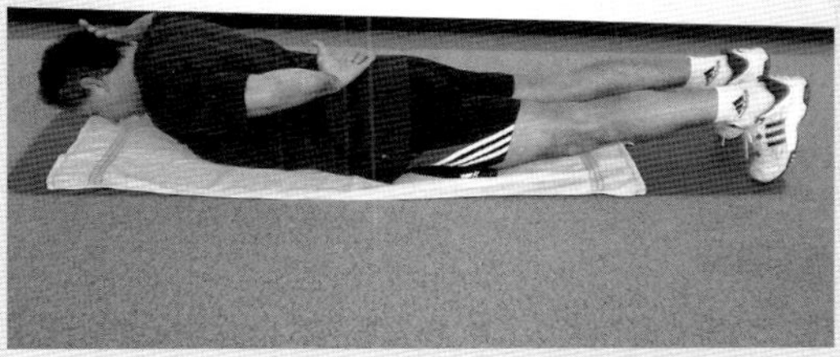
Foto 82

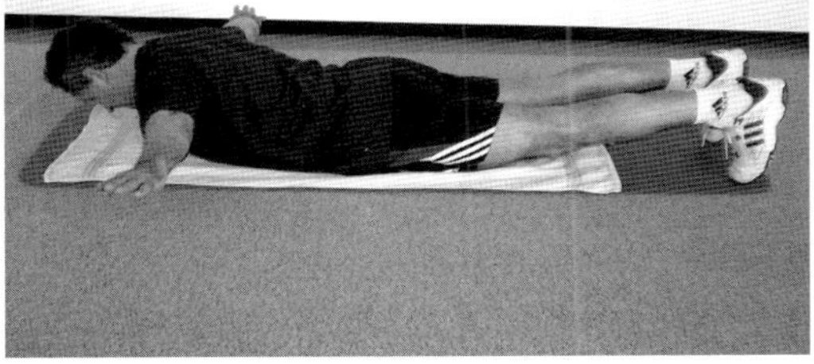
Foto 83

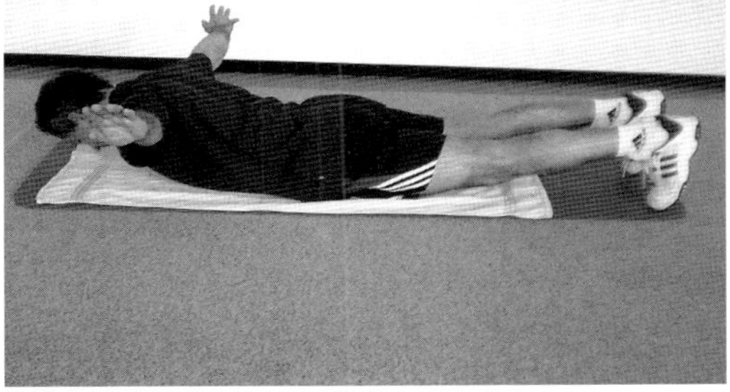
Foto 84

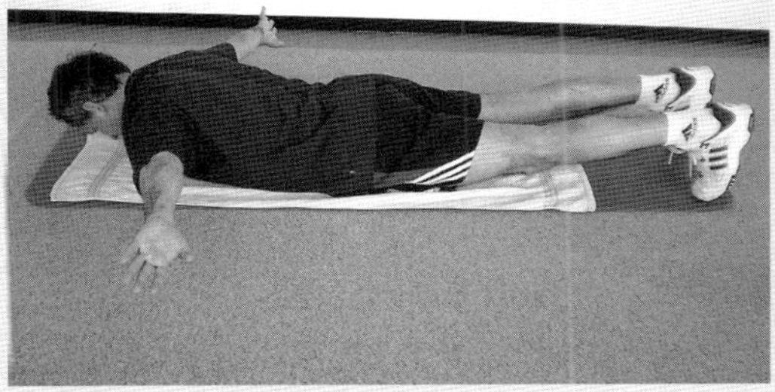
Foto 85

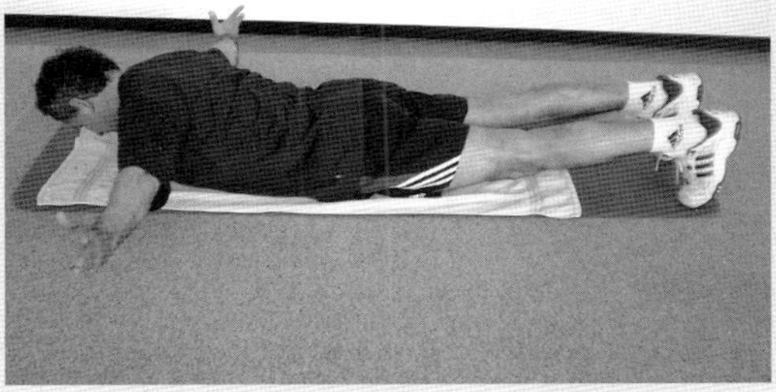
Foto 86

Ausgangsstellung	„Grundhaltung Bauchlage“, die Arme sind in der Hochhalteposition.
Übungsausführung	Kopf, linke Schulter und linken Arm leicht anheben. Endposition halten. Foto 87
Hinweis	Blick bleibt zum Boden gerichtet, d. h. den Kopf in Verlängerung der Wirbelsäule halten. Schulterblätter zur Wirbelsäule ziehen.
Variationen	Den gestreckten Arm leicht auf- und abwärts bewegen. Foto 88 Den gestreckten Arm langsam nach außen und innen bewegen. Foto 89 Den gestreckten Arm langsam ein- und auswärts kreisen lassen.

Ausgangsstellung	„Grundhaltung Bauchlage“, die Arme sind in der Hochhalteposition, die Handflächen zeigen zum Boden.
Übungsausführung	Kopf, Schultern und Arme leicht anheben. Endposition halten. Foto 90
Hinweis	Blick bleibt zum Boden gerichtet, d. h. den Kopf in Verlängerung der Wirbelsäule halten.
Variationen	Die Handflächen zeigen zueinander. Foto 91 Die Handrücken zeigen zueinander. Foto 92

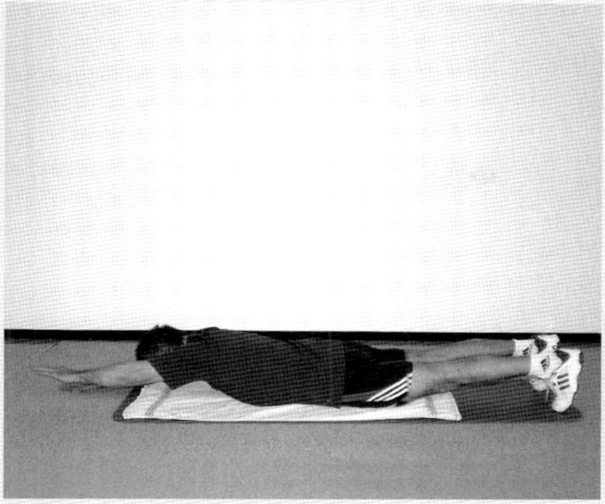

Foto 87

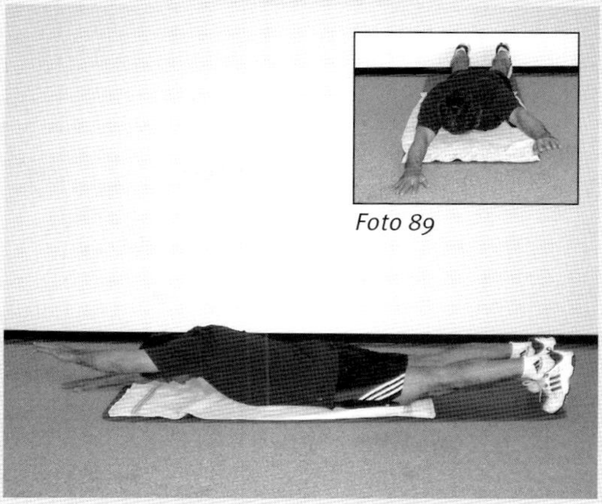

Foto 89

Foto 88

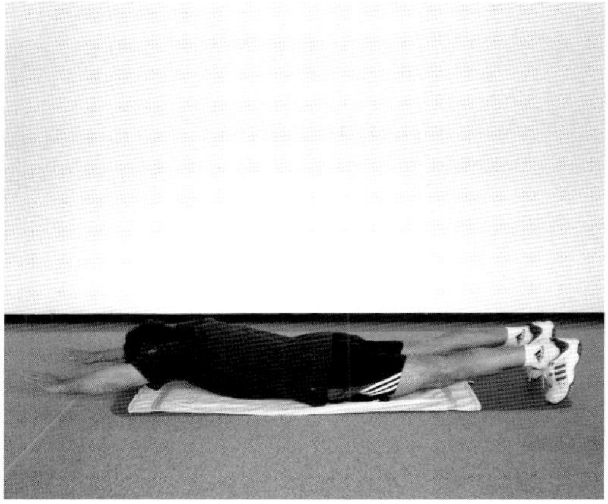

Foto 90

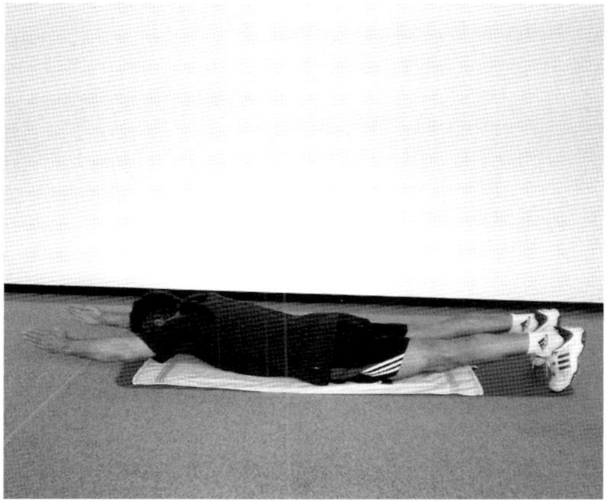

Foto 91

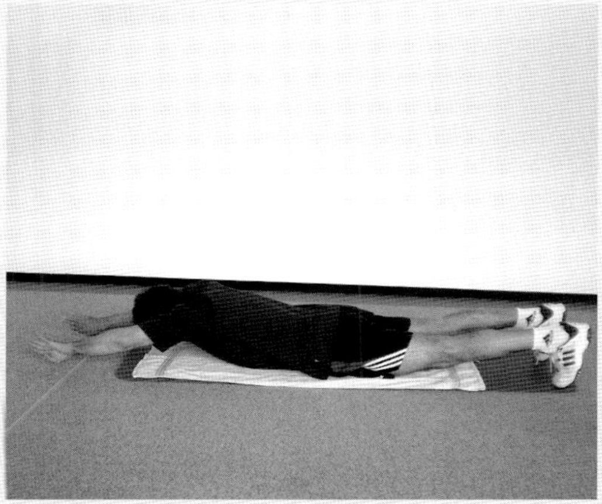

Foto 92

Ausgangsstellung	„Grundhaltung Bauchlage“, die Arme sind in der Hochhalteposition, die Handflächen zeigen zueinander.
Übungsausführung	Kopf, Schultern und Arme leicht anheben. Die gestreckten Arme seitlich im großen Bogen nach hinten führen und über dem Kreuzbein zusammenschließen. Foto 93, 94, 95
Hinweis	Blick bleibt zum Boden gerichtet, d. h. den Kopf in Verlängerung der Wirbelsäule halten.
Variation	Die Arme im Wechsel führen.

Ausgangsstellung	„Grundhaltung Bauchlage“, ein Arm ist in der Hochhalteposition, die Handfläche zeigt zur Mitte; der andere Arm ist gestreckt an der Körperseite.
Übungsausführung	Kopf, Schultern und Arme leicht anheben. Armposition wechseln, d. h. die gestreckten Arme seitlich im großen Bogen gleichzeitig führen. Foto 96
Hinweis	Blick bleibt zum Boden gerichtet, d. h. den Kopf in Verlängerung der Wirbelsäule halten.
Variation	Die Arme gebeugt führen. Foto 97

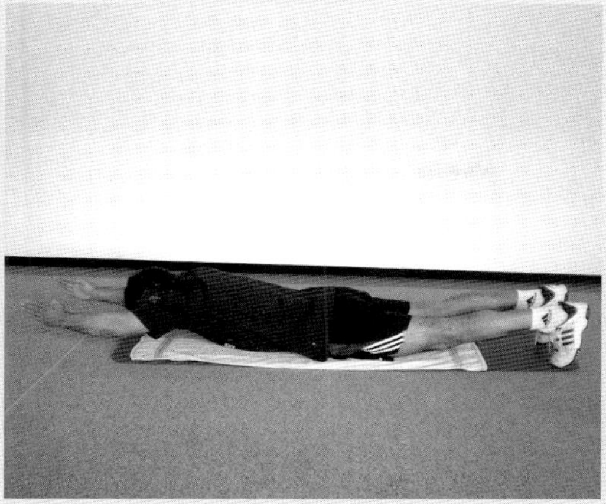
Foto 93

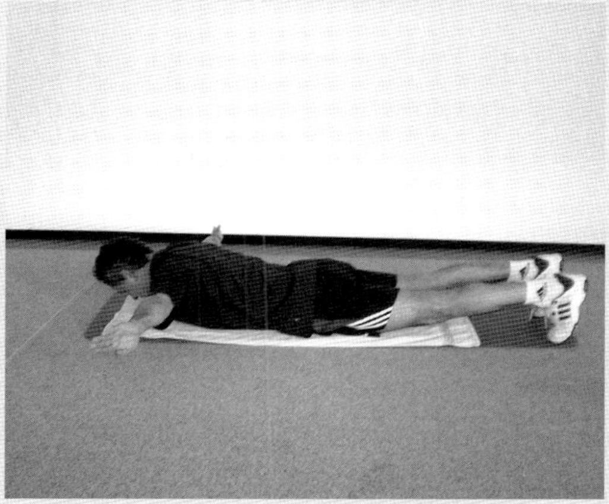
Foto 94

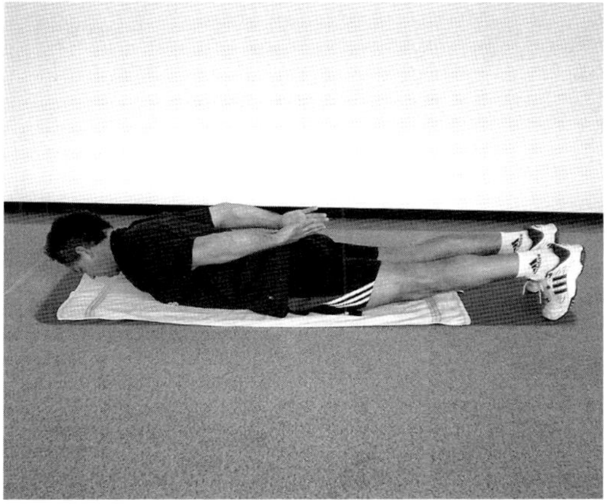
Foto 95

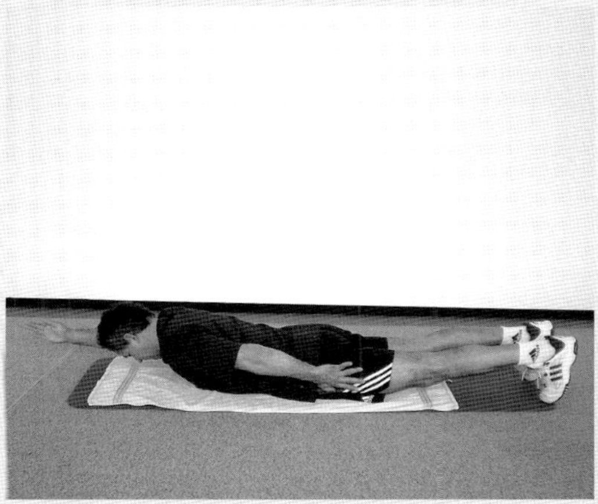
Foto 96

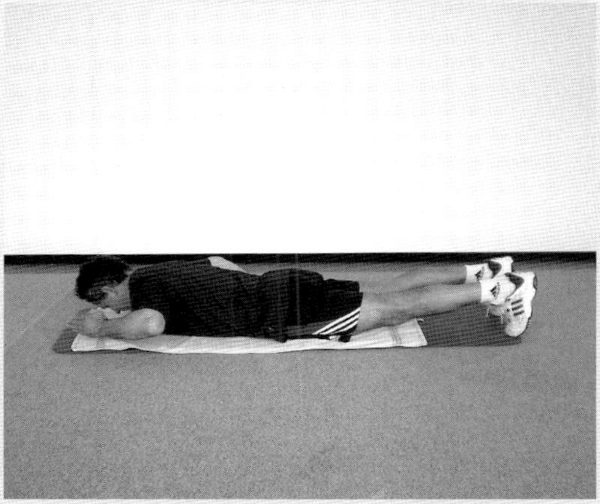
Foto 97

Ausgangsstellung	„Grundhaltung Bauchlage“, die Arme sind neben dem Kopf gebeugt und die Handflächen liegen aufeinander. Foto 98
Übungsausführung	Kopf, Schultern und Arme leicht anheben. Die Hände gegeneinander drücken. Die isometrische Spannung halten. Foto 99
Hinweis	Blick bleibt zum Boden gerichtet, d. h. den Kopf in Verlängerung der Wirbelsäule halten.
Variation	Die Arme sind gestreckt. Foto 100

Ausgangsstellung	„Grundhaltung Bauchlage“, die Arme sind neben dem Kopf gebeugt und die Finger sind verschränkt. Foto 101
Übungsausführung	Kopf, Schultern und Arme leicht anheben. Ziehen Sie die Hände so auseinander, dass keine Bewegung stattfindet, und halten Sie die isometrische Spannung. Foto 102
Hinweis	Blick bleibt zum Boden gerichtet, d. h. den Kopf in Verlängerung der Wirbelsäule halten.
Variation	Die Hände greifen die Unterarme. Die Ellbogen nach außen ziehen. Foto 103

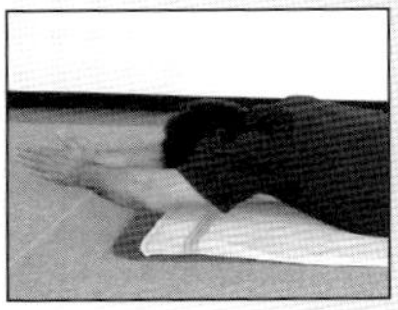

Foto 100

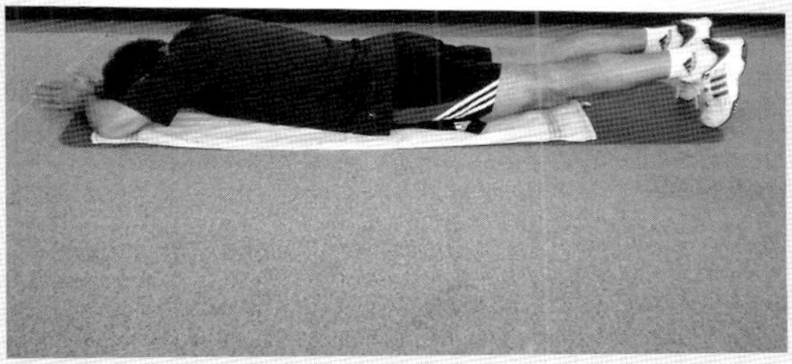

Foto 98

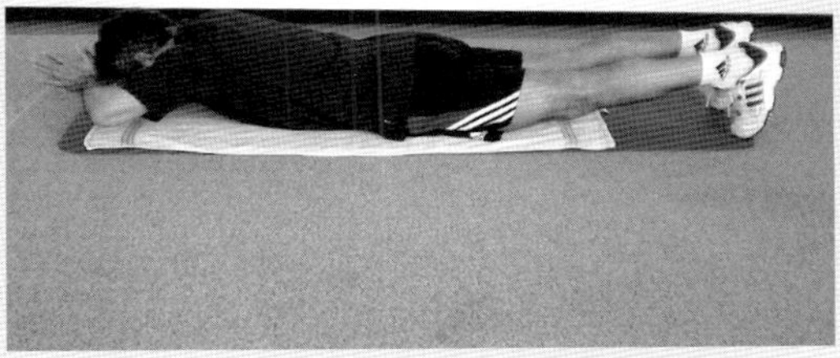

Foto 99

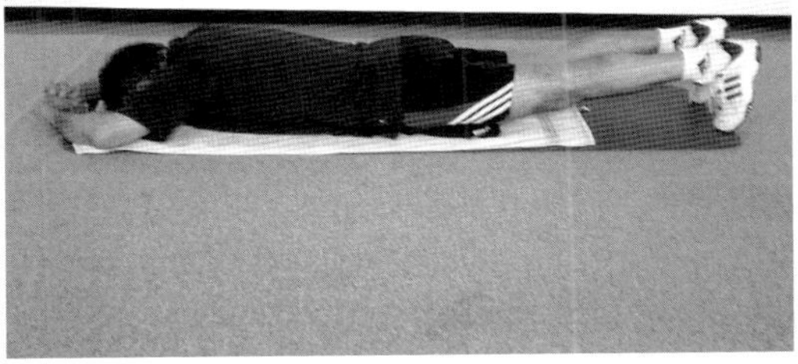

Foto 101

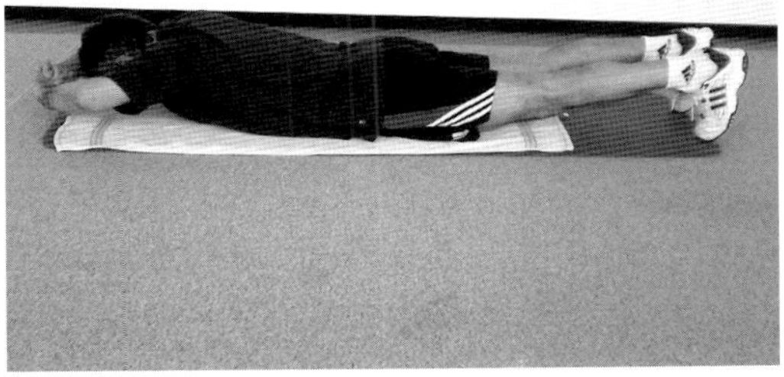

Foto 102

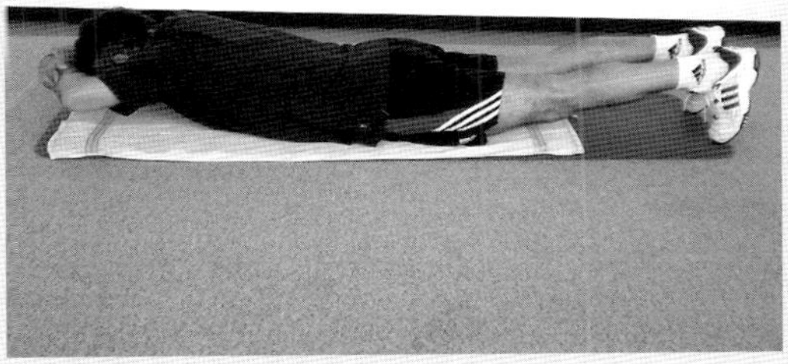

Foto 103

Ausgangsstellung	„Grundhaltung Bauchlage“, die Arme sind in der Hochhalteposition, die Handflächen zeigen zum Boden. Foto 104
Übungsausführung	Kopf, Schultern und den linken Arm leicht anheben. Linker Arm gegen imaginären Widerstand so nach oben führen, dass keine Bewegung stattfindet. Die isometrische Spannung halten. Foto 105
Hinweis	Blick bleibt zum Boden gerichtet, d. h. den Kopf in Verlängerung der Wirbelsäule halten.
Variation	Beide Arme anheben. Die Handflächen zeigen nach vorn. Mit den Handflächen gegen imaginären Widerstand drücken. Foto 106

Ausgangsstellung	„Grundhaltung Bauchlage“, das linke Bein im rechten Winkel angebeugt; die Arme sind in der Hochhalteposition, die Handflächen zeigen zum Boden. Foto 107
Übungsausführung	Kopf, Schultern und Arme leicht anheben. Endposition halten. Foto 108
Hinweis	Blick bleibt zum Boden gerichtet, d. h. den Kopf in Verlängerung der Wirbelsäule halten.

Variationen	Die Handflächen zeigen zueinander. Foto 109 Die Handrücken zeigen zueinander. Beide Beine im rechten Winkel angebeugt. Foto 110

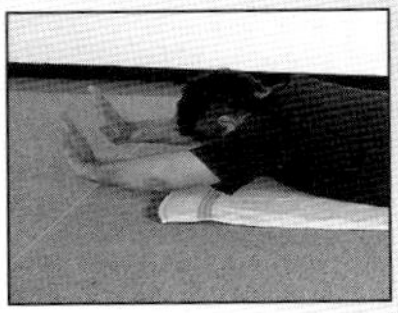

Foto 106

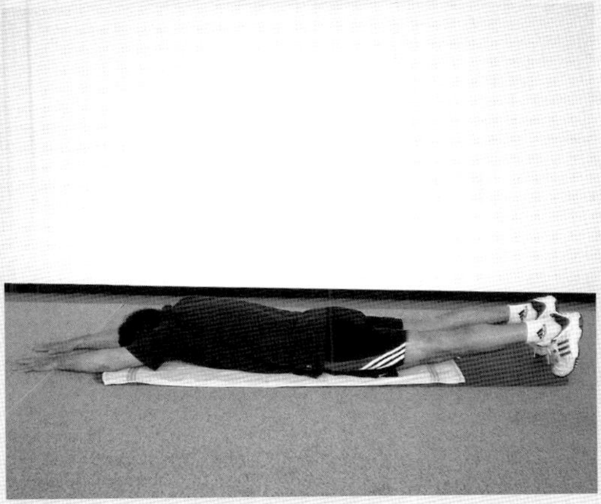

Foto 104

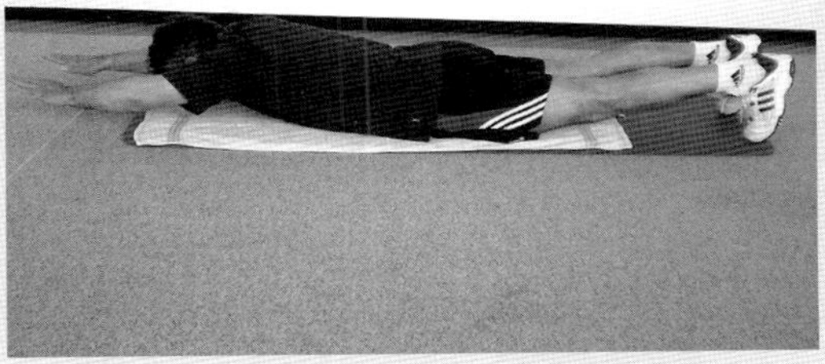

Foto 105

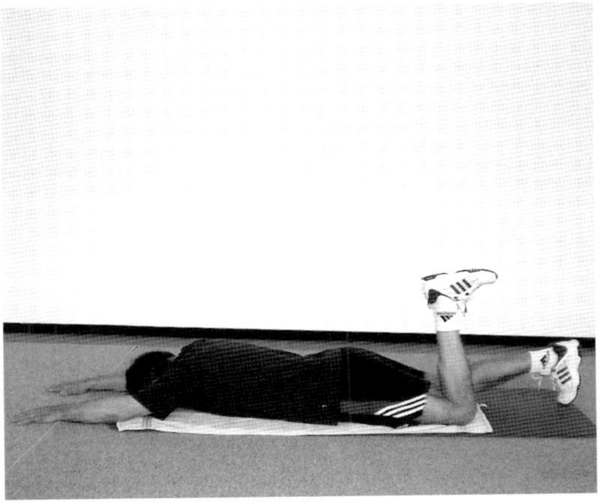

Foto 107

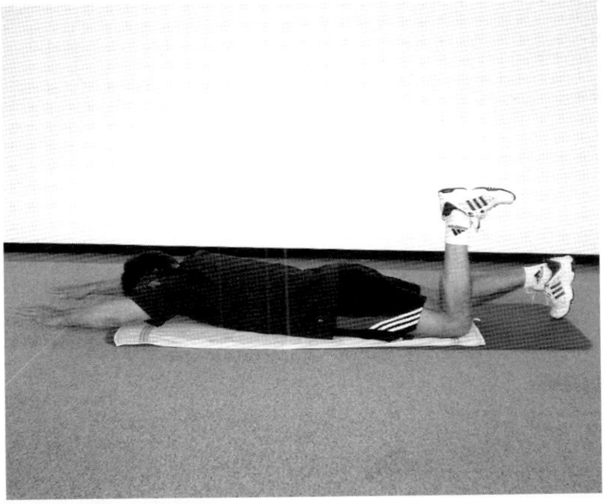

Foto 108

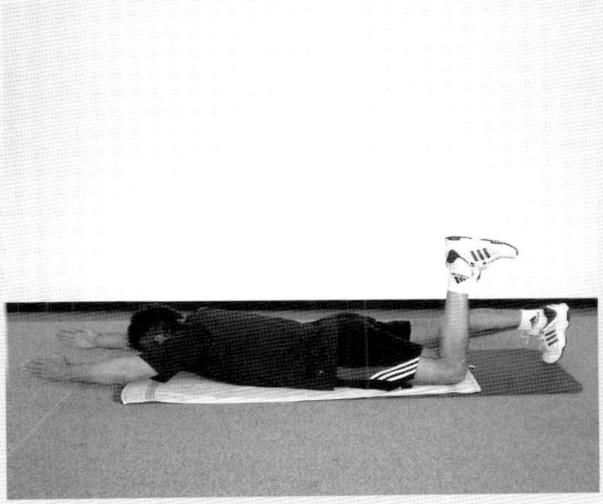

Foto 109

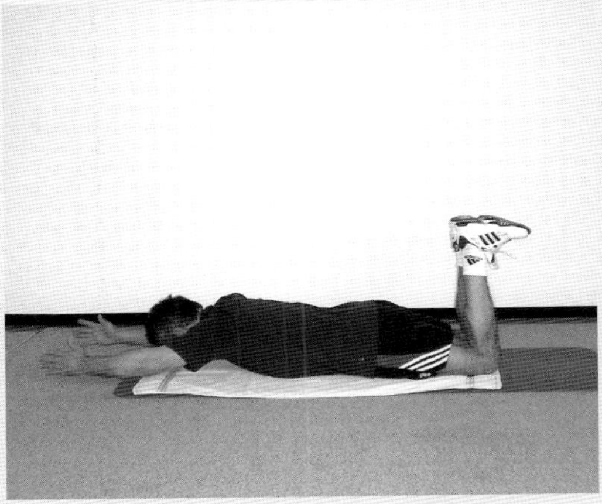

Foto 110

Der untere Bereich der Rückenmuskulatur

Ausgangsstellung	„Grundhaltung Bauchlage“, die Arme liegen seitlich neben dem Körper am Boden.
Übungsausführung	Das linke Bein anheben. Endposition halten. Foto 111
Hinweis	Kopf, Schultern und Oberkörper bleiben am Boden liegen.
Variation	Die Arme sind gebeugt und die Stirn liegt auf den Händen. Foto 112

Variationen	Die Arme sind gestreckt in der Hochhalteposition und liegen am Boden. Foto 113 Das linke Bein im Kniegelenk beugen und den Oberschenkel des gebeugten Beins anheben. Foto 114 Beide Beine beugen und Oberschenkel anheben.

Ausgangsstellung	„Grundhaltung Bauchlage“, die Arme liegen seitlich neben dem Körper am Boden.
Übungsausführung	Das linke Bein anheben. Das angehobene Bein langsam auf- und abwärts bewegen. Foto 115, 116
Hinweis	Kopf, Schultern und Oberkörper bleiben am Boden liegen.
Variationen	Das angehobene Bein wird langsam gebeugt und wieder gestreckt. Foto 117 Das angehobene Bein wird langsam nach außen und innen bewegt. Foto 118 Das angehobene Bein beschreibt langsam kleine Kreise vor- und rückwärts.

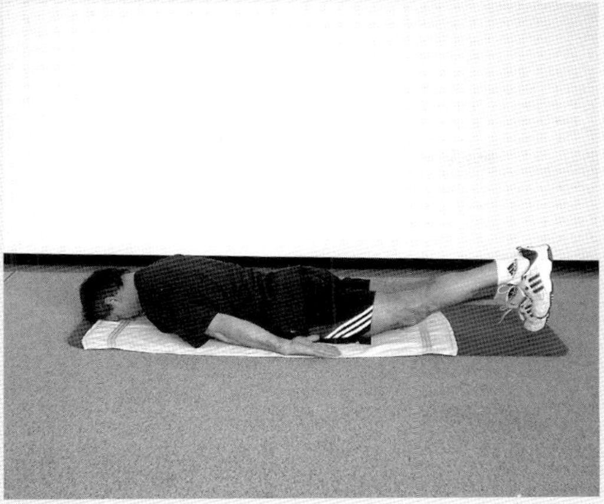
Foto 111

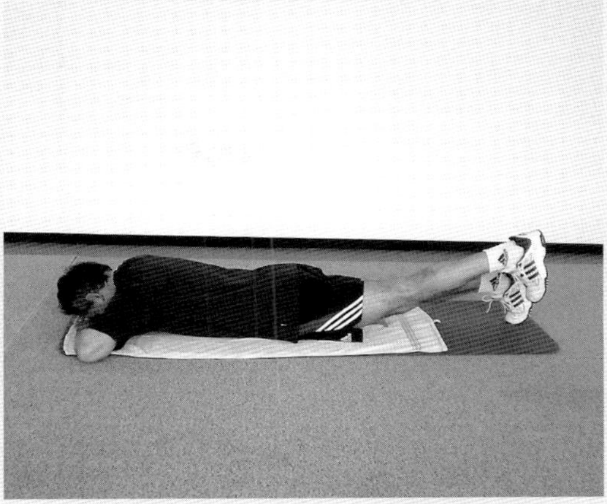
Foto 112

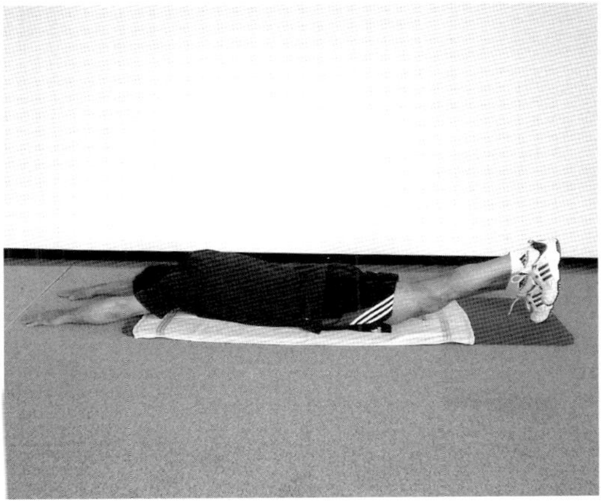
Foto 113

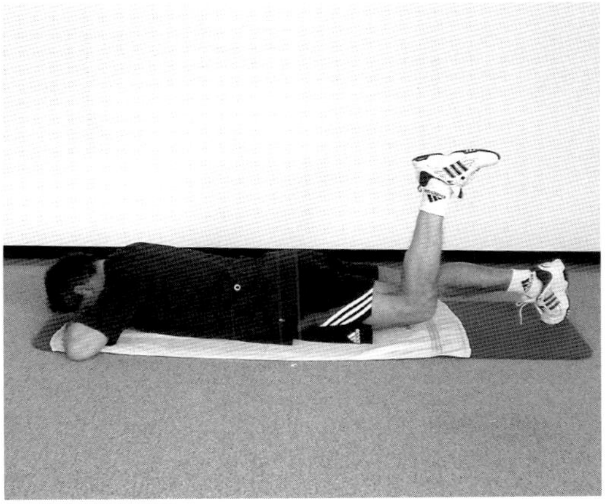
Foto 114

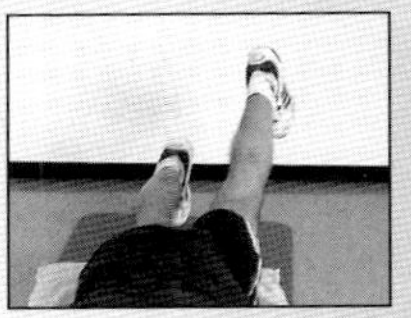
Foto 116

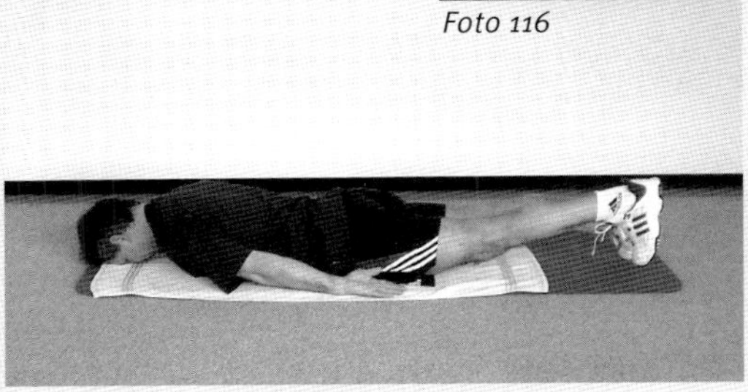
Foto 115

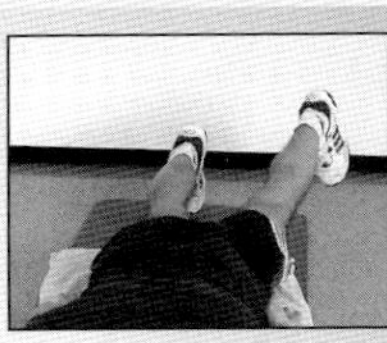
Foto 118

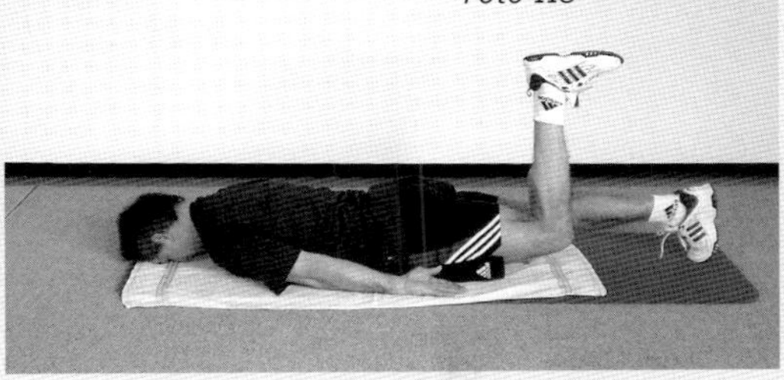
Foto 117

Ausgangsstellung	„Grundhaltung Bauchlage“, die Arme liegen seitlich neben dem Körper am Boden.
Übungsausführung	Beide Beine gestreckt anheben. Endposition halten. Foto 119
Hinweis	Kopf, Schultern und Oberkörper bleiben am Boden liegen.
Variationen	Die Arme sind gebeugt und die Stirn liegt auf den Händen. Foto 120 Die Arme sind gestreckt in der Hochhalteposition und liegen am Boden.

Ausgangsstellung	„Grundhaltung Bauchlage“, die Arme sind gebeugt und die Stirn liegt auf den Händen.
Übungsausführung	Beide Beine gestreckt anheben. Die Beine abwechselnd öffnen und schließen. Foto 121, 122
Hinweis	Kopf, Schultern und Oberkörper bleiben am Boden liegen.

Variationen	Die angehobenen Beine scheren lassen. Foto 123 Die angehobenen Beine beschreiben langsam kleine, ein- und auswärts gerichtete Kreise (in eine Richtung und in Gegenrichtung). Die angehobenen Beine werden im Wechsel langsam gebeugt und wieder gestreckt. Foto 124

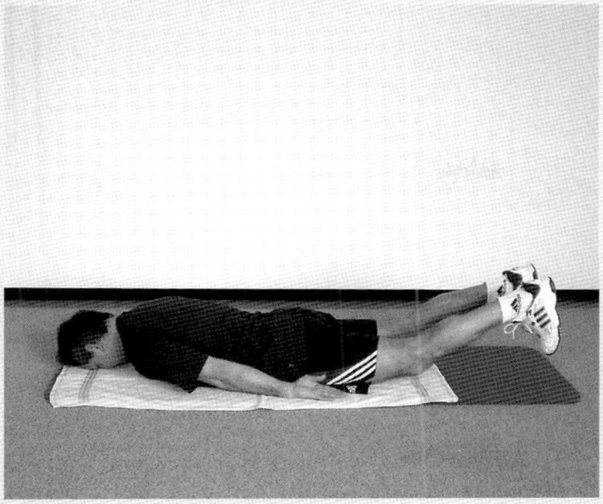
Foto 119

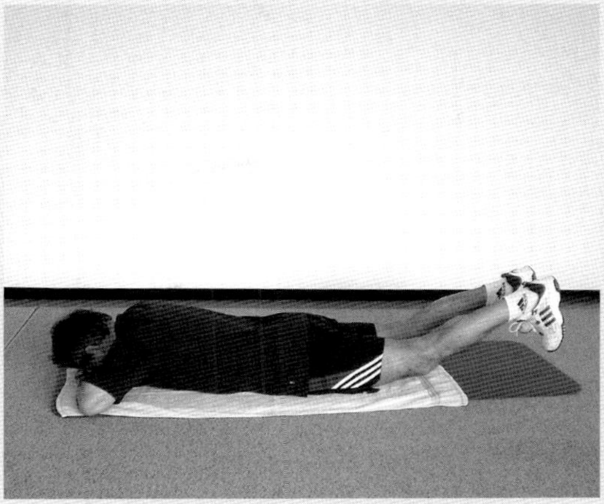
Foto 120

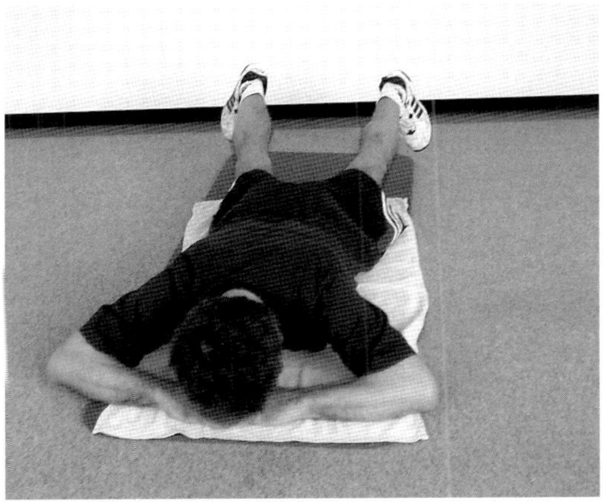
Foto 121

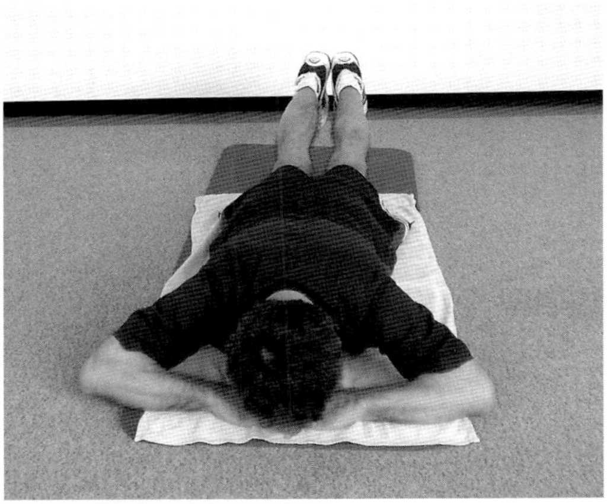
Foto 122

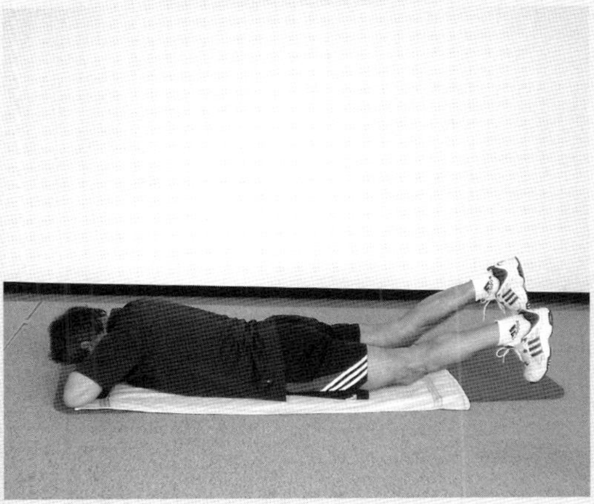
Foto 123

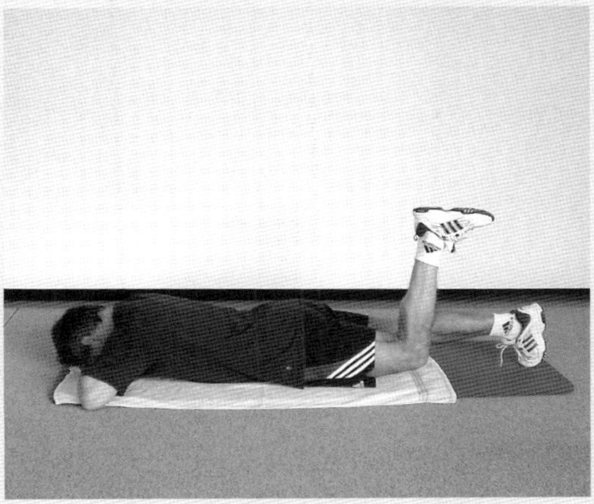
Foto 124

Ausgangsstellung	„Grundhaltung Bauchlage“, die Arme sind gebeugt und die Stirn liegt auf den Händen.
Übungsausführung	Das linke Bein leicht anheben und gegen einen imaginären Widerstand so nach oben führen, dass keine Bewegung stattfindet. Die isometrische Spannung halten. Foto 125
Hinweis	Kopf, Schultern und Oberkörper bleiben am Boden liegen.
Variationen	Das linke Bein gegen imaginären Widerstand so nach außen führen, dass keine Bewegung stattfindet. Beide Beine leicht anheben und gegen imaginären Widerstand so nach oben führen, dass keine Bewegung stattfindet. Die isometrische Spannung halten. Foto 126 Beide Beine gegen imaginären Widerstand so nach außen führen, dass keine Bewegung stattfindet. Foto 127 Beide Beine fest gegeneinander drücken. Foto 128

Ausgangsstellung	„Grundhaltung Bauchlage“, das linke Bein ist im rechten Winkel gebeugt; die Arme sind gebeugt und die Stirn liegt auf den Händen.
Übungsausführung	Das rechte gestreckte Bein leicht anheben. Endposition halten. Foto 129
Hinweis	Kopf, Schultern und Oberkörper bleiben am Boden liegen.
Variationen	Das angehobene Bein wird langsam nach außen und innen bewegt. Foto 130 Das angehobene Bein beschreibt langsam kleine, vor- und rückwärts gerichtete Kreise. Das angehobene Bein wird langsam gebeugt und wieder gestreckt. Foto 131

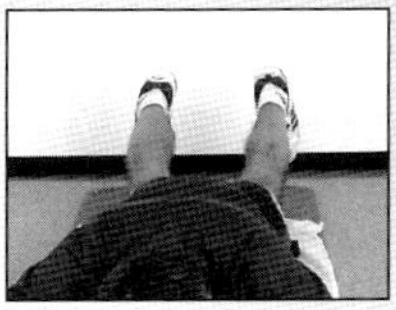

Foto 127

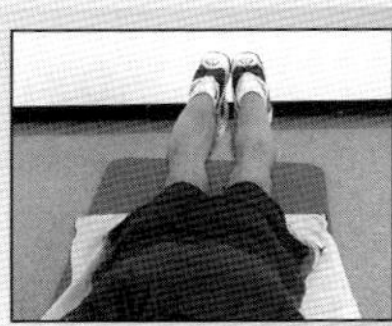

Foto 128

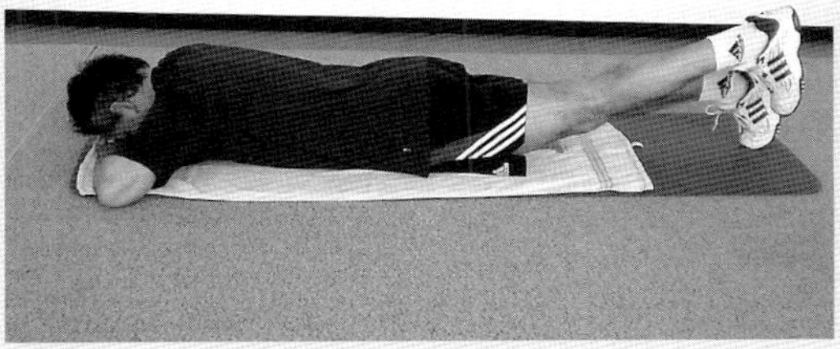

Foto 125

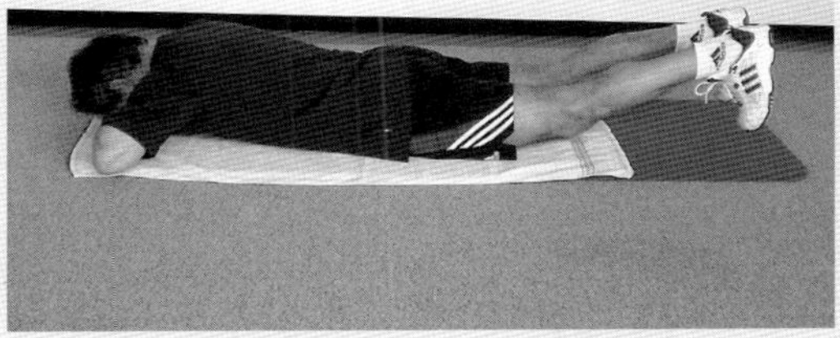

Foto 126

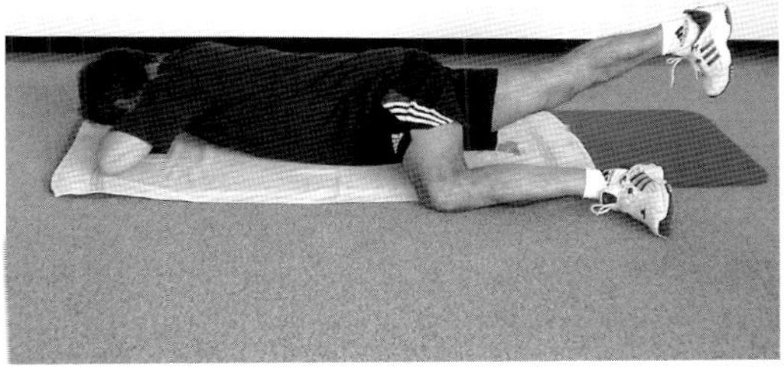

Foto 129

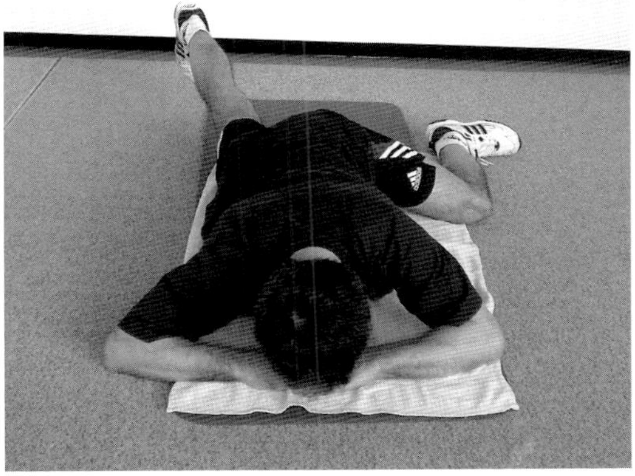

Foto 130

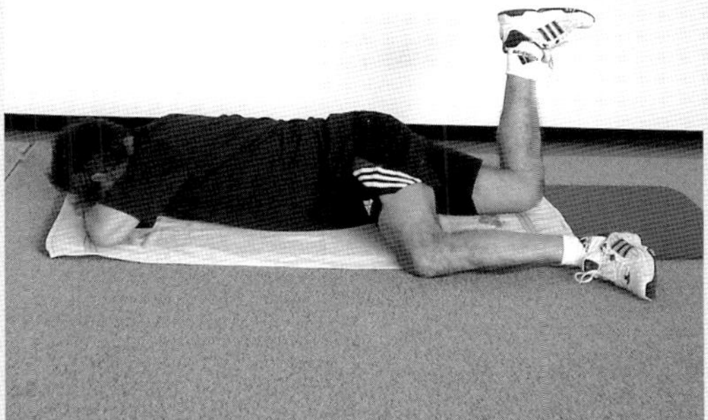

Foto 131

Der obere und untere Bereich der Rückenmuskulatur

Ausgangsstellung	„Grundhaltung Bauchlage“, die Arme sind in der Hochhalteposition.
Übungsausführung	Kopf, Schultern, Oberkörper und den linken Arm sowie das rechte Bein gestreckt anheben. Endposition halten. Foto 132
Hinweis	Blick bleibt zum Boden gerichtet, d. h. den Kopf in Verlängerung der Wirbelsäule halten.
Variationen	Erleichterte Ausführung: Kopf, Schultern und Oberkörper bleiben am Boden liegen. Foto 133 Das rechte Bein ist im Kniegelenk gebeugt und der Oberschenkel des gebeugten Beins wird zusammen mit dem linken Arm angehoben. Foto 134

Ausgangsstellung	„Grundhaltung Bauchlage“, die Arme sind in der Hochhalteposition.
Übungsausführung	Kopf, Schultern, Oberkörper und den linken Arm sowie das rechte Bein gestreckt anheben. Foto 135 Das gestreckte Bein in der Luft halten und gestreckten Arm leicht auf- und abwärts bewegen. Foto 136
Hinweis	Blick bleibt zum Boden gerichtet, d. h. den Kopf in Verlängerung der Wirbelsäule halten.
Variationen	Den gestreckten Arm langsam nach außen und innen bewegen. Foto 137 Den gestreckten Arm langsam ein- und auswärts kreisen lassen.

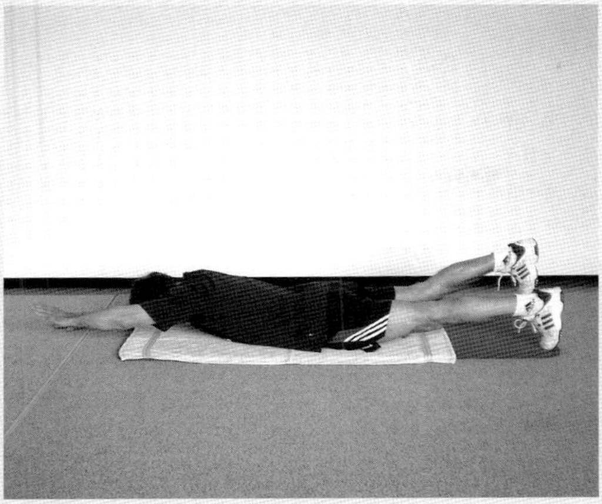

Foto 132

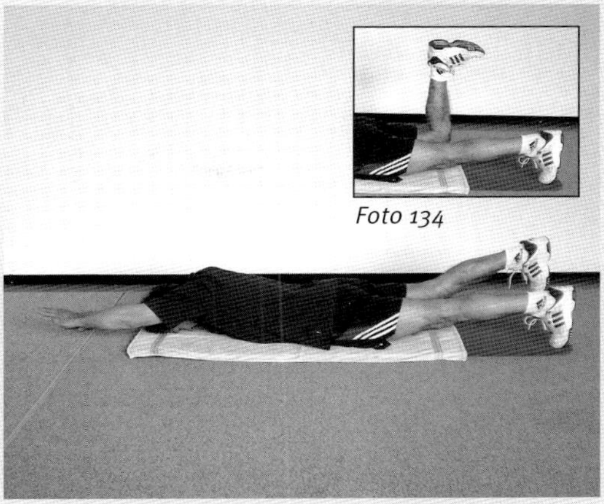

Foto 134

Foto 133

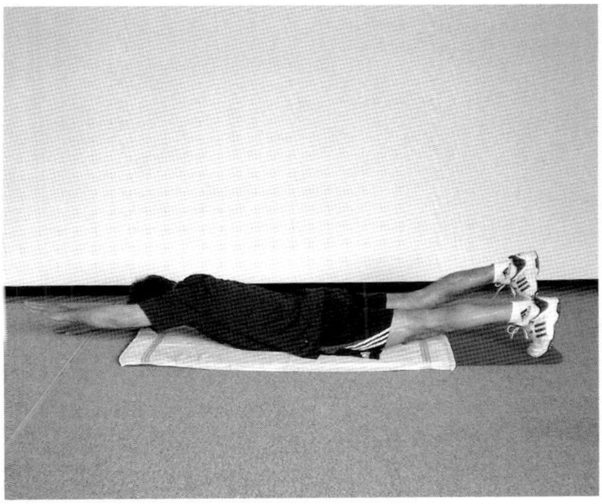

Foto 135

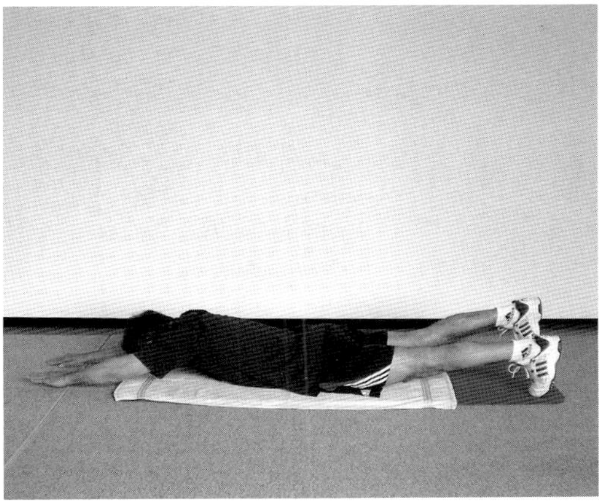

Foto 136

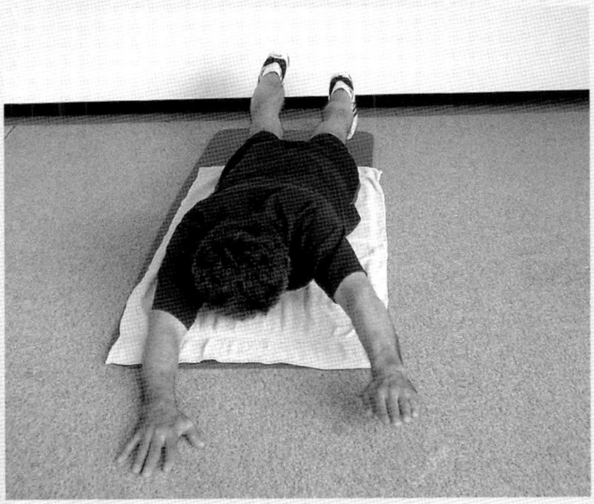

Foto 137

Ausgangsstellung	„Grundhaltung Bauchlage“, die Arme sind in der Hochhalteposition.
Übungsausführung	Kopf, Schultern, Oberkörper und den linken Arm sowie das rechte Bein gestreckt anheben. Foto 138 Den gestreckten Arm in der Luft halten und das gestreckte Bein leicht auf- und abwärts bewegen. Foto 139
Hinweis	Blick bleibt zum Boden gerichtet, d. h. den Kopf in Verlängerung der Wirbelsäule halten.
Variationen	Das gestreckte Bein langsam nach außen und innen bewegen. Foto 140 Das gestreckte Bein langsam ein- und auswärts kreisen lassen.

Ausgangsstellung	„Grundhaltung Bauchlage“, die Arme sind in der Hochhalteposition.
Übungsausführung	Kopf, Schultern, Oberkörper und beide Arme und Beine gleichzeitig gestreckt anheben. Endposition halten. Foto 141
Hinweis	Blick bleibt zum Boden gerichtet, d. h. den Kopf in Verlängerung der Wirbelsäule halten.
Variation	Arme und Beine gleichzeitig öffnen und schließen. Foto 142

Variationen	Arme und Beine gleichzeitig auf- und abwärts bewegen. Das linke Bein im Kniegelenk beugen und Oberschenkel des gebeugten Beins anheben. Foto 143 Beide Beine beugen und Oberschenkel anheben. Fotot 144

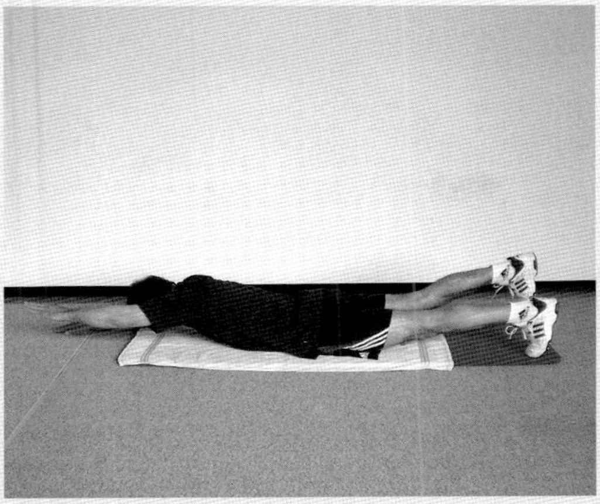

Foto 138

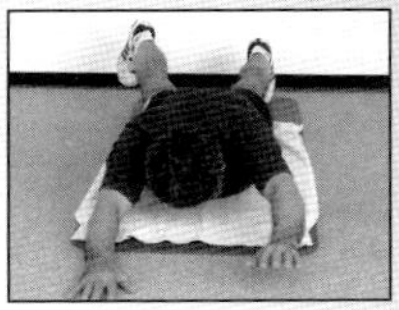

Foto 140

Foto 139

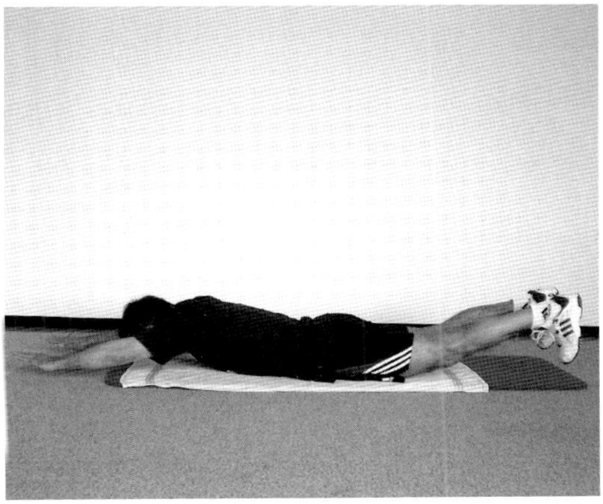

Foto 141

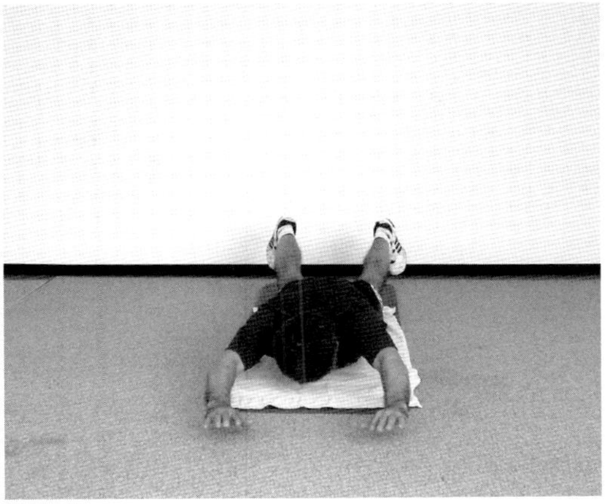

Foto 142

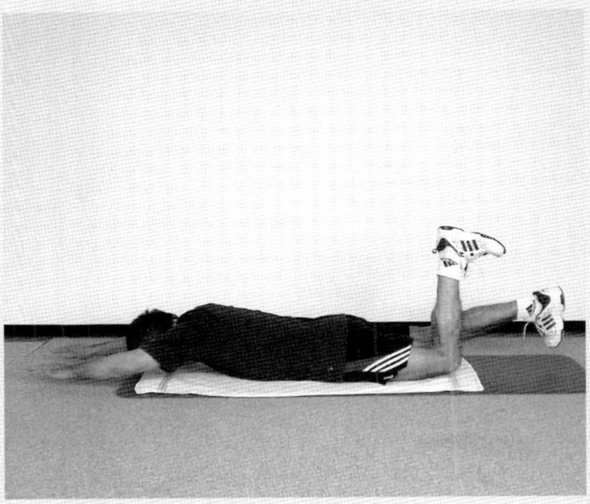

Foto 143

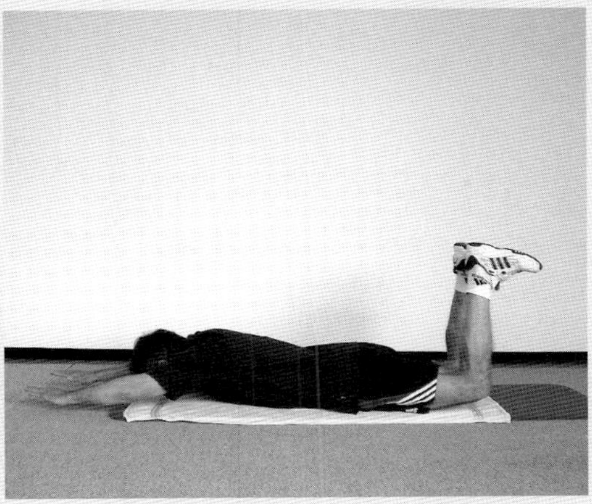

Foto 144

Ausgangsstellung	„Grundhaltung Bauchlage“, die Arme sind in der Hochhalteposition.
Übungsausführung	Kopf, Schultern, Oberkörper und den linken Arm sowie das rechte Bein gestreckt anheben. Mit der Handfläche sowie mit der Fußsohle gegen einen imaginären Widerstand nach außen drücken. Die isometrische Spannung halten. Foto 145
Hinweis	Blick bleibt zum Boden gerichtet, d. h. den Kopf in Verlängerung der Wirbelsäule halten.
Variation	Beide Arme und Beine gleichzeitig anheben. Foto 146

Ausgangsstellung	„Grundhaltung Bauchlage“, das linke Bein ist im rechten Winkel gebeugt; die Arme sind in der Hochhalteposition, die Handflächen zeigen zum Boden.
Übungsausführung	Kopf, Schultern, Arme und das rechte Bein leicht anheben. Endposition halten. Foto 147
Hinweis	Blick bleibt zum Boden gerichtet, d. h. den Kopf in Verlängerung der Wirbelsäule halten.
Variationen	Die Handflächen zeigen zueinander. Foto 148 Die Handrücken zeigen zueinander.

3.1.7 Die Übungen in der Seitenlage

Seitenlage

„Grundhaltung Seitenlage“ = Haltung „Seitenlage“ + Grundspannung

Haltung „Seitenlage“ mit gestreckten Beinen

Sie liegen in Seitenlage auf dem Boden, der Kopf ruht auf dem unteren gestreckten Arm in Verlängerung der Wirbelsäule. Die obere Hand stützen Sie vor Ihrer Brust am Boden auf. Die Beine sind gestreckt und liegen aufeinander. Ihr Kopf, Ihr Becken und Ihre Fersen bilden eine gerade Linie. Foto 149

Haltung „Seitenlage“ mit unterem angewinkeltem Bein

Sie nehmen die Haltung „Seitenlage“ mit gestreckten Beinen ein und beugen das untere Bein im rechten Winkel. Foto 150

Grundspannung

Drücken Sie mit der aufgestützten Hand gegen den Boden. Spannen Sie die Bauch- sowie Gesäßmuskulatur an und bauen Sie einen Fersenschub auf.

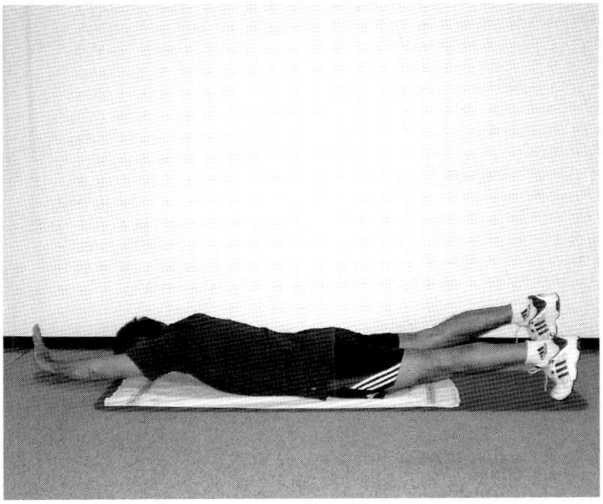
Foto 145

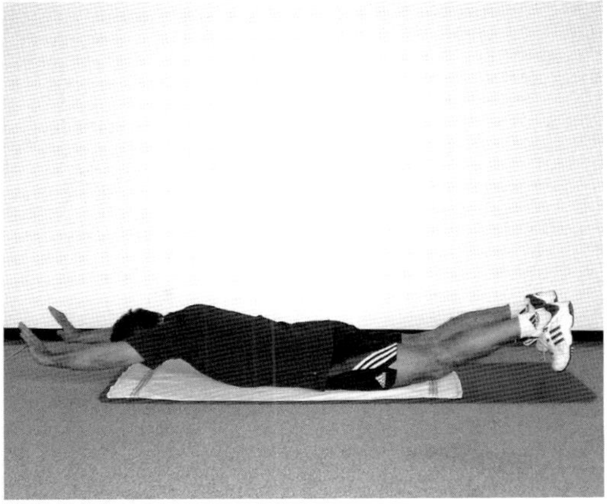
Foto 146

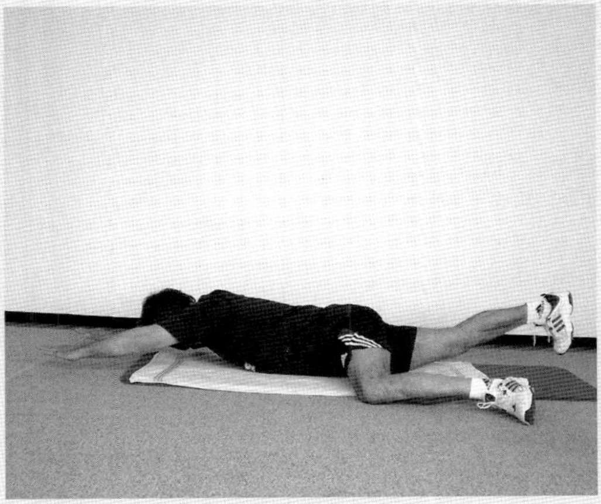
Foto 147

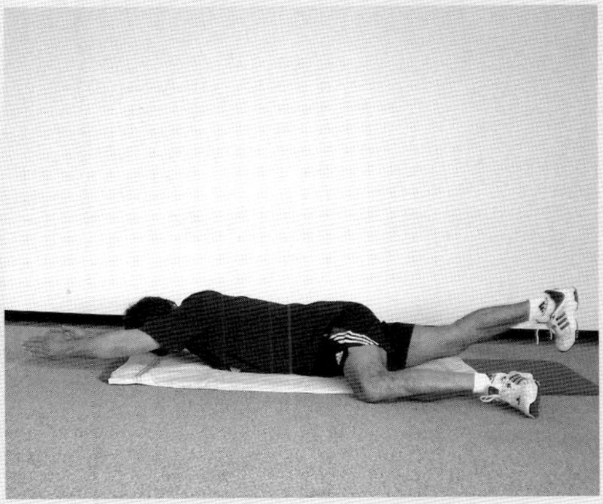
Foto 148

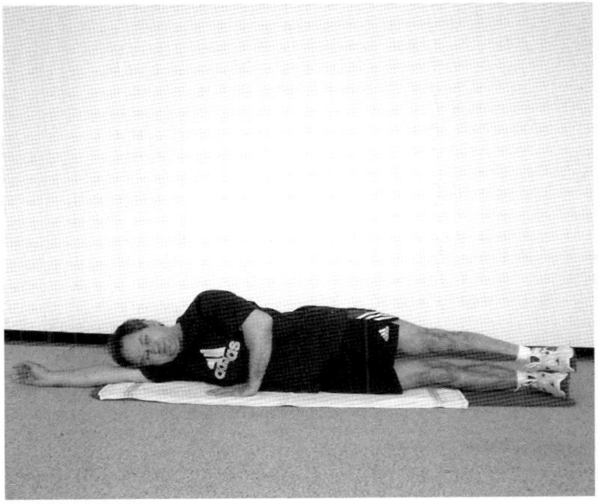

Foto 149

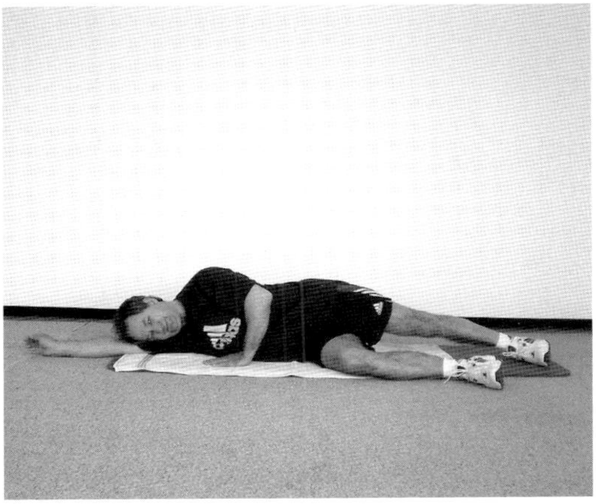

Foto 150

Ausgangsstellung	„Grundhaltung Seitenlage“ mit unterem angewinkeltem Bein.
Übungsausführung	Heben und senken Sie das obere Bein. Foto 151, 152
Hinweis	Blick bleibt nach vorn gerichtet.

Variationen	Das angehobene Bein wird leicht nach vorn und hinten bewegt. Foto 153 Das angehobene Bein beschreibt langsam kleine, vor- und rückwärts gerichtete Kreise. Das angehobene Bein wird langsam gebeugt und wieder gestreckt. Foto 154 Das angehobene Bein wird in der Endposition gehalten.

Ausgangsstellung	„Grundhaltung Seitenlage“ mit unterem angewinkeltem Bein.
Übungsausführung	Heben und senken Sie beide Beine. Foto 155
Hinweis	Blick bleibt nach vorn gerichtet. Die Beine werden leicht auf- und abwärts bewegt.
Variationen	Die angehobenen Beine werden in der Endposition gehalten. In der Endposition mit der bisher aufgestützten Hand gegen das Knie drücken. Die isometrische Spannung halten. Foto 156

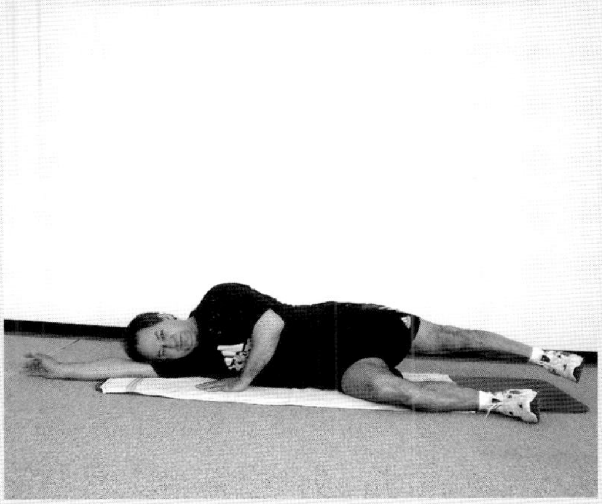
Foto 151

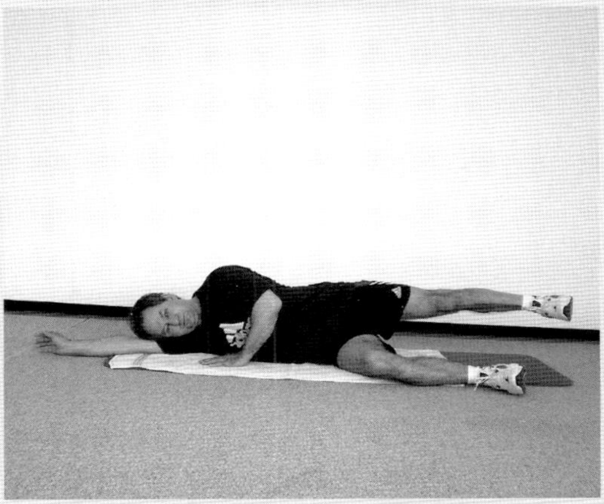
Foto 152

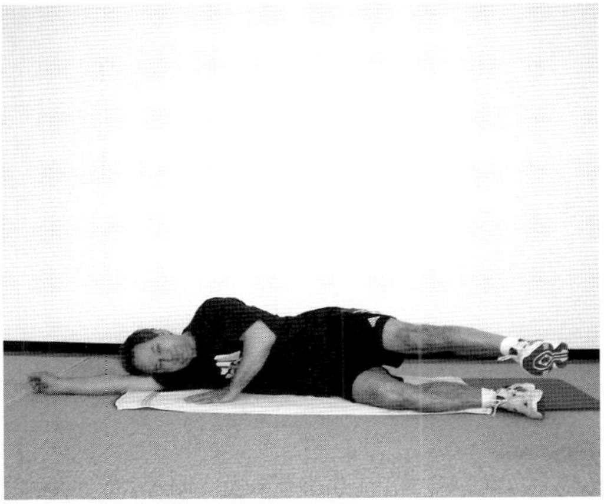
Foto 153

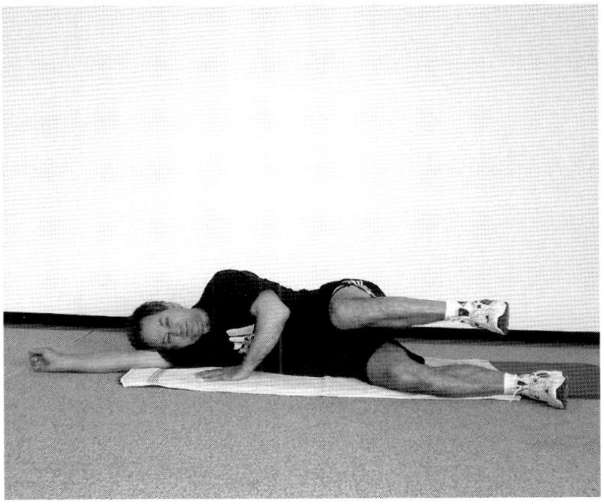
Foto 154

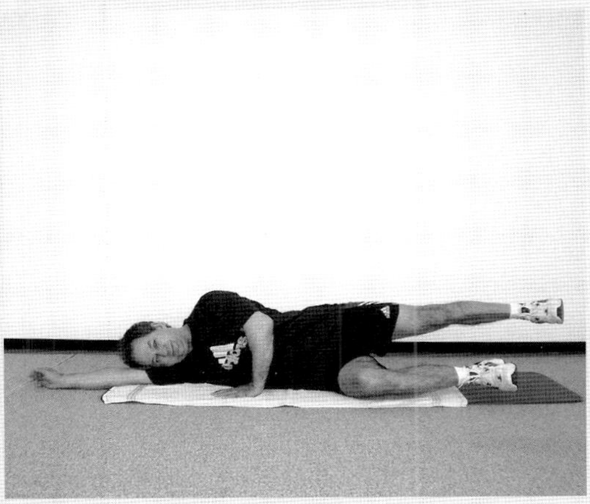
Foto 155

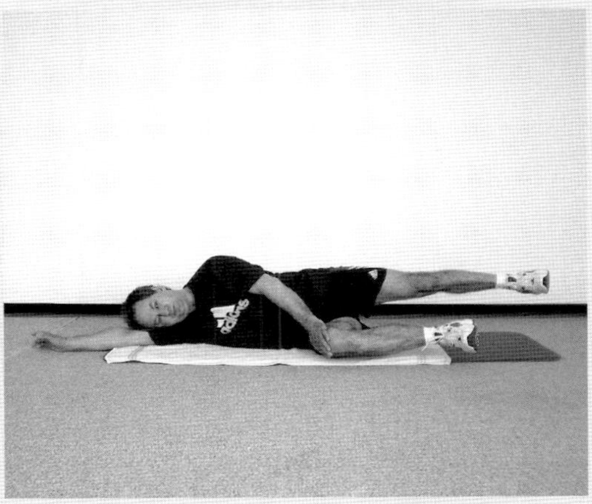
Foto 156

Ausgangsstellung	„Grundhaltung Seitenlage“ mit gestreckten Beinen.
Übungsausführung	Heben und senken Sie das obere Bein. Foto 157
Hinweis	Blick bleibt nach vorn gerichtet.
Variationen	Das angehobene Bein wird leicht nach vorn und hinten bewegt. Das angehobene Bein beschreibt langsam kleine, vor- und rückwärts gerichtete Kreise. Das angehobene Bein wird langsam gebeugt und wieder gestreckt. Foto 158 Das angehobene Bein wird in der Endposition gehalten.

Ausgangsstellung	„Grundhaltung Seitenlage“ mit gestreckten Beinen.
Übungsausführung	Heben und senken Sie beide Beine. Foto 159, 160
Hinweis	Blick bleibt nach vorn gerichtet.
Variationen	Die angehobenen Beine werden in der Endposition gehalten. In der Endposition werden beide Beine gegeneinander gedrückt. Die isometrische Spannung halten.

Ausgangsstellung	„Grundhaltung Seitenlage“ mit gestreckten Beinen; das obere Bein wird gebeugt vor dem unteren aufgesetzt. Foto 161
Übungsausführung	Heben und senken Sie das untere Bein. Foto 162
Hinweis	Der Blick bleibt nach vorn gerichtet.
Variation	Das angehobene Bein in der Endposition halten.

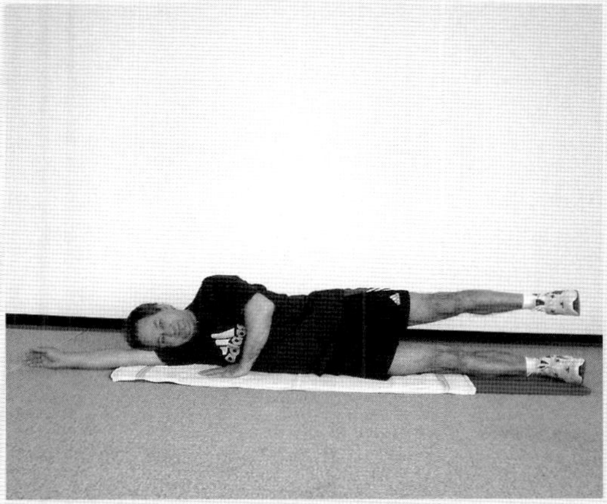
Foto 157

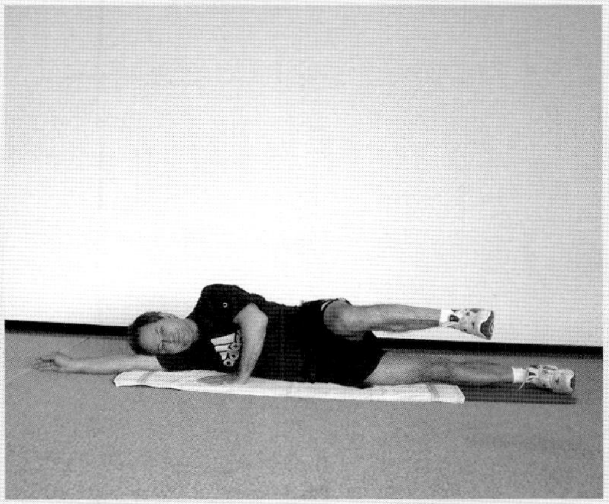
Foto 158

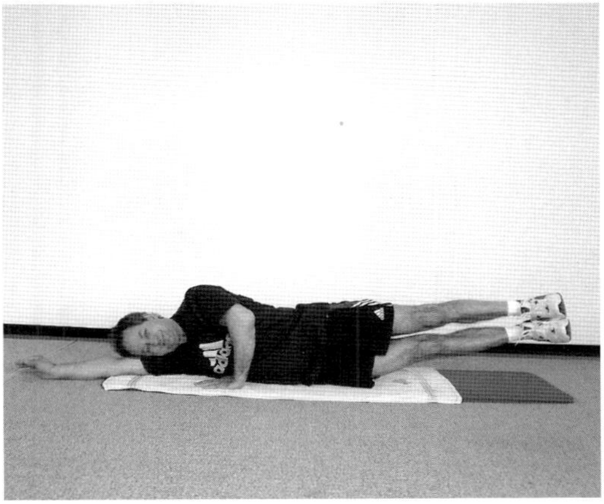
Foto 159

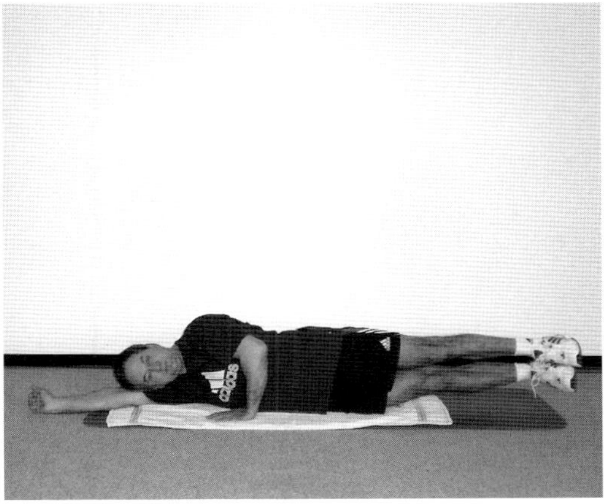
Foto 160

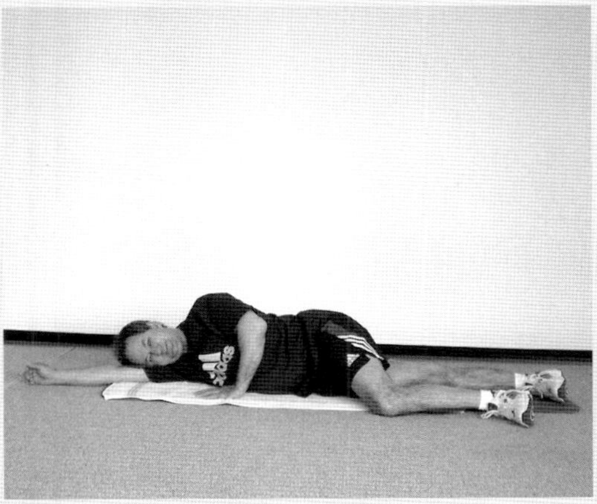
Foto 161

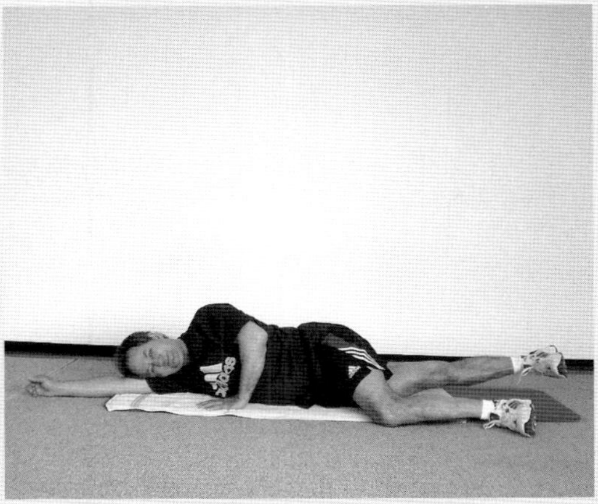
Foto 162

3.2 Die Bauchmuskulatur

3.2.1 Theoretischer Überblick. Anatomische und physiologische Grundlagen

Die Bauchmuskeln umschließen den gesamten Raum zwischen dem Brustkorb und dem oberen Beckenrand, von den Körperseiten bis zur Lendenwirbelsäule und bauen somit die vordere, seitliche und hintere Bauchwand auf.

Die Bauchmuskulatur stützt die inneren Organe und dient zusammen mit der Rückenmuskulatur dem Menschen quasi als Muskelkorsett. Starke Bauchmuskeln verhindern, dass die Wirbelsäule im Lendenbereich nach vorn kippt, und wirken stabilisierend. Die Bauchmuskulatur ergänzt und unterstützt die Rückenmuskulatur beim Stehen, Sitzen, Heben, Tragen und auch in ihrer Halte- und Bewegungsarbeit. Ist die Bauchmuskulatur schwach, folgen daraus häufig Probleme im Rücken, da die Bauchmuskeln helfen, die Wirbelsäule im Lot zu halten. Deshalb ist das Krafttraining der Bauchmuskulatur für einen gesunden Rücken genauso wichtig wie die Kräftigung der Rückenmuskeln. Ein optimaler Zustand tritt auf, wenn sowohl Bauch- als auch Rückenmuskeln im richtigen Verhältnis zueinander gekräftigt werden.

Den geraden Bauchmuskel erkennt man bei sehr gut trainierten Menschen an einem sogenannten „Waschbrettbauch".

Oberflächliche Bauchmuskeln:
- Schräger äußerer Bauchmuskel
- Gerader Bauchmuskel
- Schräger innerer Bauchmuskel
- Querer Bauchmuskel

Tiefe Bauchmuskeln:
- Lenden-Darmbein-Muskel
  Lage: Tiefliegend zwischen Lendenwirbelsäule und Oberschenkelvorderseite
- Viereckiger Lendenmuskel
  Lage: Tiefliegend hinten, unten am Rücken zwischen Beckenschaufeln, 12. Rippe und Querfortsätze der Lendenwirbel

Funktion der oberflächlichen Bauchmuskulatur und beteiligte Muskeln:

* Rumpfvorbeugung (gerader Bauchmuskel und schräge Bauchmuskeln)
* Rumpfdrehung (äußerer schräger und innerer schräger Bauchmuskel)
* Äußerer schräger Bauchmuskel dreht Rumpf zur Gegenseite und innerer schräger zur gleichen Seite
* Rumpfseitneigung (schräge Bauchmuskeln und viereckiger Lendenmuskel)
* Beckenaufrichtung (gerader Bauchmuskel und schräge Bauchmuskeln)
* Grundsätzlich arbeiten alle oberflächlichen Bauchmuskeln bei den verschiedenen Bewegungen gemeinsam, nur in unterschiedlichen Anteilen.
* Deshalb aktivieren alle Übungen für die geraden Bauchmuskeln auch die schräge Bauchmuskulatur und umgekehrt. Die querliegenden Bauchmuskeln werden hauptsächlich bei der Bauchpresse aktiviert und sind bei der Taillenbildung beteiligt. Stabilisationsübungen in der Seitenlage sind hierbei für das Training sehr effektiv (s. Buch Teil 1).

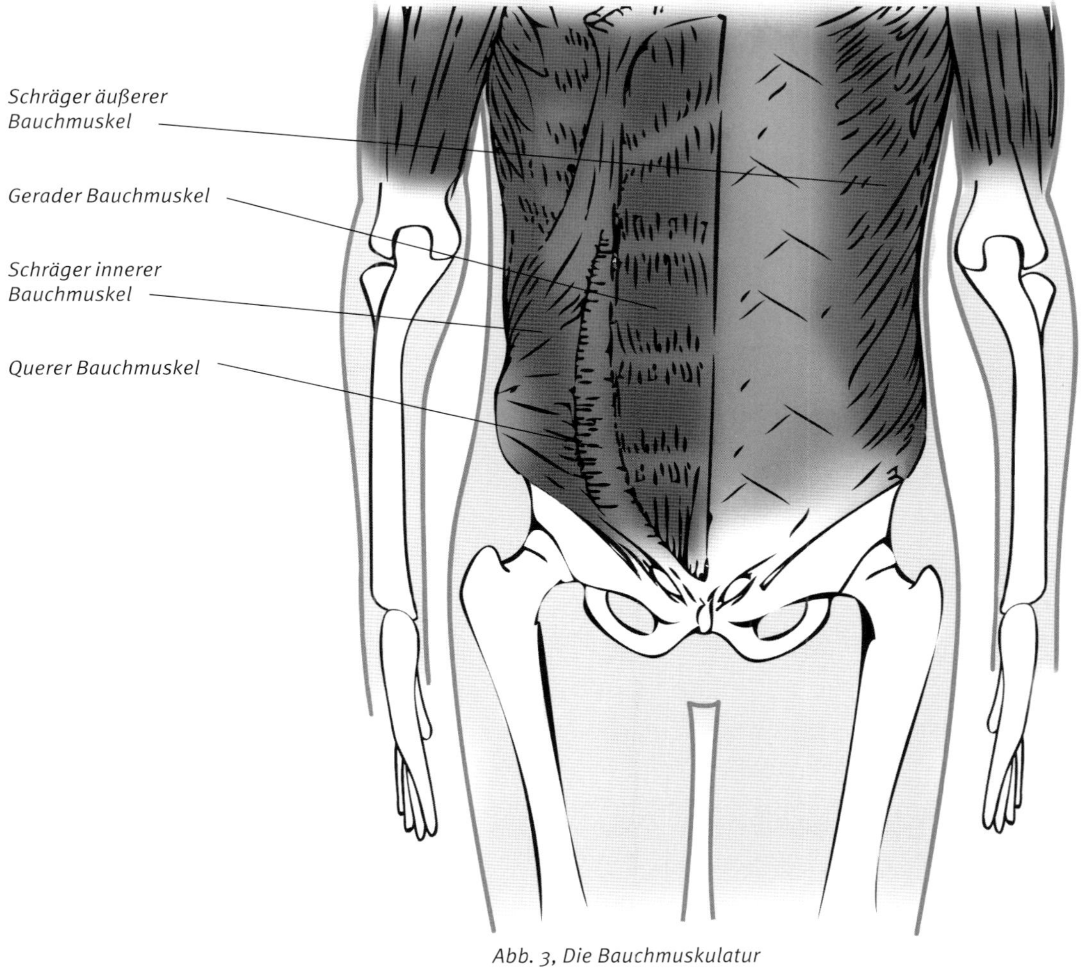

Abb. 3, Die Bauchmuskulatur

Funktion der tiefen Bauchmuskulatur und beteiligte Muskeln:
* Rumpfseitneigung (viereckiger Lendenmuskel und ganz gering auch Lenden-Darmbein-Muskel)
* Beugung im Hüftgelenk: Hebung der oberen bzw. unteren Körperhälfte aus der Rückenlage am Boden (Lenden-Darmbein-Muskel)
* Beugung und Außenrotation im Hüftgelenk (Lenden-Darmbein-Muskel)
* Verstärkung der Lendenlordose, d. h. Beckenkippen (Lenden-Darmbein-Muskel)
* Der Lenden-Darmbein-Muskel (mehr bekannt als Hüftbeuger) ist häufig durch längeres Sitzen verkürzt, dies führt zum starken Hohlkreuz (Hyperlordose im Lendenwirbelsäulenbereich).
* Der Einsatz von Bauchmuskelübungen, bei denen gleichzeitig die Hüftbeuger (wie z. B. Klappmesser, Übungen mit fixierten Beinen) stark aktiviert werden, muss deshalb differenziert betrachtet werden und ist aus verschiedenen Gründen meistens nicht empfehlenswert. Für die Personen, die nicht unter Rückenschmerzen in der Lendenwirbelsäule leiden und starke Bauchmuskeln haben, ist das Training zur Kräftigung der Bauchmuskulatur mit starkem Hüftbeugereinsatz sinnvoll.

3.2.2 Übungen zur Kräftigung der Bauchmuskulatur

„Grundhaltung Rückenlage“
„Grundhaltung Rückenlage“ = „Haltung Rückenlage“ + Grundübung (Grundspannung)

„Haltung Rückenlage“
Sie liegen in Rückenlage auf dem Boden. Die Beine sind angewinkelt und hüftbreit auseinander aufgestellt. Die Arme liegen neben dem Körper, die Handflächen zeigen nach oben. Foto 163

U-Halte
Ausgangsstellung: Ihre Arme sind gebeugt. Die Oberarme liegen seitlich auf Schulterhöhe gestreckt, die Ellenbogen sind im rechten Winkel gebeugt. Foto 164

Grundübung (Grundspannung)
Spannen Sie die Bauch- und Gesäßmuskulatur an und drücken Sie Ihre Lendenwirbelsäule gegen den Boden. Bauen Sie die Grundspannung bauen. Die gesamte Wirbelsäule sollte Bodenkontakt halten. Foto 165

Übungen zur Kräftigung der geraden und schrägen Bauchmuskulatur
Übungen zur Kräftigung der Bauchmuskulatur, bei denen die Muskulatur der Halswirbelsäule deutlich entlastet (Kopf liegt am Boden, „Rückenlage“) oder nur gering belastet wird.

„Unterarmstütz in der Rückenlage“: Diese Übung zeigt nur einen geringen Effektivitätsgrad beim Training der Bauchmuskulatur. (Ausnahme: die Übungen auf den Seiten 70, 71)

Im folgenden Abschnitt werden die Übungen dargestellt, die in den beiden oben geschriebenen Variationen ausgeführt werden können.

„Grundhaltung Unterarmstütz in der Rückenlage“. Foto 166
Übungen mit verschiedenen Beinbewegungen.

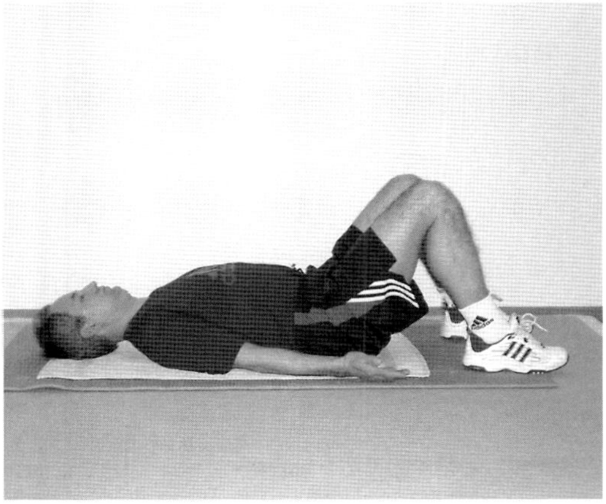

Foto 163

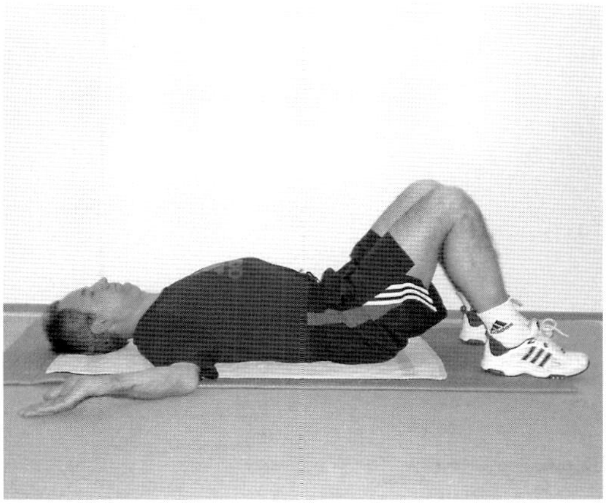

Foto 164

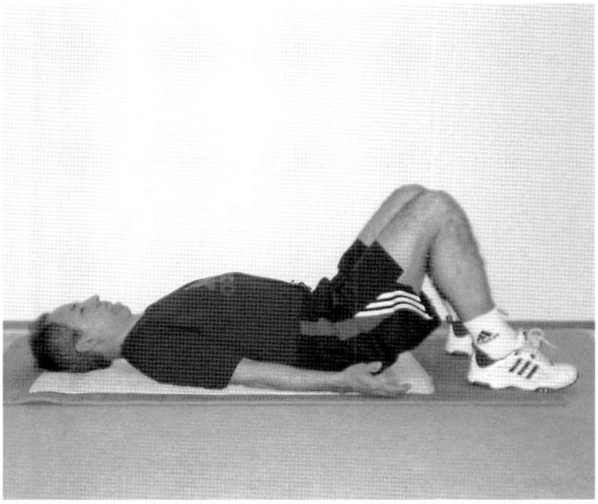

Foto 165

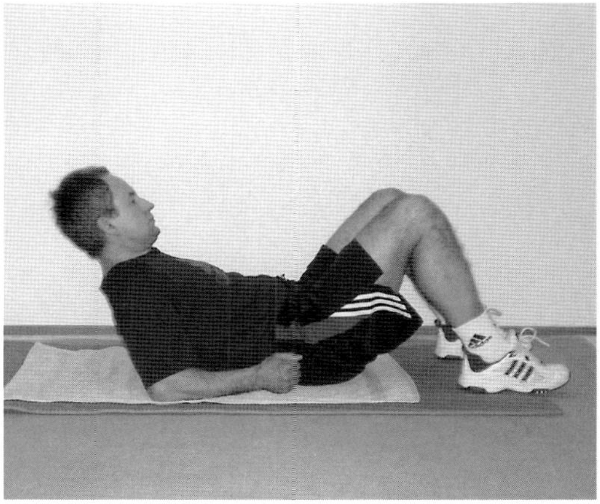

Foto 166

Ausgangsstellung	„Grundhaltung Rückenlage“, die Hände liegen am Hinterkopf. Foto 167
Übungsausführung	Ziehen Sie das linke angehobene Knie zum Körper und führen Sie gleichzeitig den linken Ellbogen in Richtung des Knies. Foto 168
Hinweis	Die Lendenwirbelsäule hat ständig Kontakt zum Boden. Kopf, Schultergürtel und der andere Arm bleiben am Boden liegen.

Variationen	Die Arme sind in der Hochhalteposition. Foto 169 Ellbogen und Knie werden diagonal geführt, d. h. rechter Ellbogen zum linken Knie. Foto 170

Ausgangsstellung	„Grundhaltung Rückenlage“, das rechte Bein ist ausgestreckt. Die Hände liegen am Hinterkopf.
Übungsausführung	Ziehen Sie das linke angehobene Knie zum Körper und führen Sie gleichzeitig den linken Ellbogen in Richtung des Knies. Foto 171
Hinweis	Die Lendenwirbelsäule hat ständig Kontakt zum Boden. Kopf, Schultergürtel und der andere Arm bleiben am Boden liegen.
Variation	Die Arme sind in der Hochhalteposition. Ellbogen und Knie diagonal führen, d. h. rechten Ellbogen zum linken Knie. Foto 172

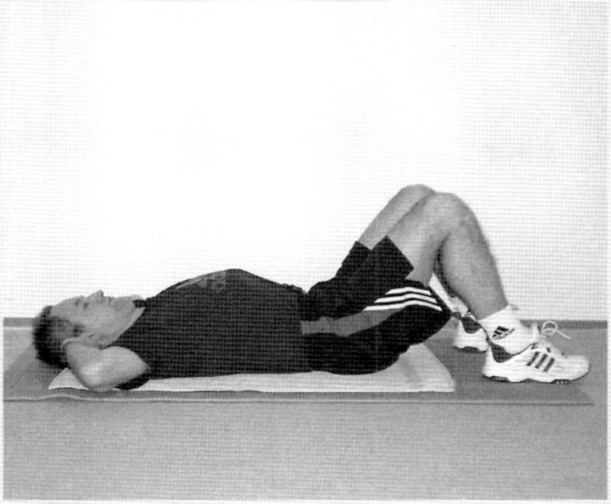

Foto 167

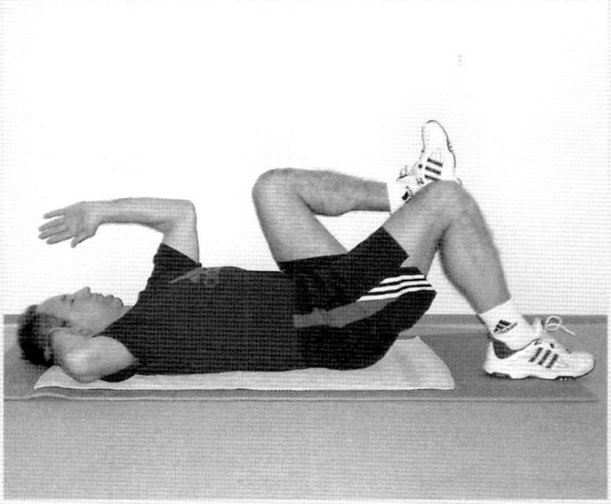

Foto 168

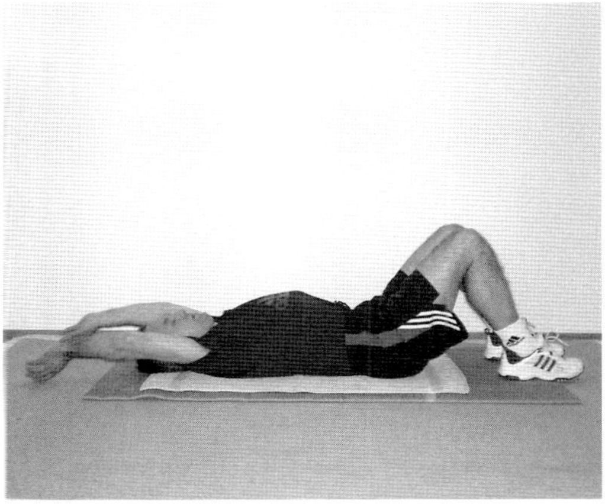

Foto 169

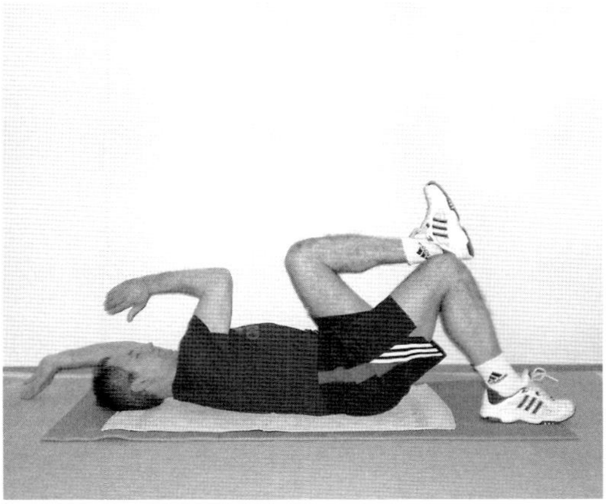

Foto 170

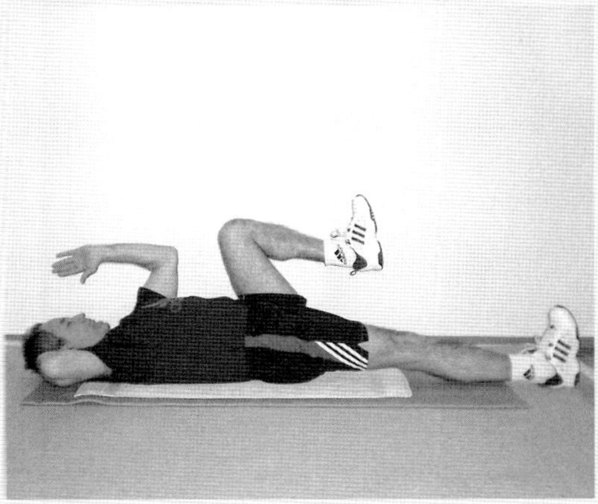

Foto 171

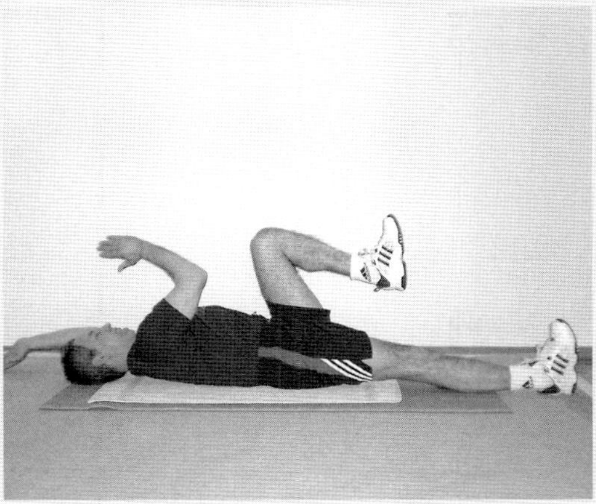

Foto 172

Ausgangsstellung	„Grundhaltung Rückenlage“.
Übungsausführung	Beugen Sie beide Beine nacheinander so, dass ein rechter Winkel entsteht. Endposition halten. Foto 173
Hinweis	Die Lendenwirbelsäule hat ständig Kontakt zum Boden. Kopf, Schultergürtel und Arme bleiben am Boden liegen.
Variation	Die Arme sind vor der Brust verschränkt. Foto 174

Variationen	Die Hände liegen am Hinterkopf. Foto 175 Die Arme sind in der Vorhalteposition. Die Arme sind in der Hochhalteposition. Foto 176

Ausgangsstellung	„Grundhaltung Rückenlage“.
Übungsausführung	Beugen Sie beide Beine nacheinander so, dass ein rechter Winkel entsteht. Die Beine werden gebeugt gesenkt und wieder angehoben. Foto 177
Hinweis	Die Lendenwirbelsäule hat ständig Kontakt zum Boden. Kopf, Schultergürtel und Arme bleiben am Boden liegen.
Variationen	Die Arme sind vor der Brust verschränkt. Die Hände liegen am Hinterkopf. Foto 178 Die Arme sind in der Vorhalteposition. Die Arme sind in der Hochhalteposition.

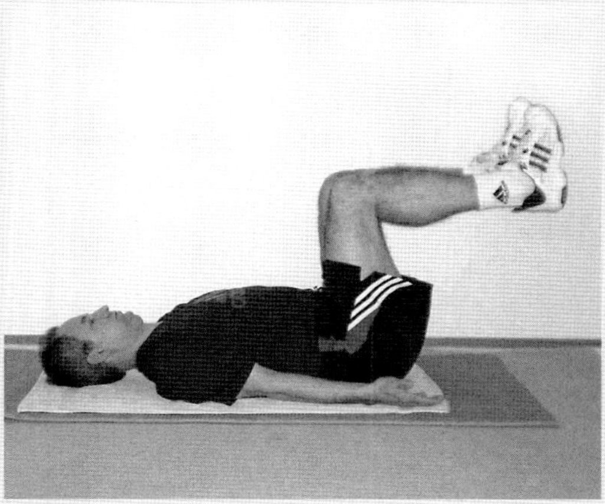
Foto 173

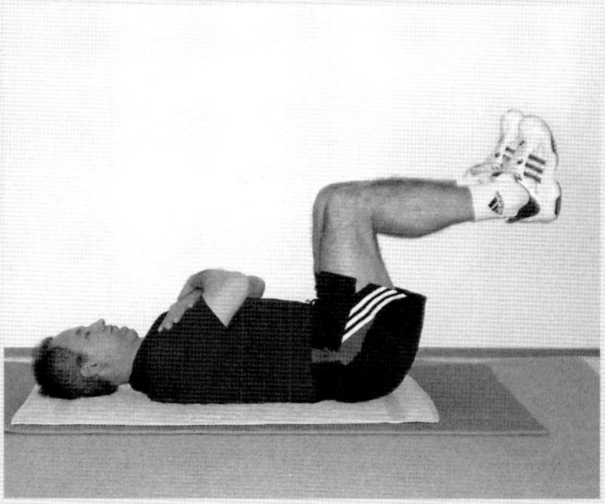
Foto 174

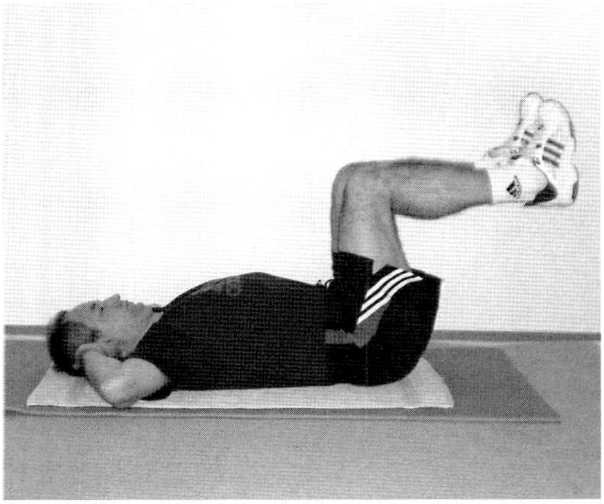
Foto 175

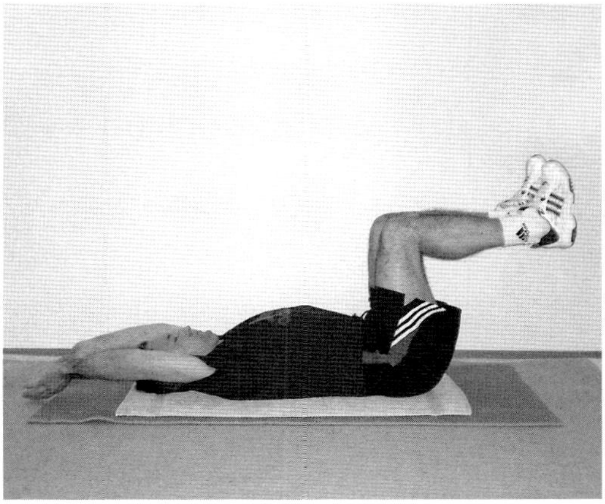
Foto 176

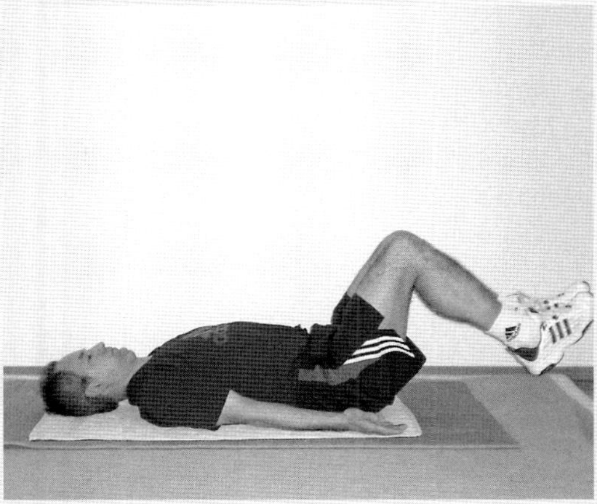
Foto 177

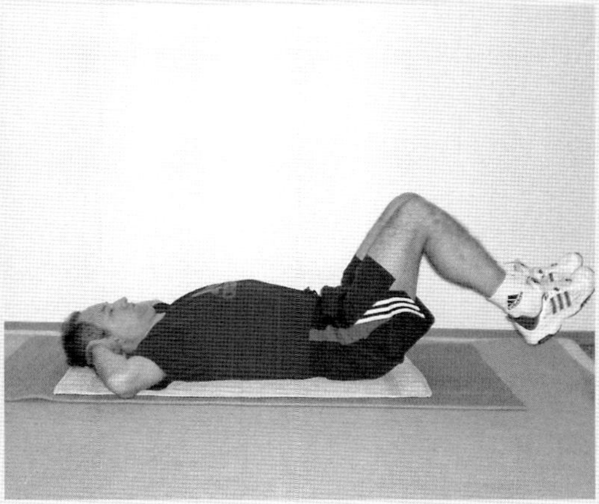
Foto 178

Ausgangsstellung	„Grundhaltung Rückenlage“, Beine sind gestreckt.
Übungsausführung	Heben Sie die Beine leicht vom Boden ab. Beugen und strecken Sie die Beine abwechselnd. Foto 179
Hinweis	Die Lendenwirbelsäule hat ständig Kontakt zum Boden. Kopf, Schultergürtel und Arme bleiben am Boden liegen.
Variation	Die Arme sind vor der Brust verschränkt. Foto 180

Variationen	Die Hände liegen am Hinterkopf. Foto 181 Die Arme sind in der Vorhalteposition. Foto 182 Die Arme sind in der Hochhalteposition.

Ausgangsstellung	„Grundhaltung Rückenlage“, Beine sind gestreckt.
Übungsausführung	Heben Sie die Beine im 45°-Winkel vom Boden ab. Beugen und strecken Sie die Beine abwechselnd.
Hinweis	Die Lendenwirbelsäule hat ständig Kontakt zum Boden. Kopf, Schultergürtel und Arme bleiben am Boden liegen.
Variationen	Die Arme sind vor der Brust verschränkt. Foto 183 Die Hände liegen am Hinterkopf. Foto 184 Die Arme sind in der Vorhalteposition. Die Arme sind in der Hochhalteposition.

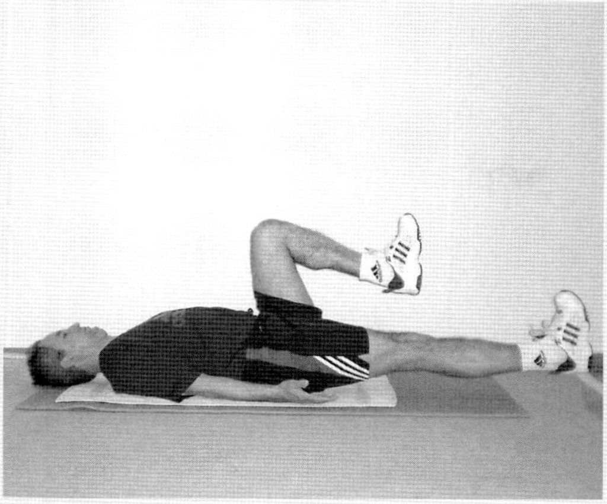
Foto 179

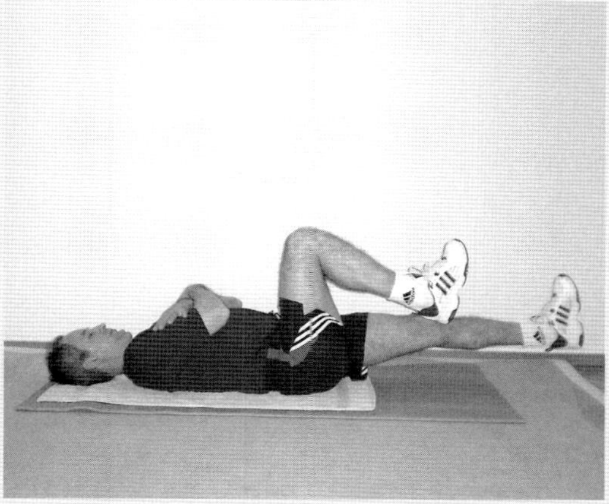
Foto 180

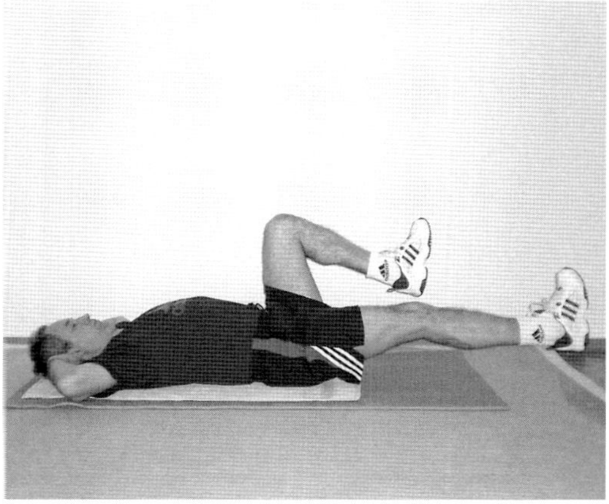
Foto 181

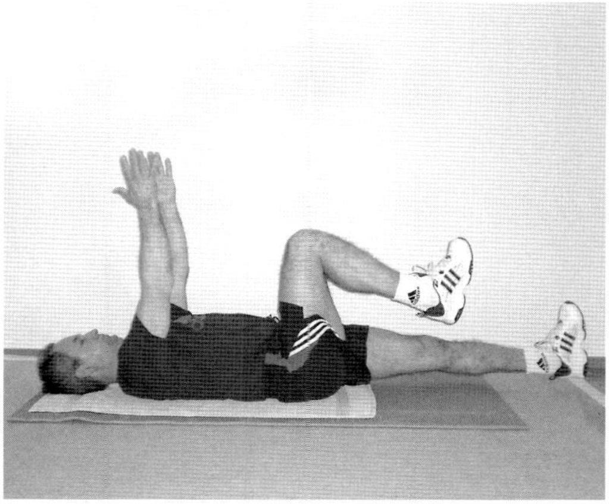
Foto 182

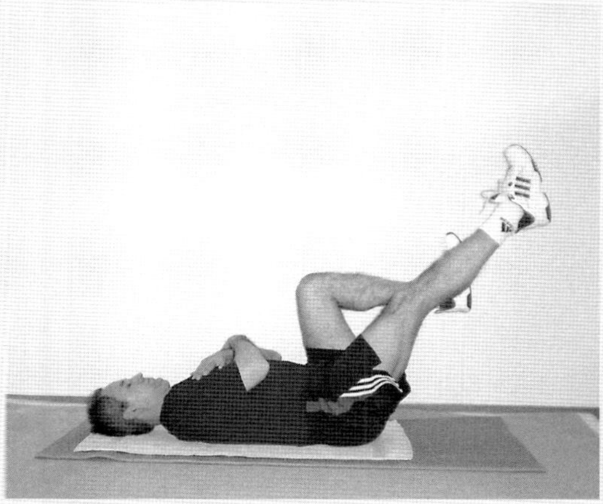
Foto 183

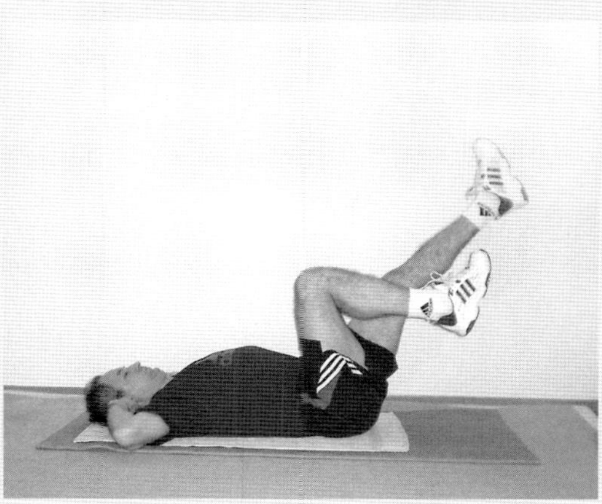
Foto 184

Ausgangsstellung	„Grundhaltung Rückenlage".
Übungsausführung	Beugen Sie beide Beine nacheinander so, dass ein rechter Winkel entsteht. Heben Sie das Becken leicht an und senken Sie es wieder. Foto 185, 186
Hinweis	Vermeiden Sie schwunghafte Bewegungen (eine sehr kleine Bewegungsamplitude ist möglich). Das Becken sollte nur durch die Anspannung der Bauchmuskulatur angehoben werden.

Variationen	Die Arme sind vor der Brust verschränkt. Foto 187 Die Hände liegen am Hinterkopf. Foto 188 Die Arme sind in der Vorhalteposition. Die Arme sind in der Hochhalteposition.

Ausgangsstellung	„Grundhaltung Rückenlage".
Übungsausführung	Heben Sie die leicht gebeugten Beine fast senkrecht zum Boden. Heben Sie das Becken leicht an und senken Sie es wieder. Foto 189
Hinweis	Vermeiden Sie schwunghafte Bewegungen (eine sehr kleine Bewegungsamplitude ist möglich). Das Becken sollte nur durch die Anspannung der Bauchmuskulatur angehoben werden.
Variationen	Die Arme sind vor der Brust verschränkt. Die Hände liegen am Hinterkopf. Die Arme sind in der Vorhalteposition. Foto 190 Die Arme sind in der Hochhalteposition.

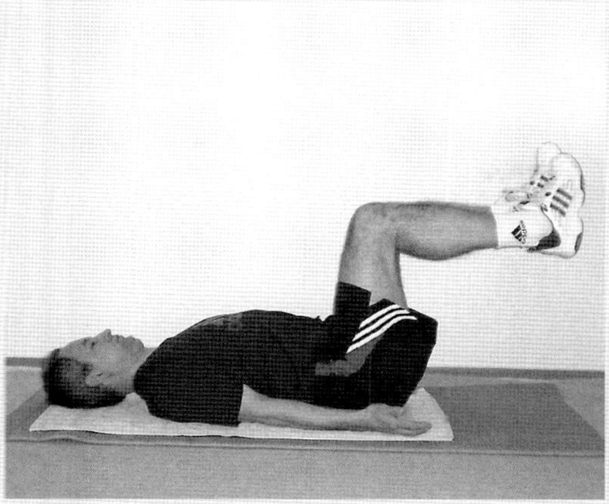
Foto 185

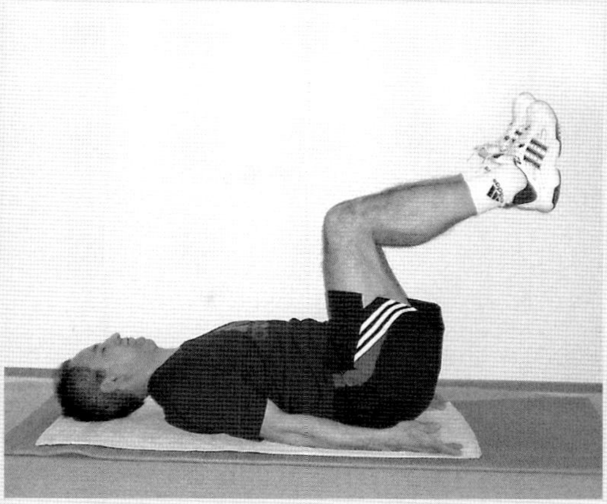
Foto 186

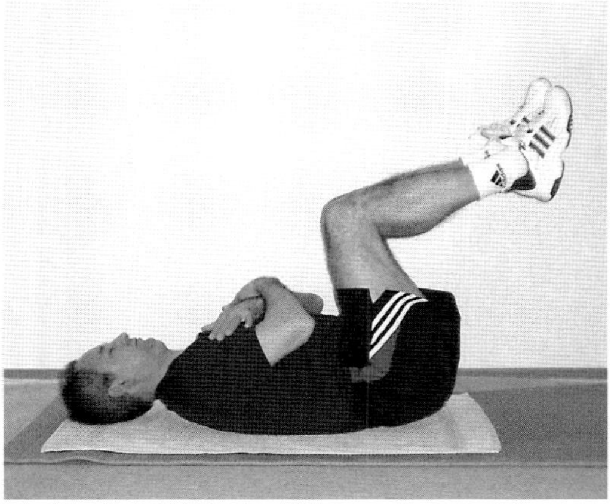
Foto 187

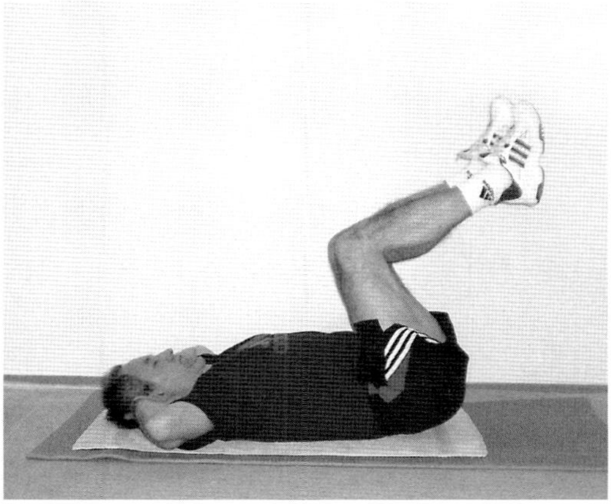
Foto 188

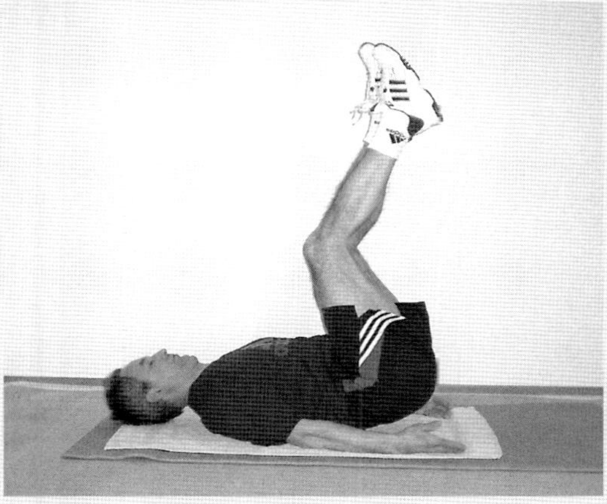
Foto 189

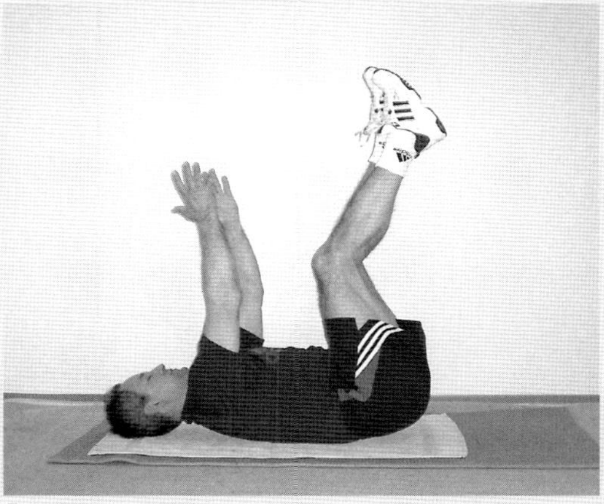
Foto 190

Ausgangsstellung	„Grundhaltung Rückenlage“.
Übungsausführung	Beugen Sie das linke Bein an und legen Sie die linke Hand auf das linke Knie. Drücken Sie mit der Hand so gegen das Knie und halten Sie die Position. Die isometrische Spannung halten. Foto 191
Hinweis	Die Lendenwirbelsäule hat ständig Kontakt zum Boden. Kopf, Schultergürtel und der andere Arm bleiben am Boden liegen.
Variationen	Der rechte Arm liegt an der Brust. Die rechte Hand liegt am Hinterkopf. Der rechte Arm ist in der Vorhalteposition. Foto 192 Der rechte Arm ist in der Hochhalteposition. Die rechte Hand drückt gegen das Knie.

Ausgangsstellung	„Grundhaltung Rückenlage“, das rechte Bein ist gestreckt.
Übungsausführung	Beugen Sie das linke Bein und legen Sie die linke Hand auf das linke Knie. Drücken Sie mit der Hand gegen das Knie und halten Sie die Position. Die isometrische Spannung halten.
Hinweis	Die Lendenwirbelsäule hat ständig Kontakt zum Boden. Kopf, Schultergürtel und der andere Arm bleiben am Boden liegen.
Variationen	Der rechte Arm liegt an der Brust. Foto 193 Die rechte Hand liegt am Hinterkopf. Foto 194 Der rechte Arm ist in der Hochhalteposition. Die rechte Hand drückt gegen das Knie.

Ausgangsstellung	„Grundhaltung Rückenlage“.
Übungsausführung	Beugen Sie beide Beine nacheinander so, dass ein rechter Winkel entsteht und legen Sie die Hände auf die Knie. Drücken Sie mit den Händen gegen die Knie. Die isometrische Spannung halten. Foto 195
Hinweis	Die Lendenwirbelsäule hat ständig Kontakt zum Boden. Kopf und Schultergürtel bleiben am Boden liegen.
Variationen	Die Hände liegen überkreuzt auf den Knien. Foto 196 Beide Hände liegen übereinander auf einem Knie.

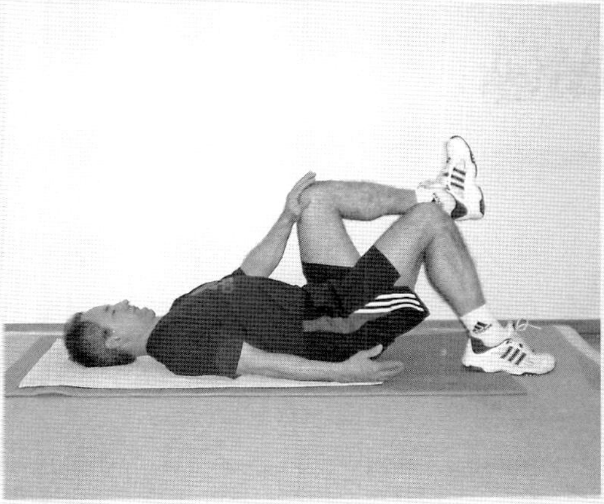
Foto 191

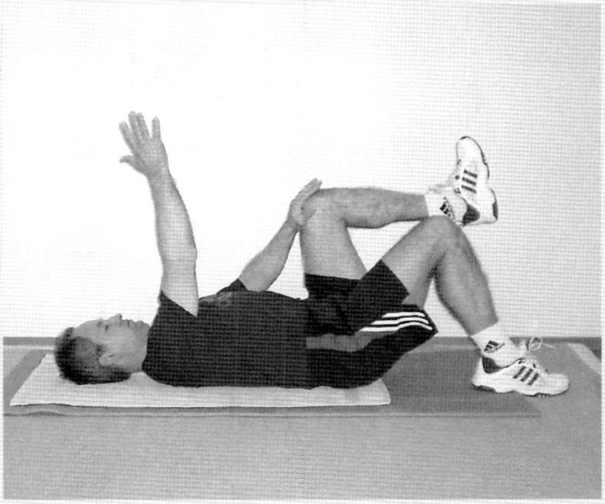
Foto 192

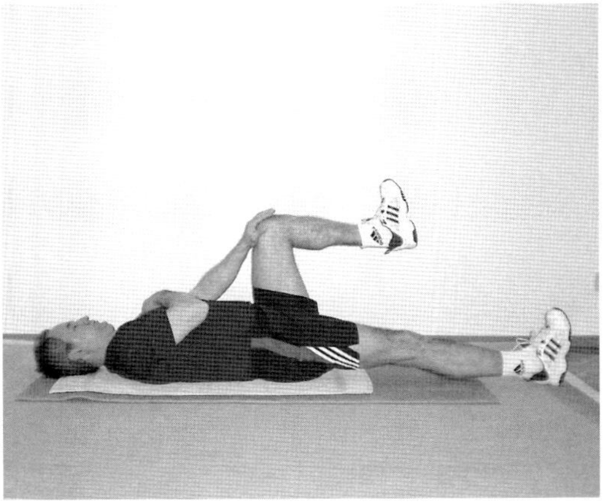
Foto 193

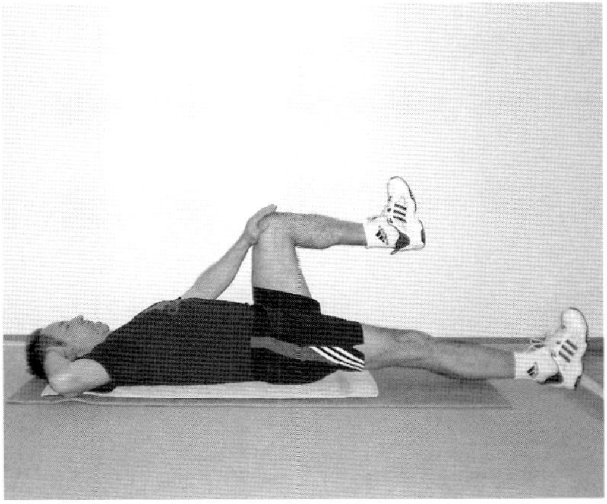
Foto 194

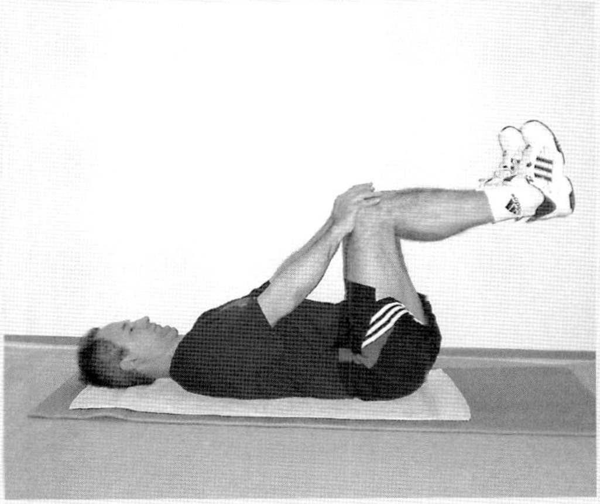
Foto 195

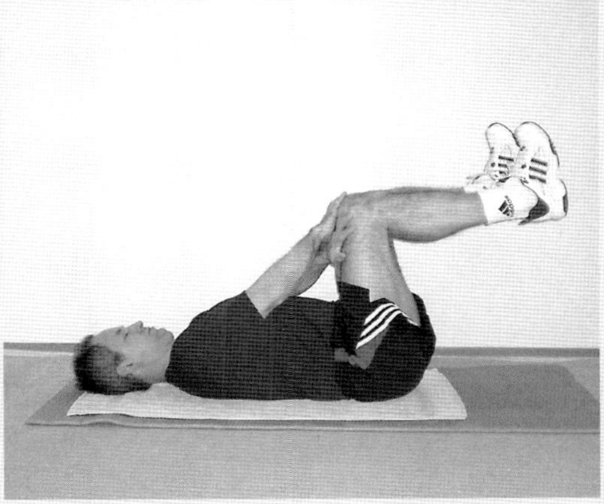
Foto 196

Übungen zur Kräftigung der geraden Bauchmuskulatur

Übungen zur Kräftigung der Bauchmuskulatur, bei denen ein sehr hoher Effektivitätsgrad für das Training der Bauchmuskulatur erreicht wird (Kopf, Schultergürtel und Arme sind vom Boden angehoben). Grundübung mit verschiedenen Armhaltepositionen.

Ausgangsstellung	„Grundhaltung Rückenlage".
Übungsausführung	Heben Sie Kopf und Schultergürtel an. Die Arme bleiben am Boden liegen. Foto 197
Hinweis	Die Lendenwirbelsäule hat ständig Kontakt zum Boden. Der Blick bleibt nach vorn gerichtet.
Variation	Die Arme ziehen flach über den Boden nach vorn. Foto 198

Variationen	Die Hände nach vorn neben die Knie ziehen. Foto 199 Die Arme sind vor der Brust verschränkt. Foto 200

Variationen	Die Hände liegen am Hinterkopf. Foto 201 Die Arme sind in der Vorhalteposition. Foto 202

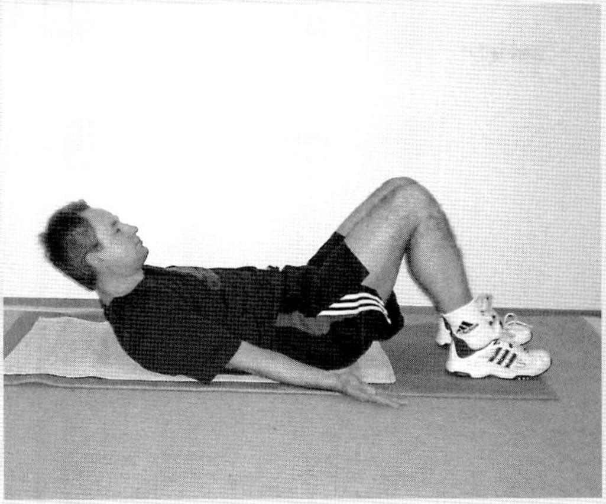
Foto 197

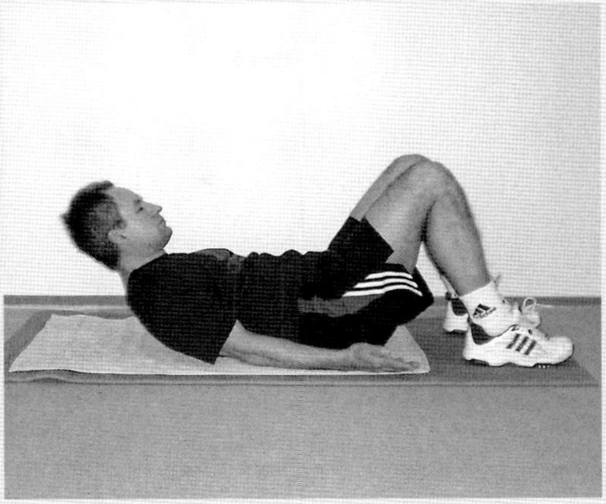
Foto 198

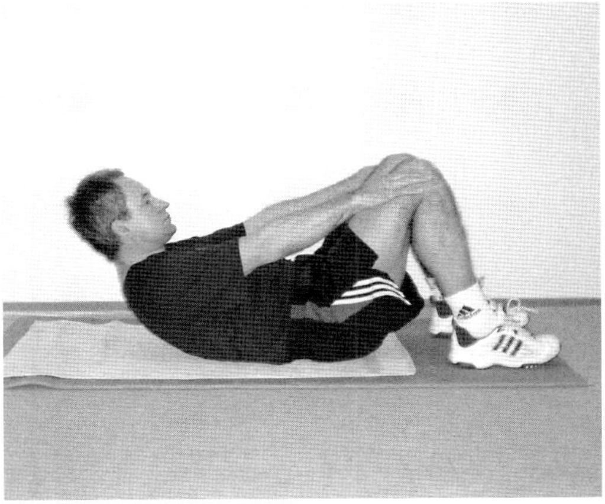
Foto 199

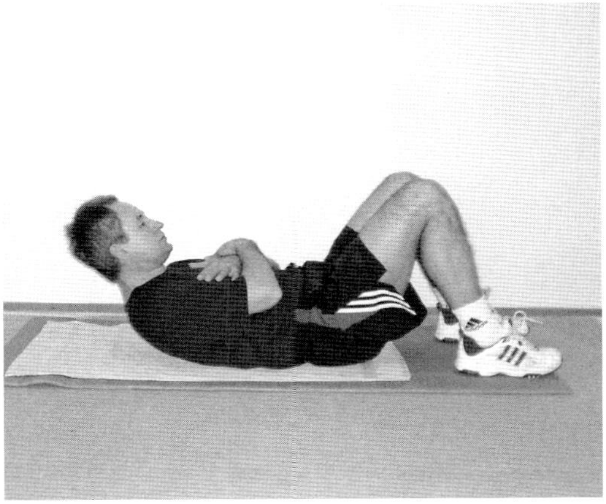
Foto 200

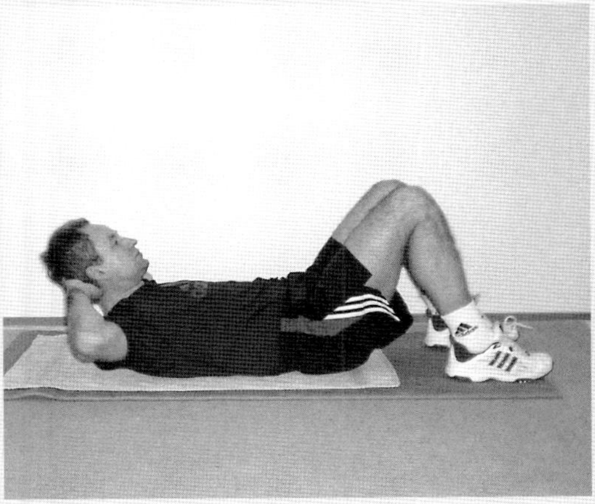
Foto 201

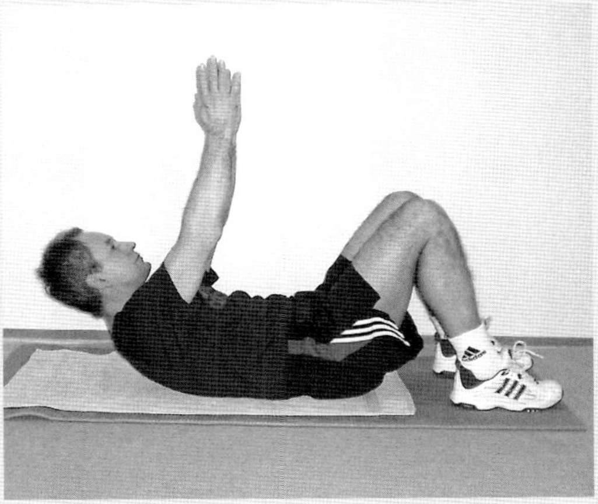
Foto 202

Variationen

Die Arme sind in der Hochhalteposition. Foto 203
Ein Arm liegt neben dem Körper und der andere in der Hochhalteposition. Foto 204

Variationen

Ein Arm ist mit der Hand am Hinterkopf und der andere Arm liegt neben dem Körper. Foto 205
Ein Arm ist mit der Hand am Hinterkopf und der andere Arm in der Vorhalteposition. Foto 206

Variationen

Ein Arm ist in der Vorhalteposition und der andere in der Hochhalteposition. Foto 207
Ein Arm ist mit der Hand am Hinterkopf und der andere Arm in der Hochhalteposition. Foto 208

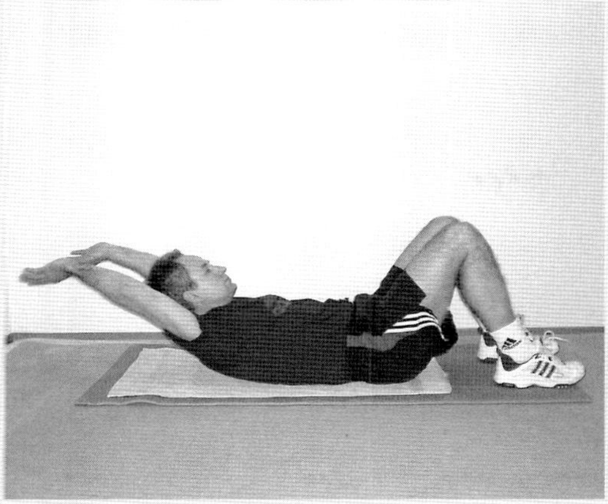
Foto 203

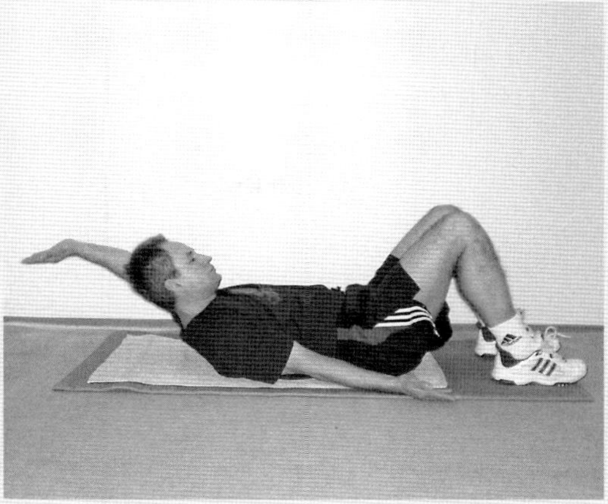
Foto 204

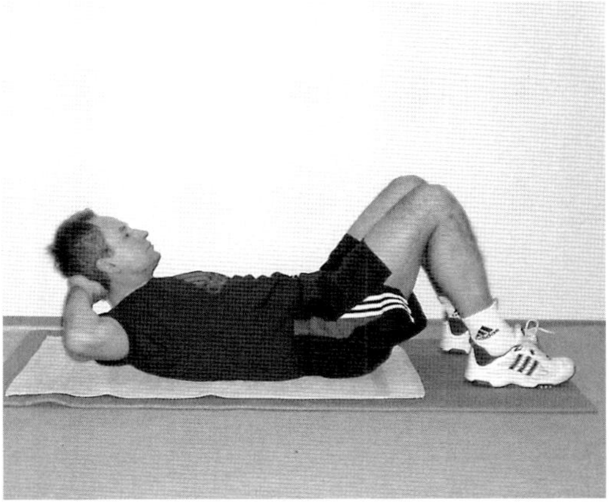
Foto 205

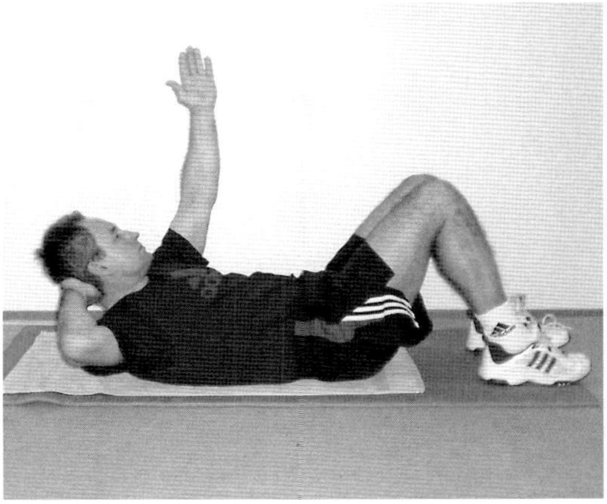
Foto 206

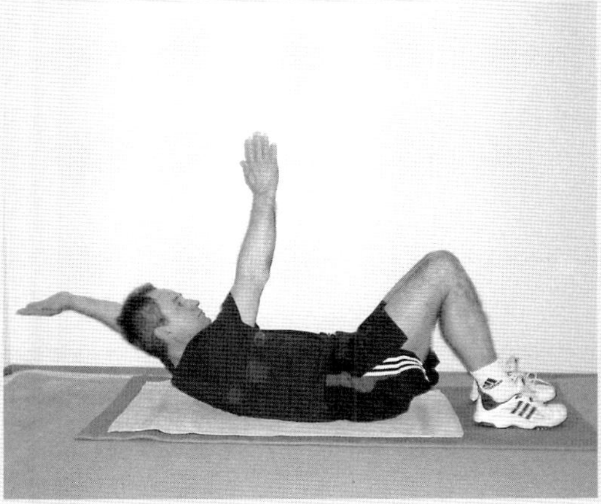
Foto 207

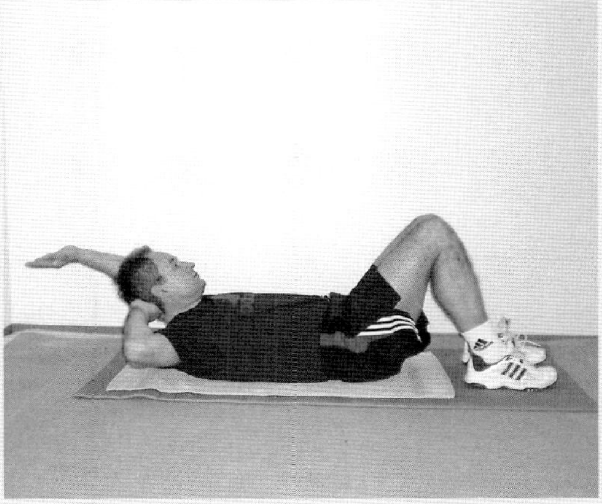
Foto 208

Grundübung mit verschiedenen Beinhaltepositionen

Ausgangsstellung	„Grundhaltung Rückenlage".
Übungsausführung	Heben Sie Kopf, Schultergürtel und Arme gerade an und ziehen Sie die Hände nach vorn neben die Knie. Foto 209
Hinweis	Die Lendenwirbelsäule hat ständig Kontakt zum Boden. Der Blick bleibt nach vorn gerichtet.
Variation	Die Fußsohlen aneinander legen und Knie weit nach außen führen. Foto 210

Variationen	Die Beine nach links ablegen. Foto 211 Der linke Fuß liegt auf dem rechten Knie. Foto 212

Variationen	Das linke Bein ist gestreckt. Foto 213 Das linke Bein ist schräg nach vorn gestreckt. Foto 214 Das linke Bein ist senkrecht nach oben gestreckt.

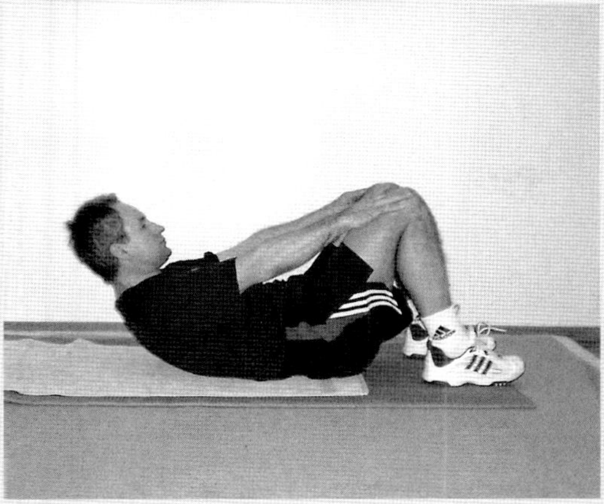
Foto 209

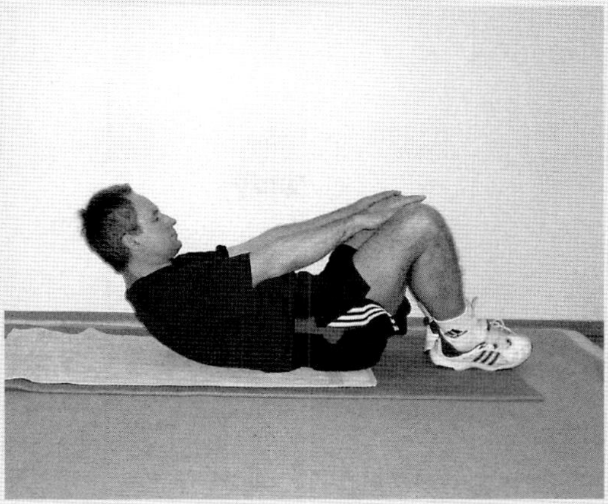
Foto 210

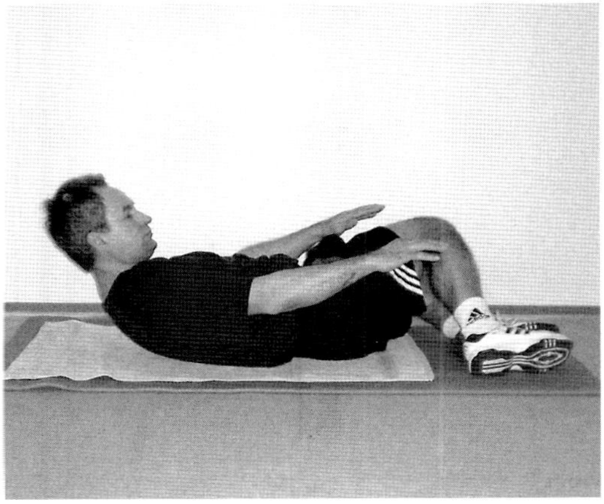
Foto 211

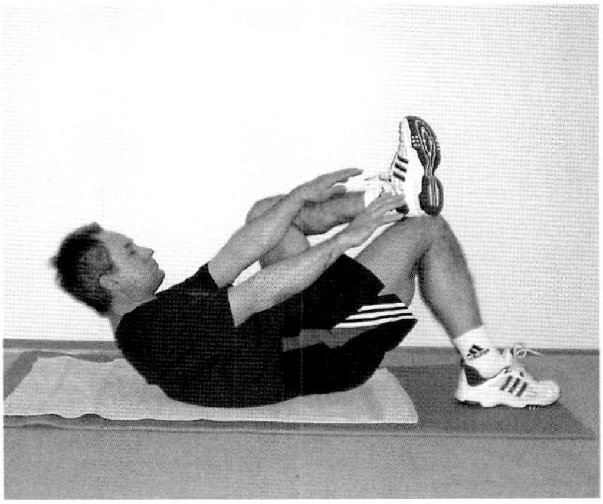
Foto 212

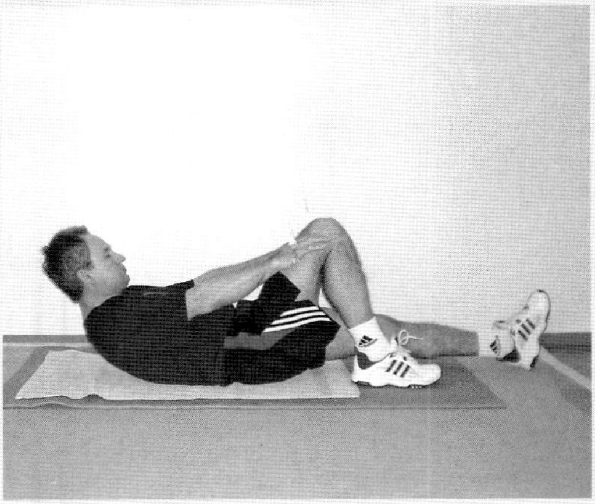
Foto 213

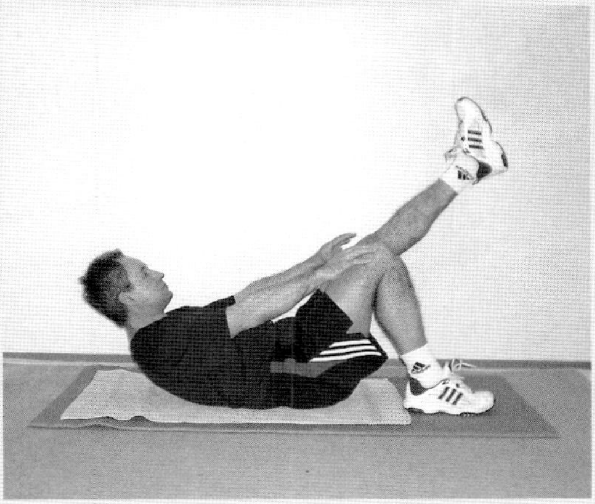
Foto 214

Variationen

Das gebeugte rechte Bein ist über das gestreckte gestellt. Foto 215
Die Beine sind gestreckt (für Fortgeschrittene). Foto 216

Variationen

Die Beine werden nacheinander im 90°-Winkel gebeugt. Foto 217
Die Beine werden nacheinander im 90°-Winkel gebeugt, die Fußsohlen aneinander führen und die Knie weit nach außen. Foto 218

Variationen

Die Beine werden nacheinander schräg nach vorn gestreckt. Foto 219
Die Beine werden nacheinander schräg nach vorn gestreckt und gespreizt (für Fortgeschrittene). Foto 220
Die Beine werden nacheinander senkrecht nach oben gestreckt (gespreizt).

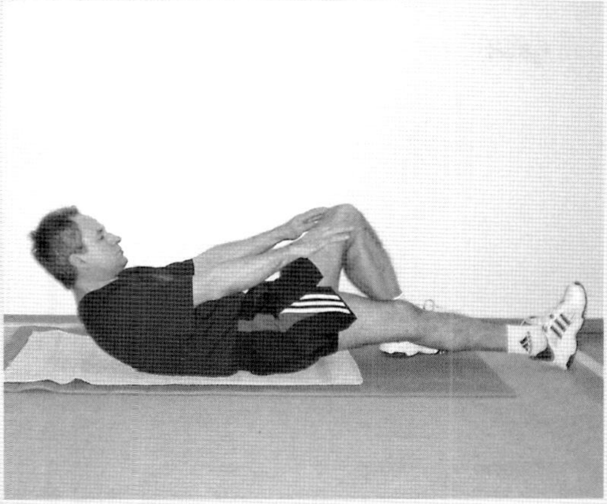
Foto 215

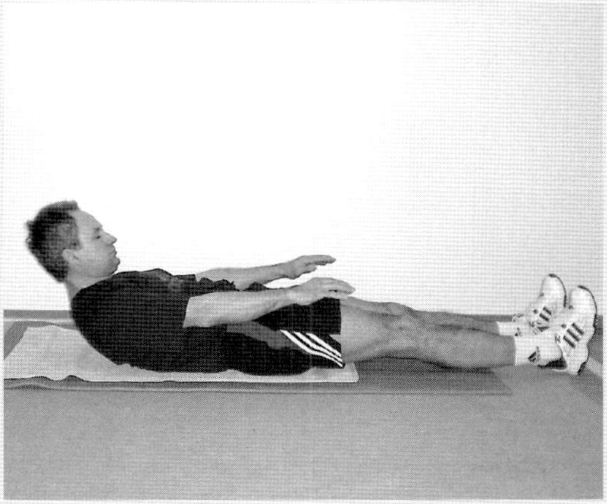
Foto 216

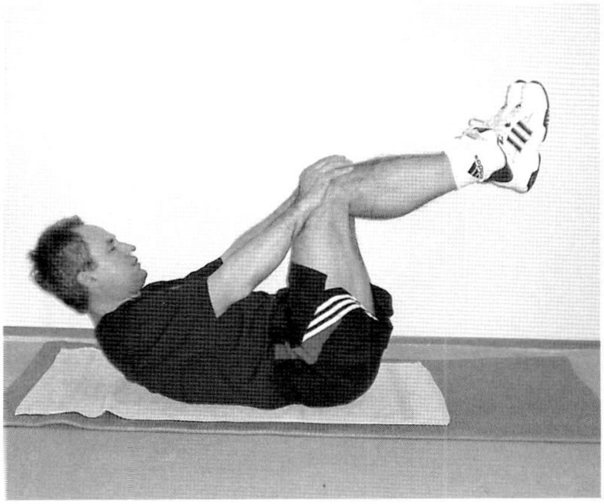
Foto 217

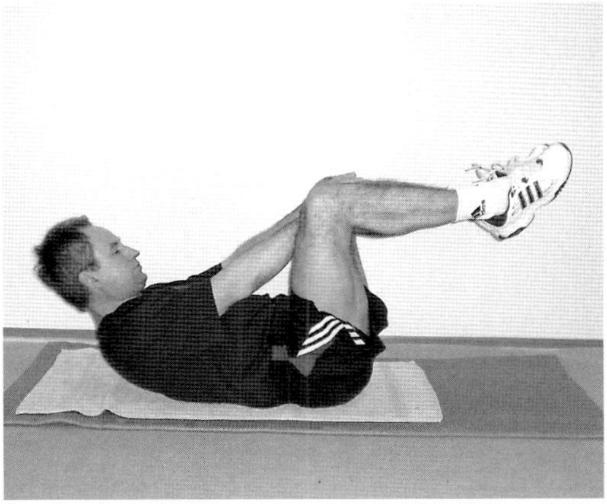
Foto 218

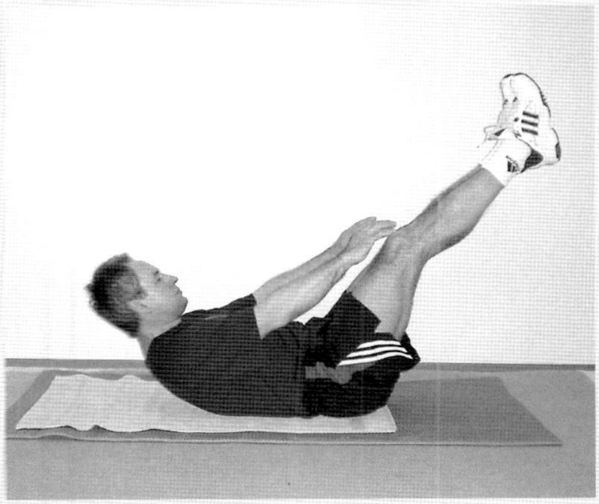
Foto 219

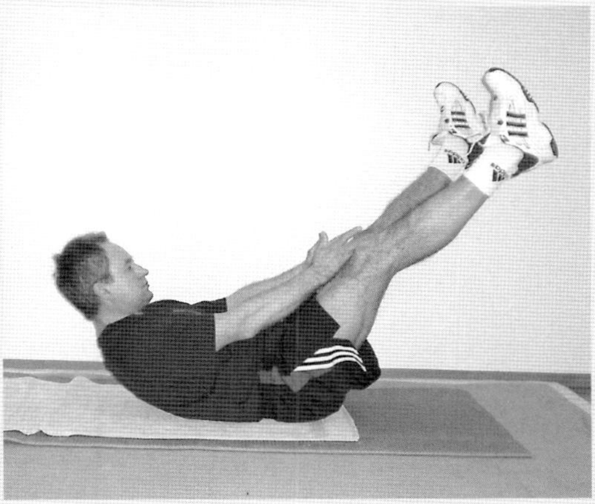
Foto 220

Die Übungen

Ausgangsstellung	„Grundhaltung Rückenlage", legen Sie die Fußsohlen aneinander und führen Sie die Knie weit nach außen.
Übungsausführung	Heben Sie Kopf, Schultergürtel und Arme an und ziehen Sie die Hände nach vorn neben die Knie. Foto 221
Hinweis	Die Lendenwirbelsäule hat ständig Kontakt zum Boden. Der Blick bleibt nach vorn gerichtet.
Variation	Die Arme sind vor der Brust verschränkt. Foto 222

Variationen	Die Hände liegen am Hinterkopf. Die Arme sind in der Vorhalteposition. Foto 223 Ein Arm ist mit der Hand am Hinterkopf und der andere Arm ist in der Vorhalteposition. Foto 224

Variationen	Die Arme sind in der Hochhalteposition. Ein Arm liegt neben dem Körper und der andere ist in der Hochhalteposition. Foto 225 Ein Arm ist in der Vorhalteposition und der andere in der Hochhalteposition. Ein Arm ist mit der Hand am Hinterkopf und der andere Arm ist in der Hochhalteposition. Foto 226

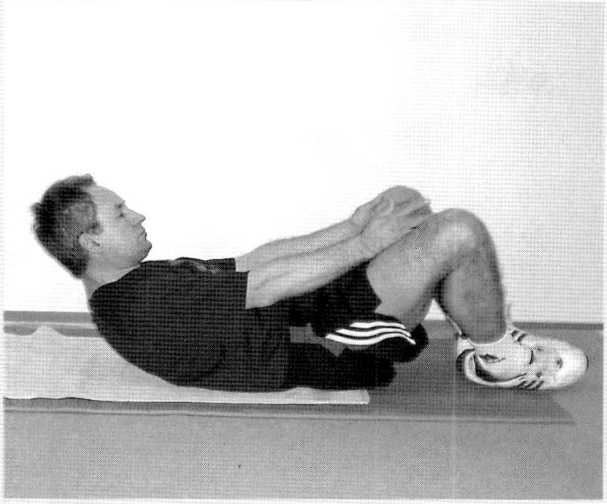

Foto 221

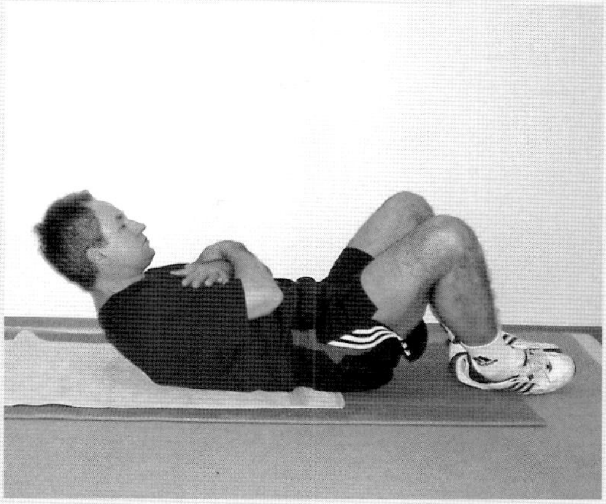

Foto 222

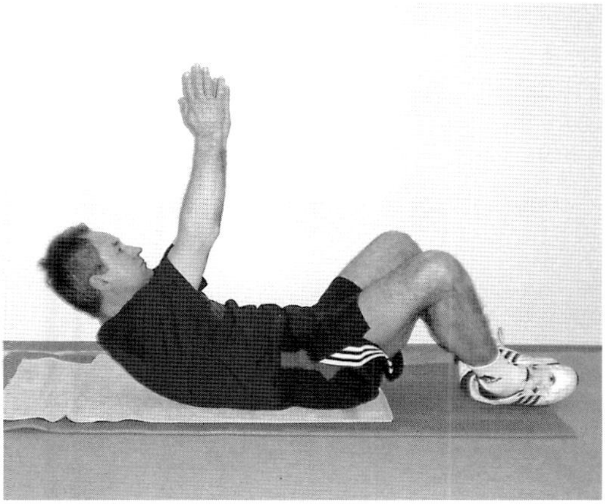

Foto 223

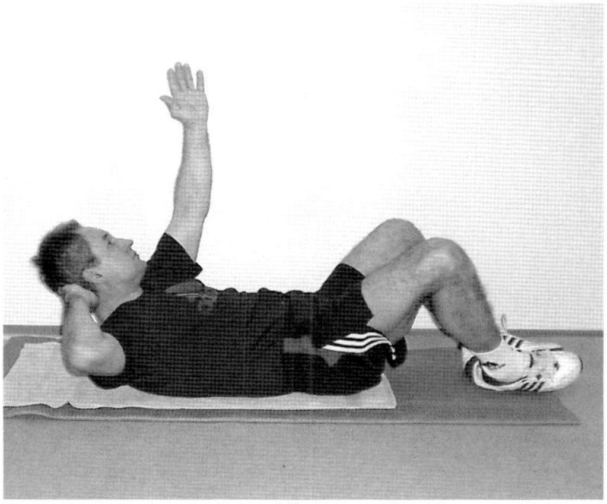

Foto 224

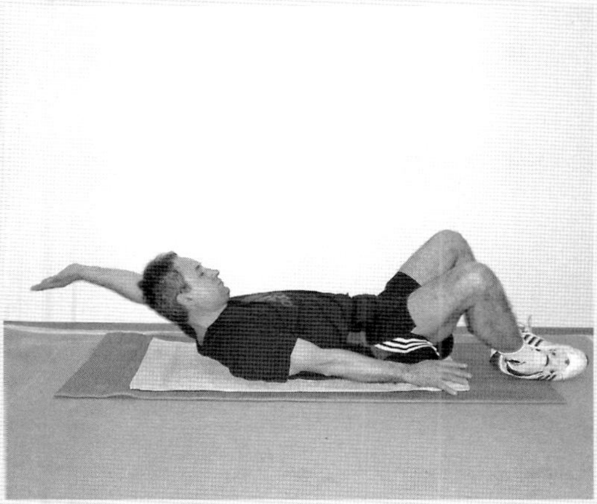

Foto 225

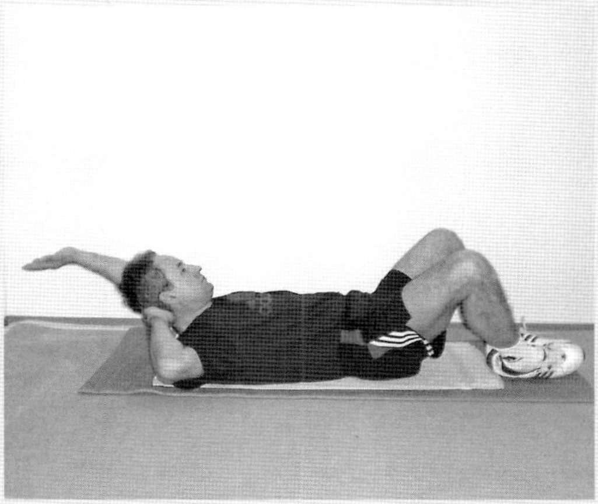

Foto 226

Ausgangsstellung	„Grundhaltung Rückenlage“.
Übungsausführung	Legen Sie die Beine nach links ab und heben Sie Kopf und Schultergürtel gerade an (parallel zum Boden). Ziehen Sie die Arme nach vorn. Foto 227
Hinweis	Die Lendenwirbelsäule hat ständig Kontakt zum Boden. Der Blick bleibt nach vorn gerichtet.
Variation	Die Arme sind vor der Brust verschränkt.

Variationen	Die Hände liegen am Hinterkopf. Foto 228 Die Arme sind in der Vorhalteposition. Foto 229 Ein Arm ist mit der Hand am Hinterkopf und der andere Arm ist in der Vorhalteposition.

Variationen	Die Arme sind in der Hochhalteposition. Foto 230 Ein Arm liegt neben dem Körper und der andere ist in der Hochhalteposition. Ein Arm ist in der Vorhalteposition und der andere in der Hochhalteposition. Foto 231 Ein Arm ist mit der Hand am Hinterkopf und der andere Arm ist in der Hochhalteposition. Foto 232

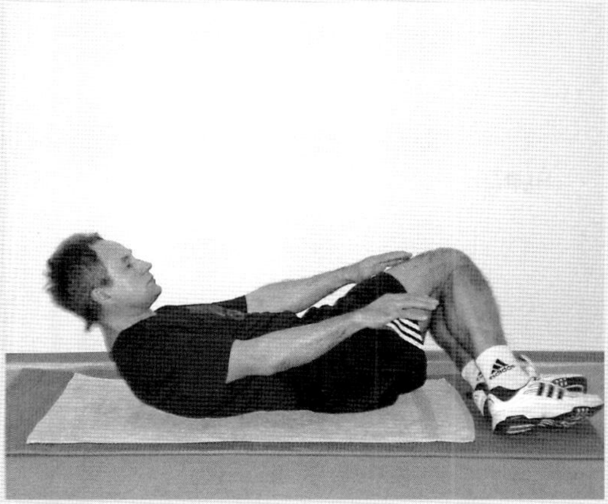
Foto 227

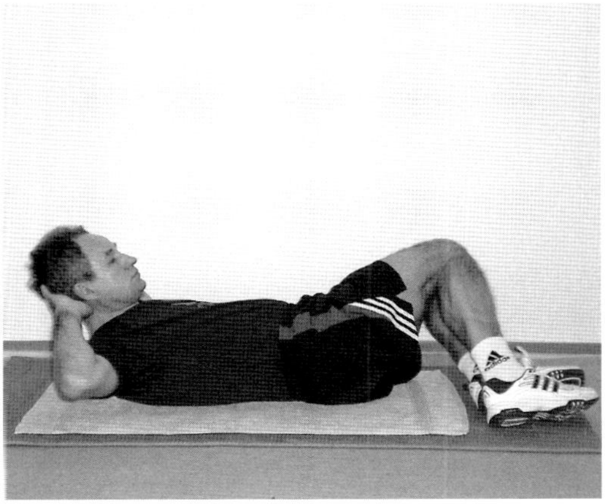
Foto 228

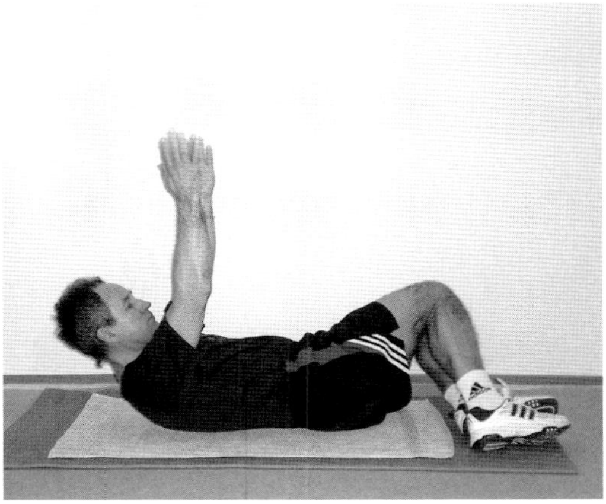
Foto 229

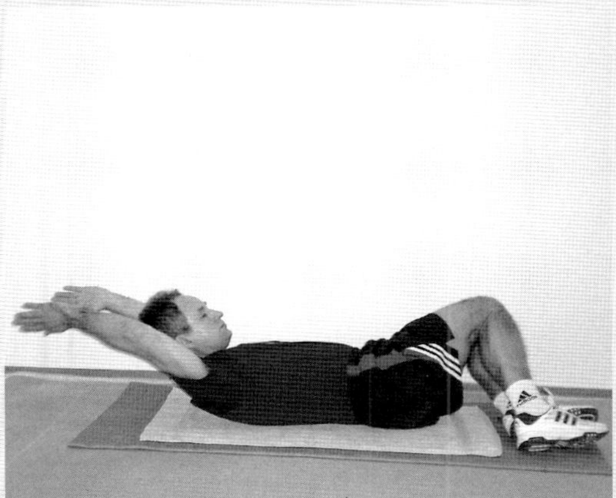
Foto 230

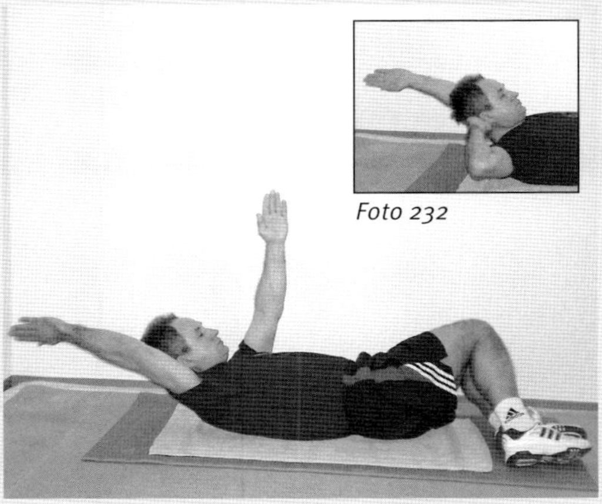
Foto 232

Foto 231

Ausgangsstellung	„Grundhaltung Rückenlage“, der linke Fuß liegt auf dem rechten Knie.
Übungsausführung	Heben Sie Kopf, Schultergürtel und Arme an und ziehen Sie die Hände flach über den Boden nach vorn. Foto 233
Hinweis	Die Lendenwirbelsäule hat ständig Kontakt zum Boden. Der Blick bleibt nach vorn gerichtet.
Variationen	Die Hände nach vorn neben die Knie ziehen. Die Hände liegen am Hinterkopf. Die Arme sind vor der Brust verschränkt. Foto 234

Variationen	Die Arme sind in der Vorhalteposition oder Hochhalteposition. Ein Arm ist mit der Hand am Hinterkopf und der andere Arm ist in der Vorhalteposition. Foto 235 Ein Arm liegt neben dem Körper und der andere ist in der Hochhalteposition. Foto 236

Variationen	Ein Arm ist in der Vorhalteposition und der andere in der Hochhalteposition. Foto 237 Ein Arm ist mit der Hand am Hinterkopf und der andere Arm ist in der Hochhalteposition. Foto 238

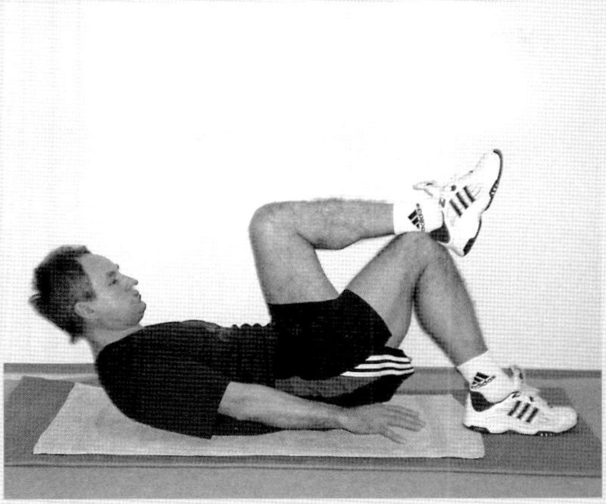
Foto 233

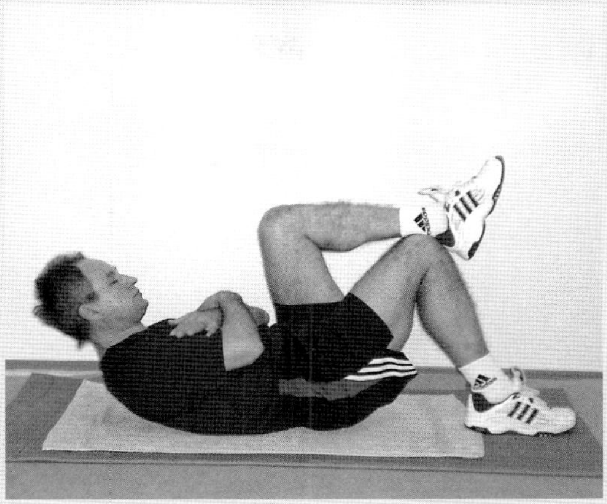
Foto 234

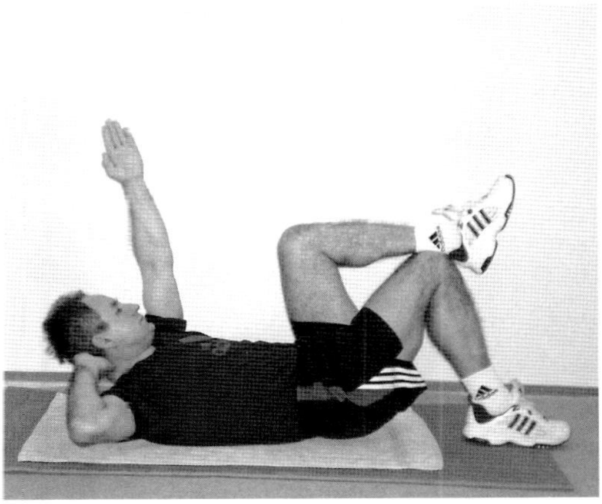
Foto 235

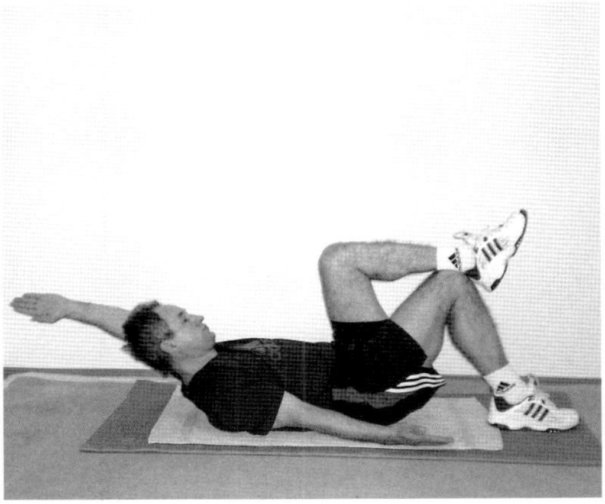
Foto 236

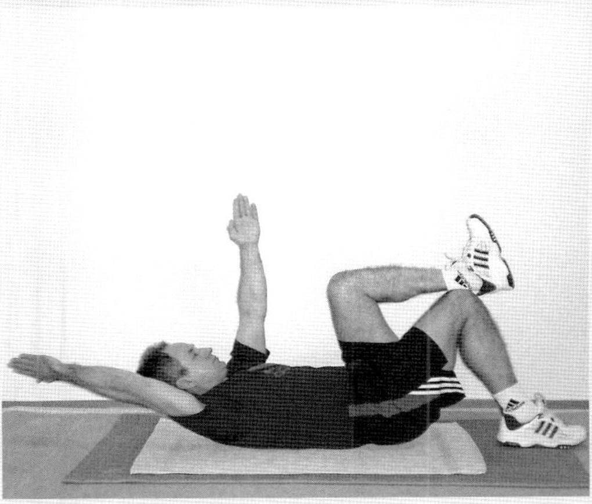
Foto 237

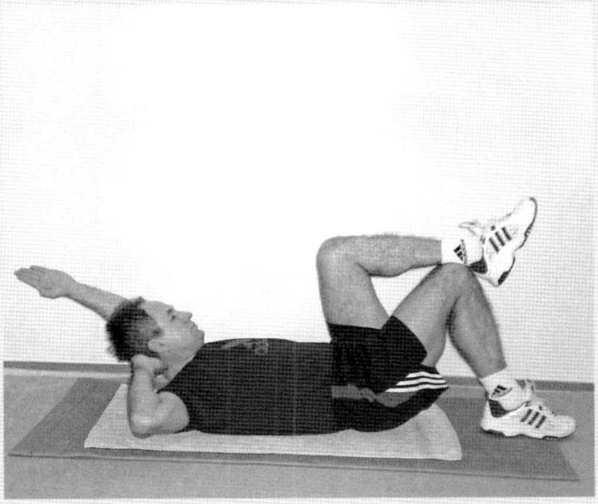
Foto 238

Ausgangsstellung	„Grundhaltung Rückenlage“, das linke Bein ist gestreckt.
Übungsausführung	Heben Sie Kopf, Schultergürtel und Arme an und ziehen die Hände nach vorn. Foto 239
Hinweis	Die Lendenwirbelsäule hat ständig Kontakt zum Boden. Der Blick bleibt nach vorn gerichtet.
Variationen	Die Hände liegen am Hinterkopf. Foto 240 Die Arme sind vor der Brust verschränkt.

Variationen	Die Arme sind in der Vorhalteposition. Foto 241 Eine Hand liegt am Hinterkopf und der andere Arm ist in der Vorhalteposition. Foto 242

Variationen	Die Arme sind in der Hochhalteposition. Foto 243 Ein Arm liegt neben dem Körper und der andere ist in der Hochhalteposition. Ein Arm ist in der Vorhalteposition und der andere in der Hochhalteposition. Eine Hand liegt am Hinterkopf und der andere Arm ist in der Hochhalteposition. Foto 244

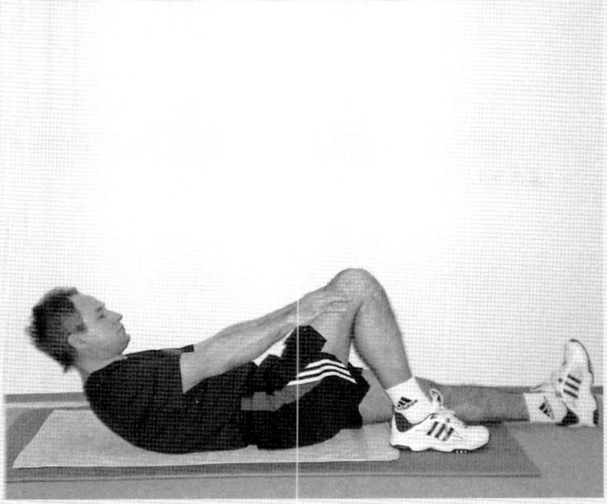
Foto 239

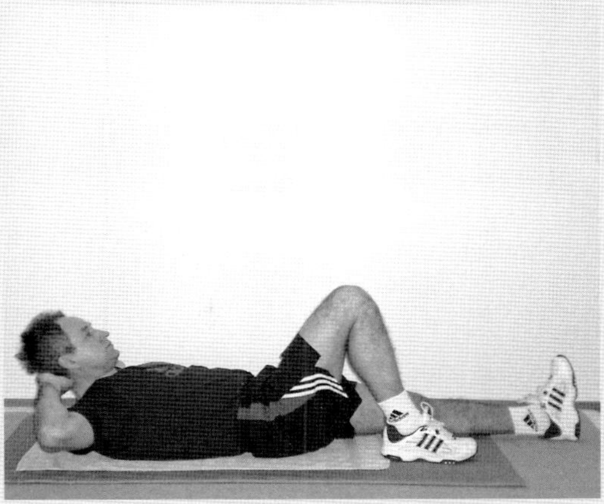
Foto 240

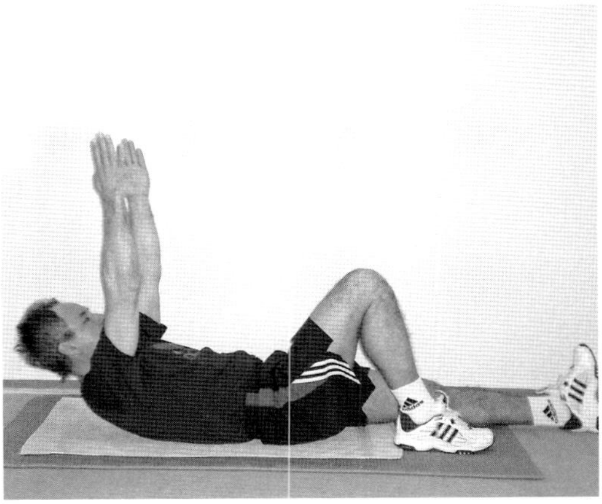
Foto 241

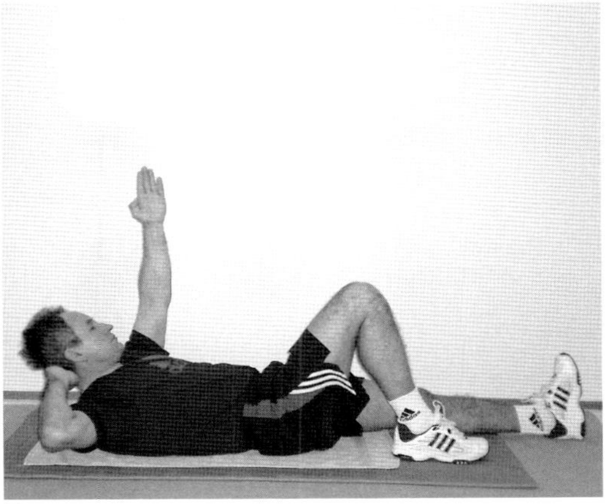
Foto 242

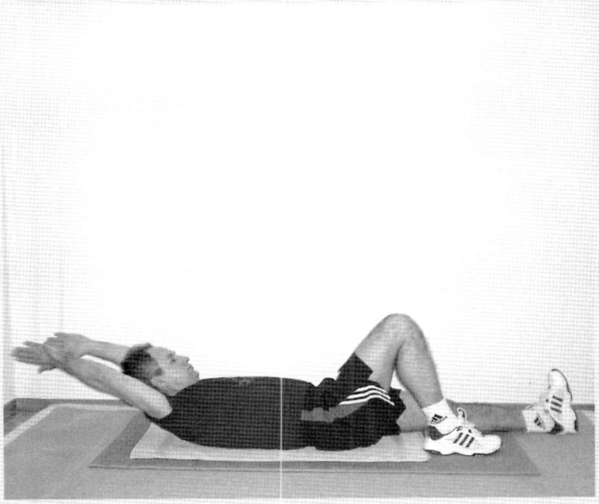
Foto 243

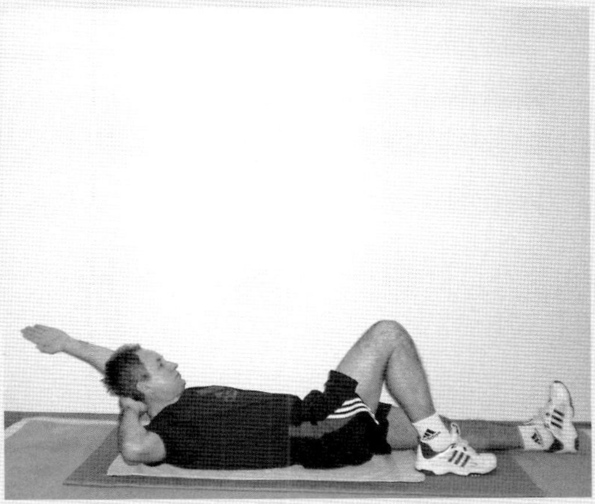
Foto 244

Ausgangsstellung	„Grundhaltung Rückenlage“, das linke Bein ist gestreckt. Das rechte Bein wird gebeugt und über das gestreckte gestellt.
Übungsausführung	Heben Sie Kopf, Schultergürtel und Arme an und ziehen Sie die Arme flach über den Boden nach vorn. Foto 245
Hinweis	Die Lendenwirbelsäule hat ständig Kontakt zum Boden. Der Blick bleibt nach vorn gerichtet.
Variation	Die Arme sind vor der Brust verschränkt. Foto 246

Variationen	Die Hände liegen am Hinterkopf. Foto Foto 247 Die Arme sind in der Vorhalteposition oder Hochhalteposition. Ein Arm ist mit der Hand am Hinterkopf und der andere Arm ist in der Vorhalteposition. Ein Arm ist mit der Hand am Hinterkopf und der andere Arm ist in der Hochhalteposition. Foto 248

Variationen	Ein Arm ist in der Vorhalteposition und der andere in der Hochhalteposition. Foto 249 Ein Arm liegt neben dem Körper und der andere ist in der Hochhalteposition. Foto 250

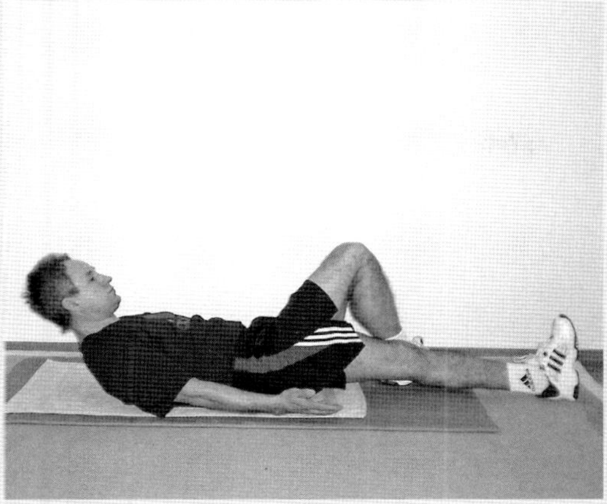
Foto 245

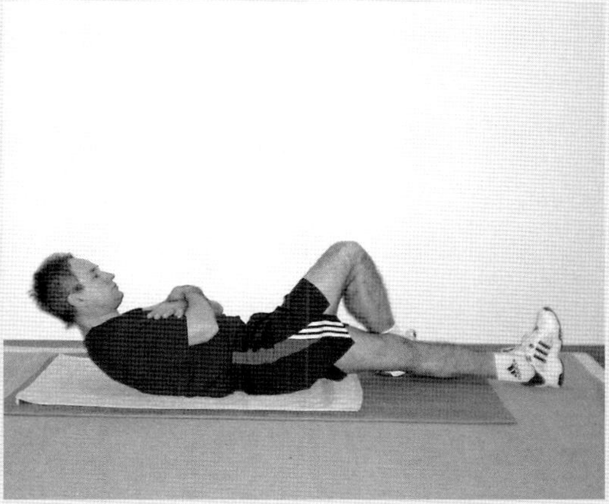
Foto 246

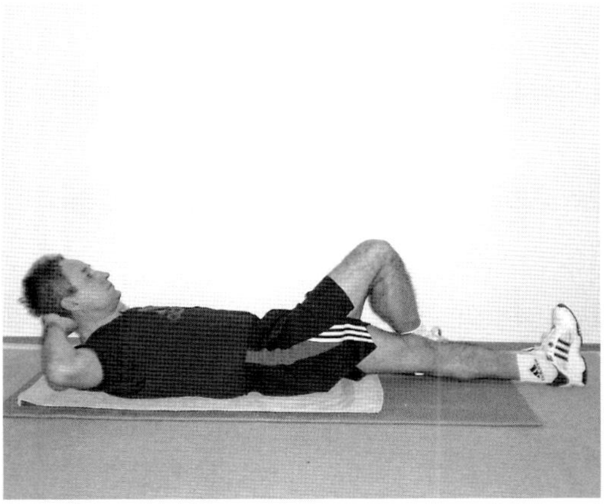
Foto 247

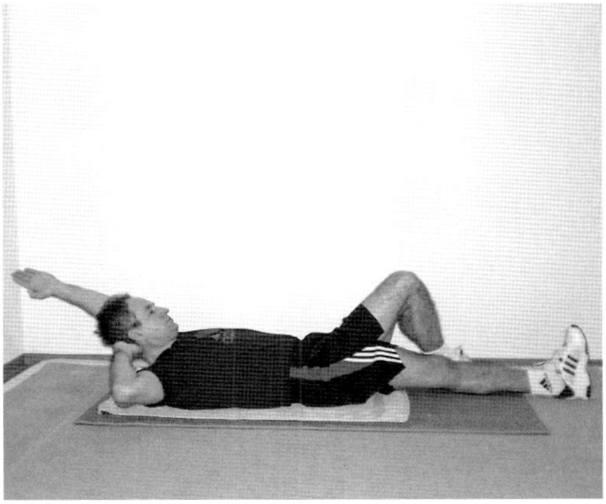
Foto 248

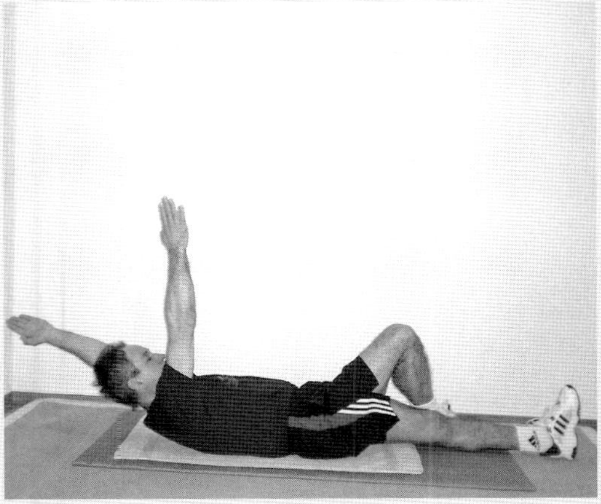
Foto 249

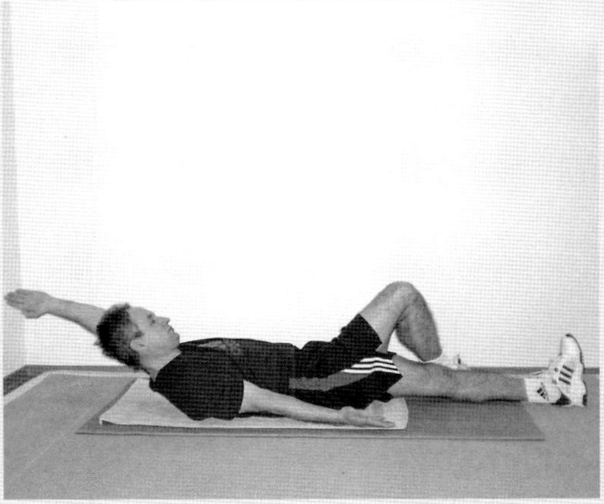
Foto 250

Ausgangsstellung	„Grundhaltung Rückenlage", die Beine sind gestreckt.
Übungsausführung	Heben Sie Kopf, Schultergürtel und Arme an und ziehen Sie die Hände nach vorn. Foto 251
Hinweis	Die Lendenwirbelsäule hat ständig Kontakt zum Boden. Der Blick bleibt nach vorn gerichtet.
Variation	Die Arme sind vor der Brust verschränkt. Foto 252

Variationen	Die Hände liegen am Hinterkopf. Foto 253 Die Arme sind in der Vorhalteposition. Foto 254 Die Arme sind in der Hochhalteposition.

Variationen	Ein Arm ist mit der Hand am Hinterkopf und der andere Arm ist in der Vorhalteposition. Foto 255 Ein Arm liegt neben dem Körper und der andere ist in der Hochhalteposition. Foto 256 Ein Arm ist in der Vorhalteposition und der andere in der Hochhalteposition. Ein Arm ist mit der Hand am Hinterkopf und der andere Arm ist in der Hochhalteposition.

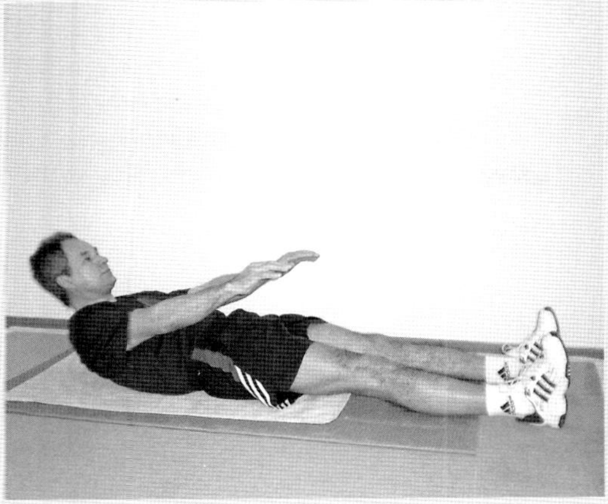
Foto 251

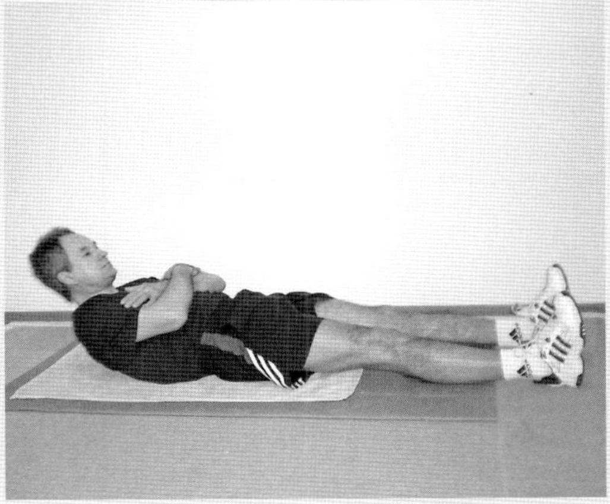
Foto 252

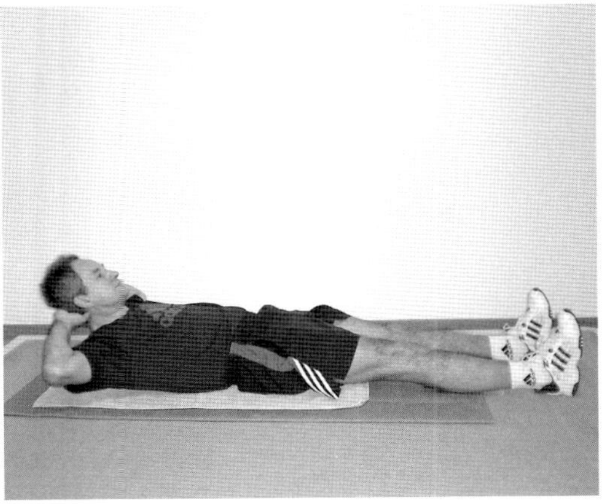
Foto 253

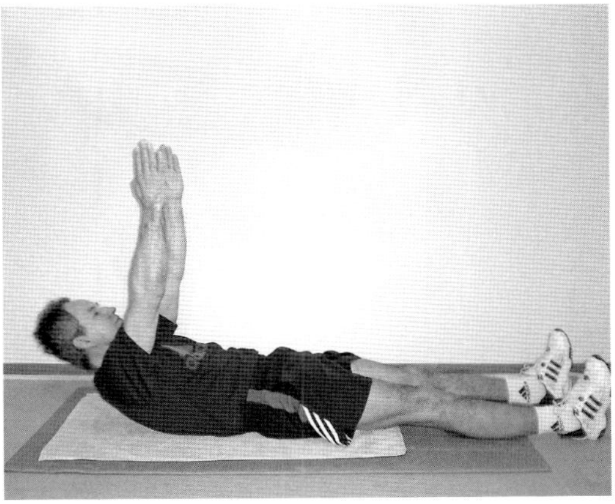
Foto 254

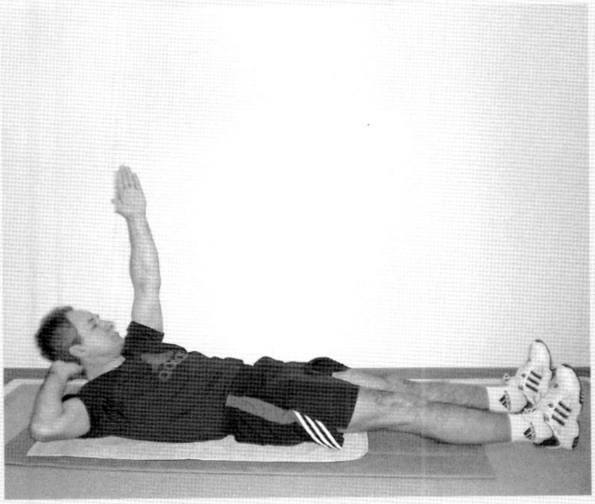
Foto 255

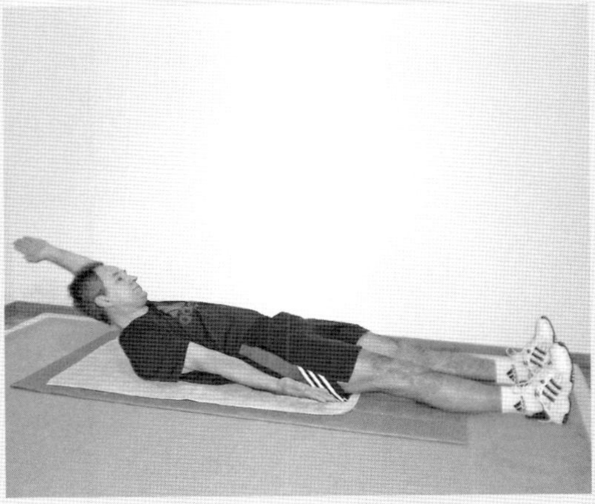
Foto 256

Ausgangsstellung	„Grundhaltung Rückenlage“, die Beine werden nacheinander im 90°-Winkel gebeugt.
Übungsausführung	Heben Sie Kopf, Schultergürtel und Arme an und ziehen Sie die Hände nach vorn neben die Knie.
Hinweis	Die Lendenwirbelsäule hat ständig Kontakt zum Boden. Der Blick bleibt nach vorn gerichtet.
Variationen	Die Arme sind vor der Brust verschränkt. Foto 257 Die Hände liegen am Hinterkopf. Foto 258

Variationen	Die Arme sind in der Vorhalteposition. Foto 259 Die Arme sind in der Hochhalteposition. Foto 260

Variationen	Ein Arm ist mit der Hand am Hinterkopf und der andere Arm ist in der Vorhalteposition. Foto 261 Ein Arm liegt neben dem Körper und der andere ist in der Hochhalteposition. Ein Arm ist in der Vorhalteposition und der andere in der Hochhalteposition. Foto 262 Ein Arm ist mit der Hand am Hinterkopf und der andere Arm ist in der Hochhalteposition.

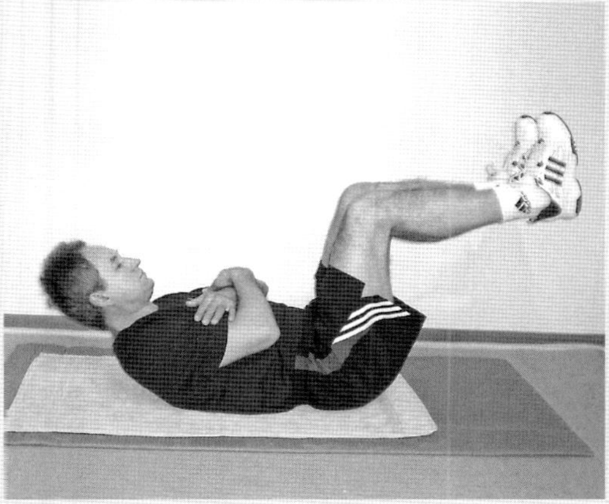
Foto 257

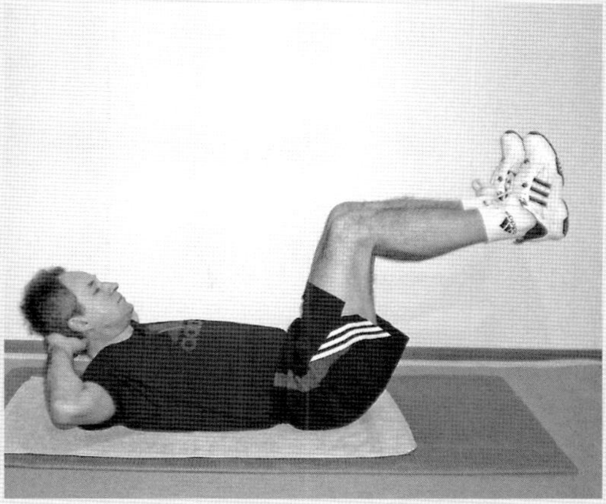
Foto 258

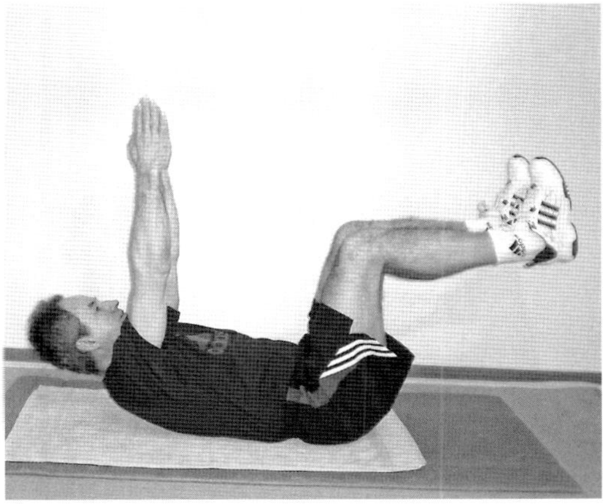
Foto 259

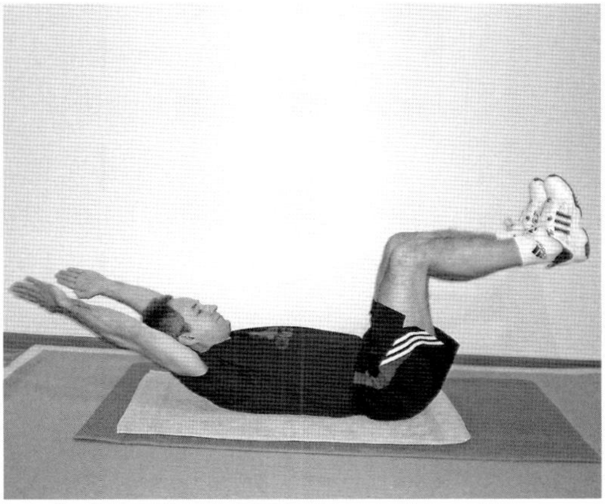
Foto 260

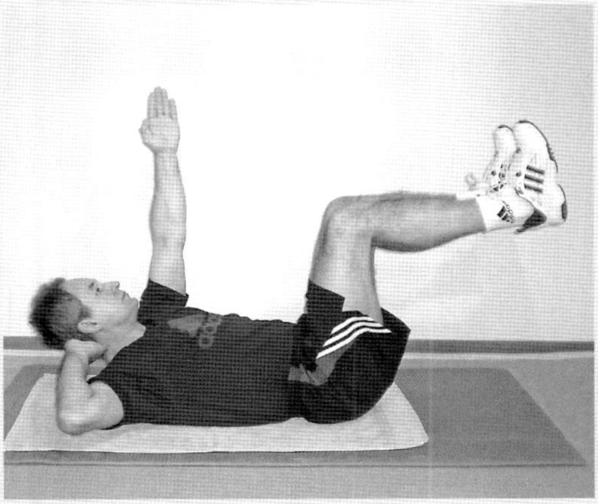
Foto 261

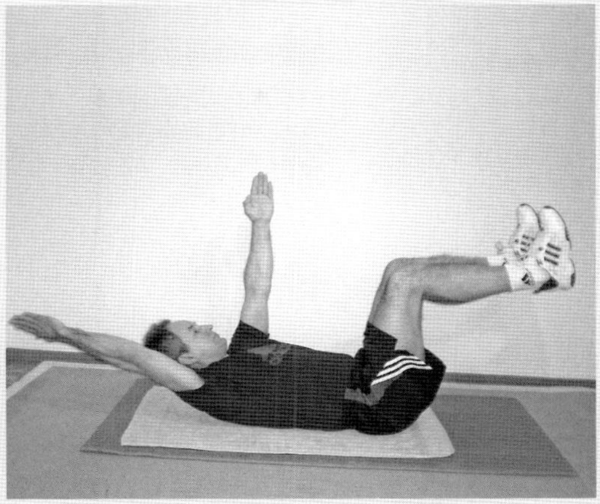
Foto 262

Ausgangsstellung	„Grundhaltung Rückenlage", die Beine werden nacheinander im 90°-Winkel gebeugt, die Fußsohlen liegen aneinander und die Knie werden weit nach außen geführt.
Übungsausführung	Heben Sie Kopf, Schultergürtel und Arme an und ziehen Sie die Hände nach vorn neben die Knie. Foto 263
Hinweis	Die Lendenwirbelsäule hat ständig Kontakt zum Boden. Der Blick bleibt nach vorn gerichtet.
Variation	Die Arme sind vor der Brust verschränkt. Foto 264

Variationen	Die Hände liegen am Hinterkopf. Foto 265 Die Arme sind in der Vorhalteposition. Foto 266 Die Arme sind in der Hochhalteposition.

Variationen	Ein Arm ist mit der Hand am Hinterkopf und der andere Arm ist in der Vorhalteposition. Foto 267 Ein Arm liegt neben dem Körper und der andere ist in der Hochhalteposition. Foto 268 Ein Arm ist in der Vorhalteposition und der andere in der Hochhalteposition. Ein Arm ist mit der Hand am Hinterkopf und der andere Arm ist in der Hochhalteposition.

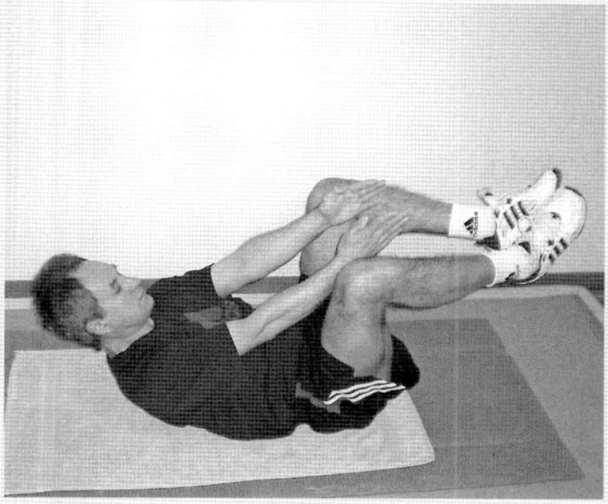
Foto 263

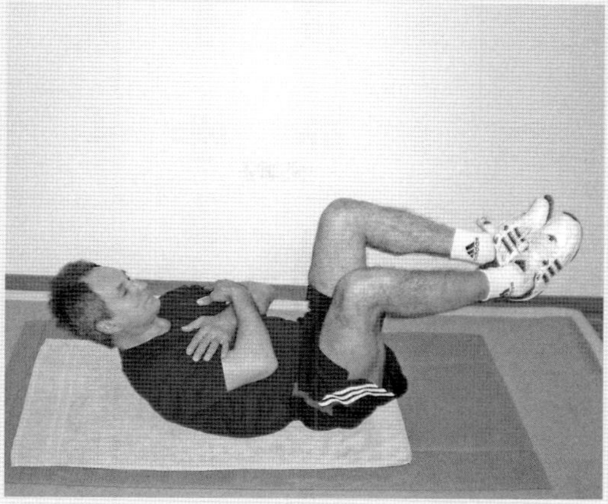
Foto 264

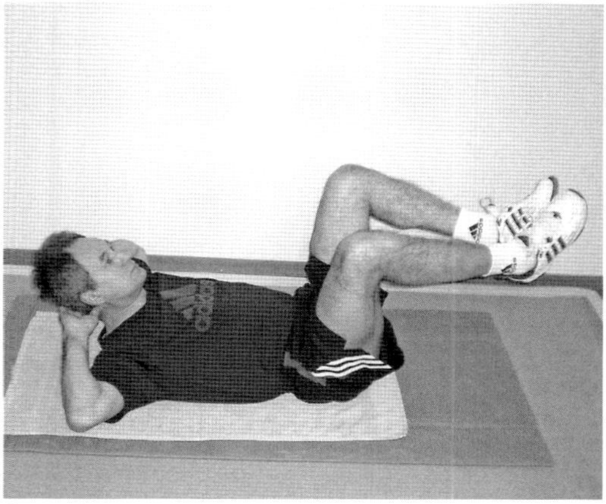
Foto 265

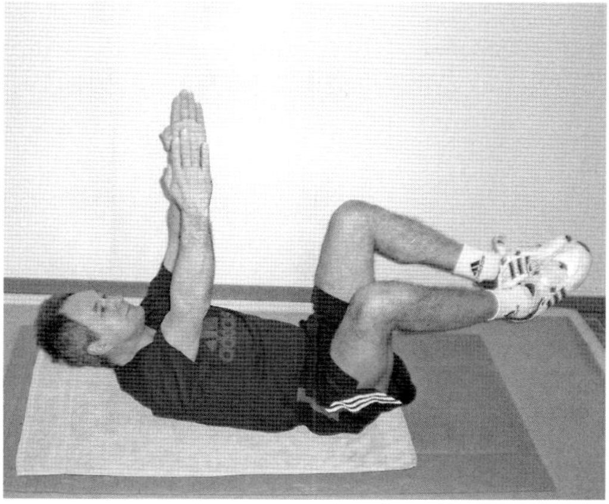
Foto 266

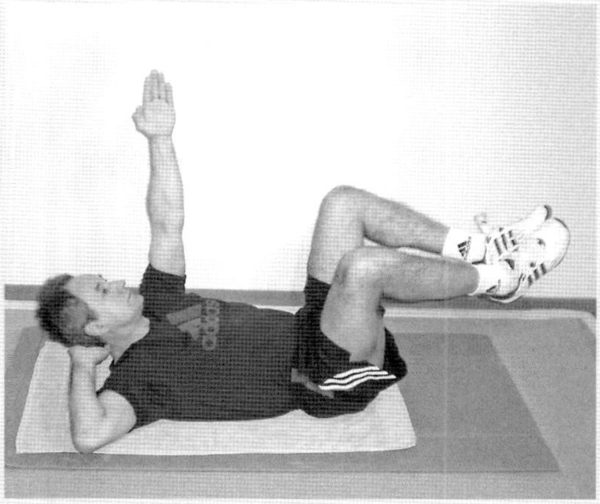
Foto 267

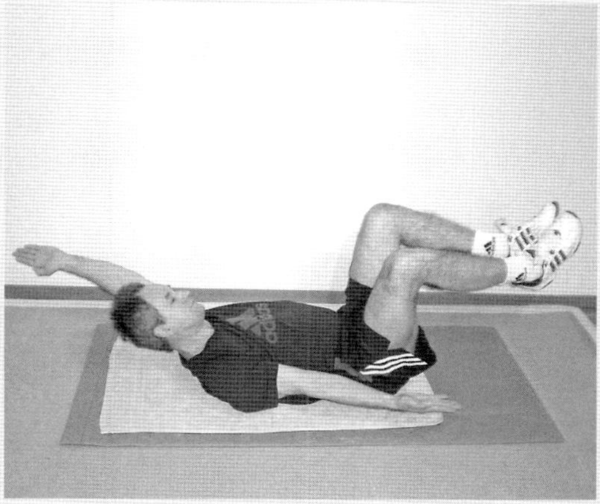
Foto 268

Ausgangsstellung	„Grundhaltung Rückenlage“, das linke Bein ist schräg nach vorn gestreckt.
Übungsausführung	Heben Sie Kopf, Schultergürtel und Arme an und ziehen Sie die Hände nach vorn. Foto 269
Hinweis	Die Lendenwirbelsäule hat ständig Kontakt zum Boden. Der Blick bleibt nach vorn gerichtet.
Variation	Die Arme sind vor der Brust verschränkt. Foto 270

Variationen	Die Hände liegen am Hinterkopf. Foto 271 Die Arme sind in der Vorhalteposition. Foto 272

Variationen	Die Arme sind in der Hochhalteposition. Foto 273 Ein Arm ist mit der Hand am Hinterkopf und der andere Arm ist in der Vorhalteposition bzw. Hochhalteposition. Foto 274 Ein Arm liegt neben dem Körper bzw. ist in der Vorhalteposition und der andere ist in der Hochhalteposition.

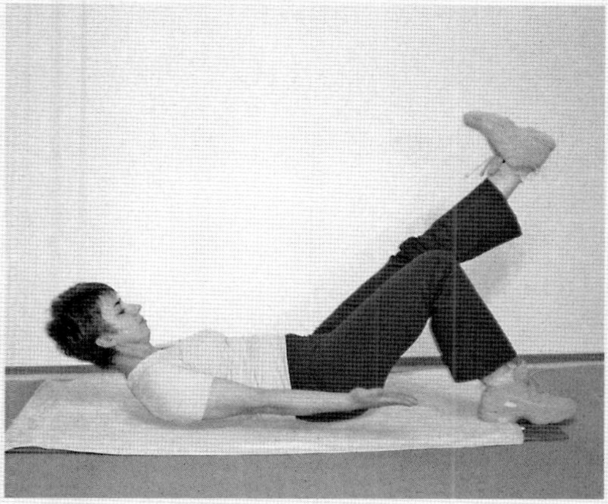
Foto 269

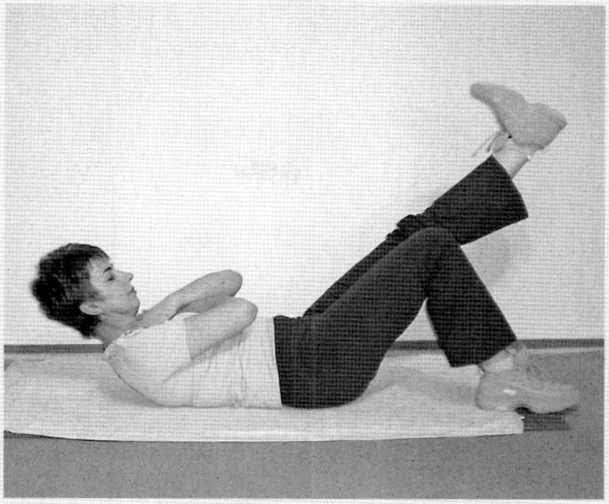
Foto 270

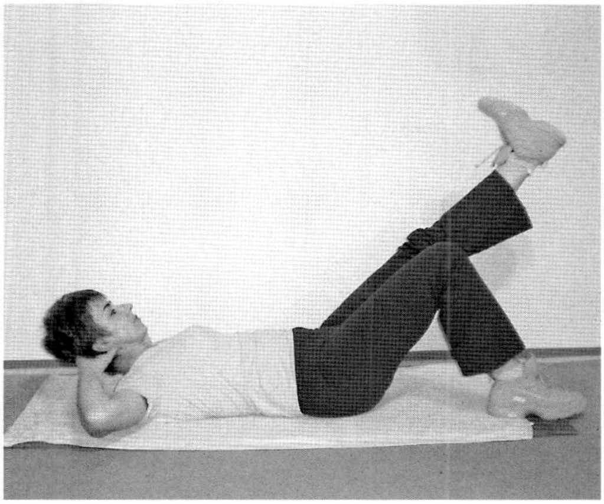
Foto 271

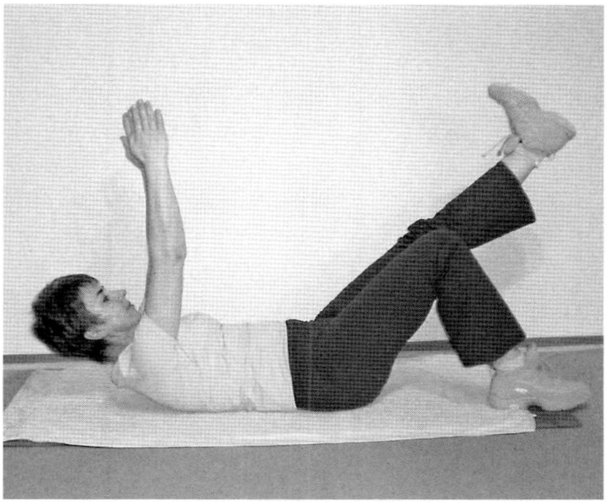
Foto 272

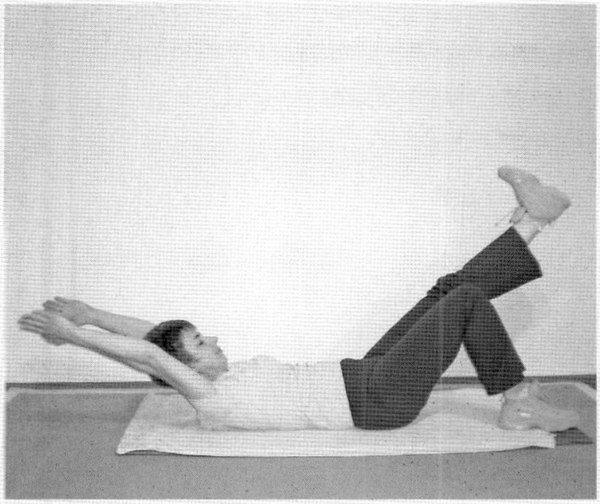
Foto 273

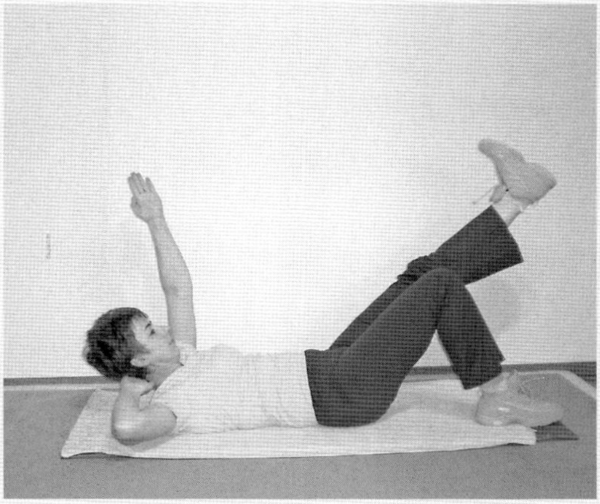
Foto 274

Besser Trainierte können die Übungen in den unten beschriebenen Variationen statisch ausführen

Ausgangsstellung	„Grundhaltung Rückenlage“, die Beine werden nacheinander schräg nach vorn gestreckt.
Übungsausführung	Heben Sie Kopf, Schultergürtel und Arme an und ziehen Sie die Hände nach vorn neben die Knie. Foto 275
Hinweis	Die Lendenwirbelsäule hat ständig Kontakt zum Boden. Der Blick bleibt nach vorn gerichtet.
Variationen	Die Hände liegen am Hinterkopf. Die Arme sind vor der Brust verschränkt. Die Arme sind in der Vorhalteposition. Ein Arm ist mit der Hand am Hinterkopf und der andere Arm ist in der Vorhalteposition. Die Arme sind in der Hochhalteposition. Ein Arm liegt neben dem Körper und der andere ist in der Hochhalteposition. Ein Arm ist in der Vorhalteposition und der andere in der Hochhalteposition. Ein Arm ist mit der Hand am Hinterkopf und der andere Arm ist in der Hochhalteposition.

Ausgangsstellung	„Grundhaltung Rückenlage“, die Beine werden nacheinander schräg nach vorn gestreckt und gespreizt. Foto 276

Ausgangsstellung	„Grundhaltung Rückenlage“, die Beine sind gestreckt. Foto 277

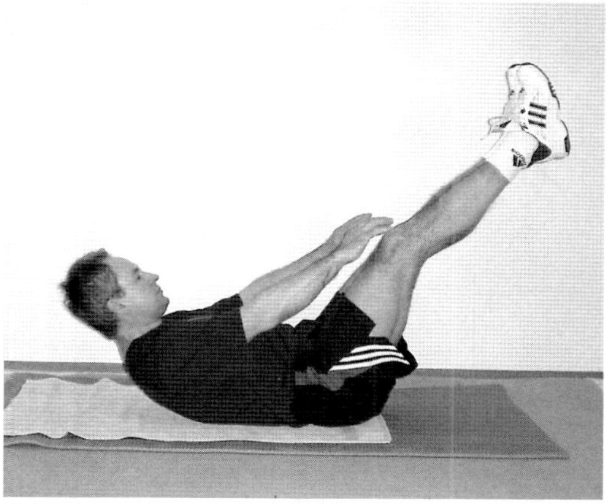

Foto 275

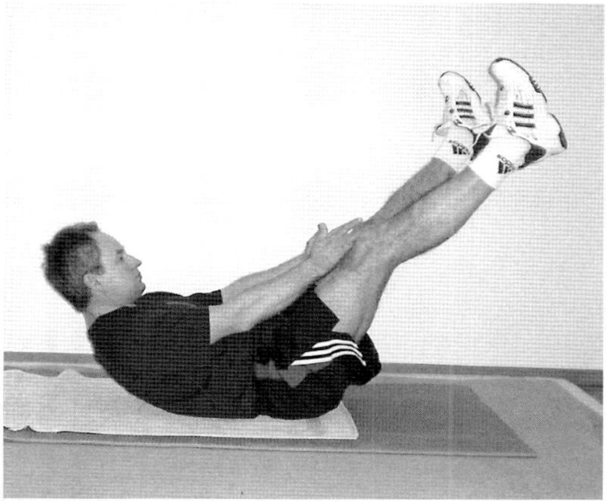

Foto 276

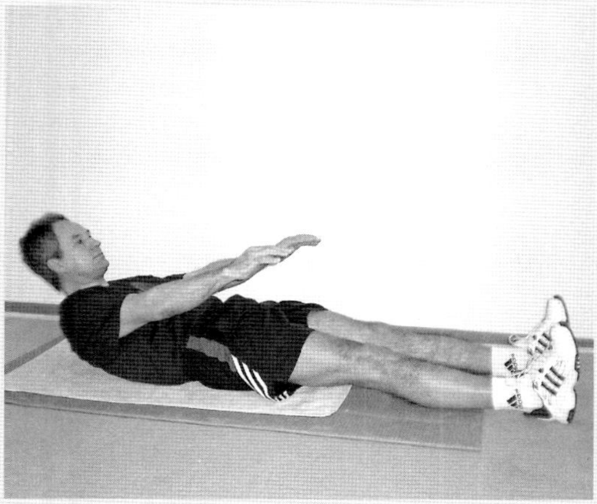

Foto 277

Ausgangsstellung	„Grundhaltung Rückenlage“, das linke Bein ist senkrecht nach oben gestreckt. Foto 278
Übungsausführung	Heben Sie Kopf, Schultergürtel und Arme an und ziehen Sie die Hände nach vorn. Foto 279
Hinweis	Die Lendenwirbelsäule hat ständig Kontakt zum Boden. Der Blick bleibt nach vorn gerichtet.
Variation	Die Hände liegen am Hinterkopf.

Variationen	Die Arme sind vor der Brust verschränkt. Foto 280 Ein Arm ist mit der Hand am Hinterkopf und der andere Arm ist in der Vorhalteposition. Foto 281 Die Arme sind in der Vorhalteposition bzw. Hochhalteposition.

Variationen	Die Arme sind in der Vorhalteposition bzw. Hochhalteposition. Foto 282 Ein Arm ist in der Vorhalteposition und der andere in der Hochhalteposition. Foto 283 Ein Arm liegt neben dem Körper bzw. mit der Hand am Hinterkopf und der andere ist in der Hochhalteposition.

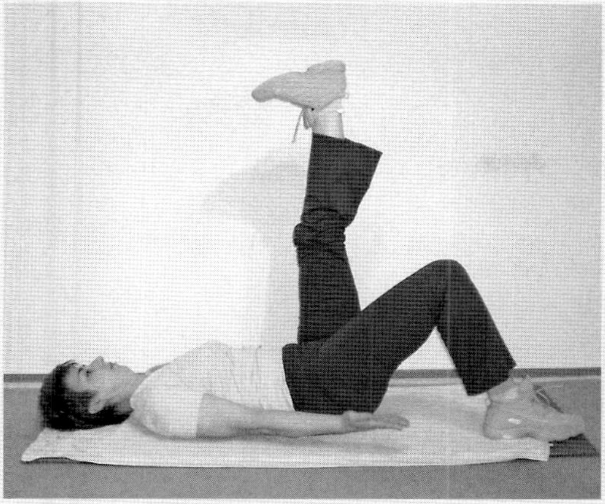
Foto 278

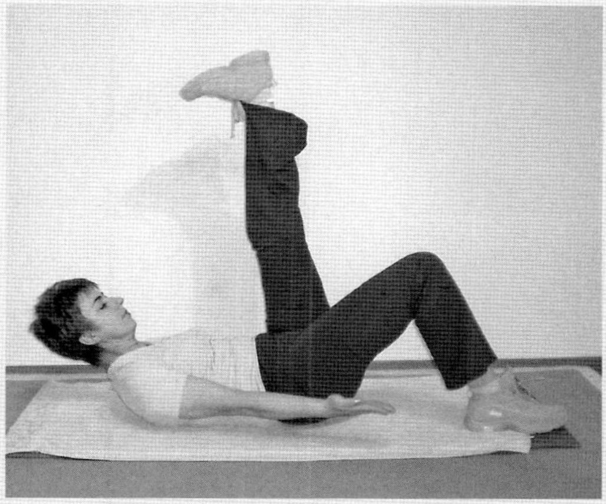
Foto 279

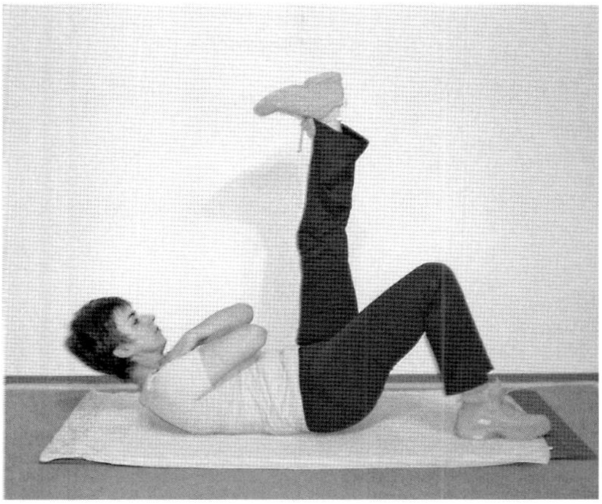
Foto 280

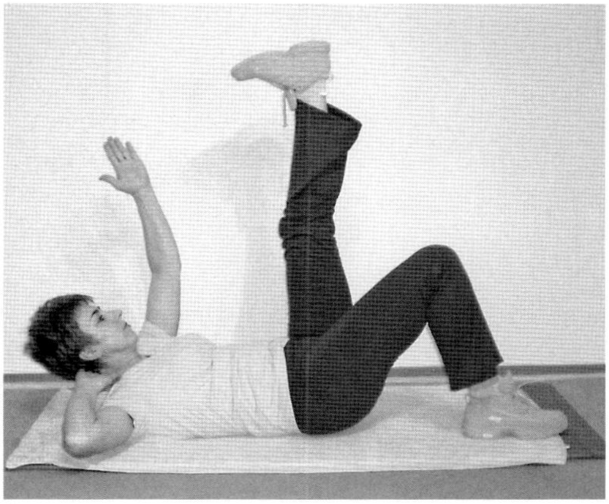
Foto 281

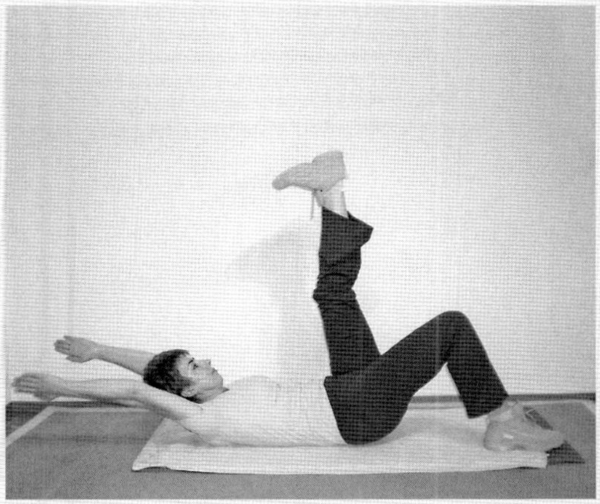
Foto 282

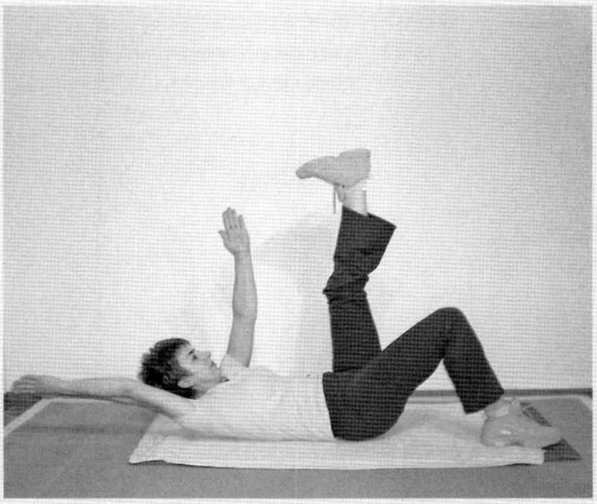
Foto 283

Ausgangsstellung	„Grundhaltung Rückenlage“, die Beine werden nacheinander senkrecht nach oben gestreckt.
Übungsausführung	Heben Sie Kopf, Schultergürtel und Arme an und ziehen Sie die Hände nach vorn. Foto 284
Hinweis	Die Lendenwirbelsäule hat ständig Kontakt zum Boden. Der Blick bleibt nach vorn gerichtet.
Variationen	Die Hände nach vorn neben die Knie ziehen. Die Hände liegen am Hinterkopf. Foto 285

Variationen	Die Arme sind vor der Brust verschränkt. Foto 286 Die Arme sind in der Vorhalteposition bzw. Hochhalteposition. Foto 287 Ein Arm ist mit der Hand am Hinterkopf und der andere Arm ist in der Vorhalteposition.

Variationen	Ein Arm liegt neben dem Körper und der andere ist in der Vorhalteposition. Foto 288 Ein Arm ist in der Vorhalteposition und der andere in der Hochhalteposition. Foto 289 Ein Arm ist mit der Hand am Hinterkopf und der andere Arm ist in der Vorhalteposition bzw. Hochhalteposition.

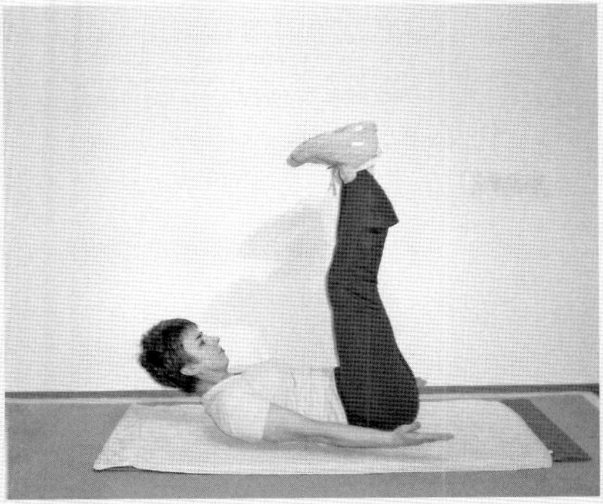
Foto 284

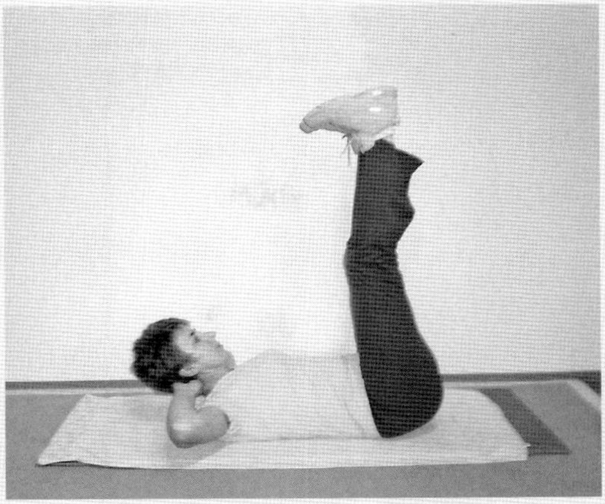
Foto 285

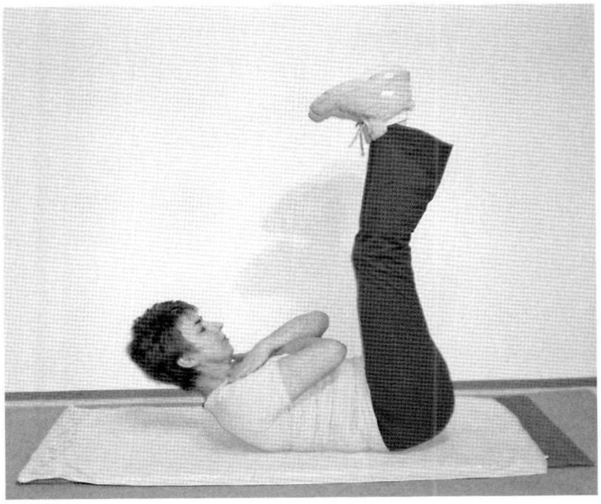
Foto 286

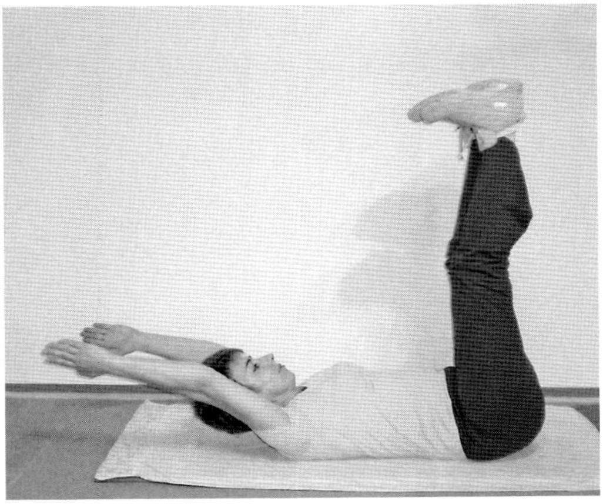
Foto 287

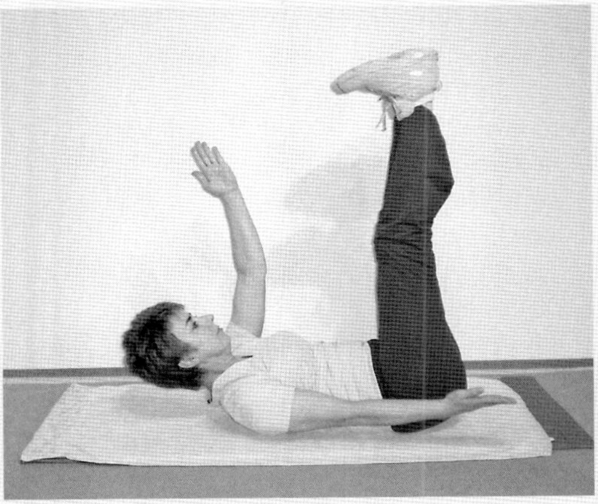
Foto 288

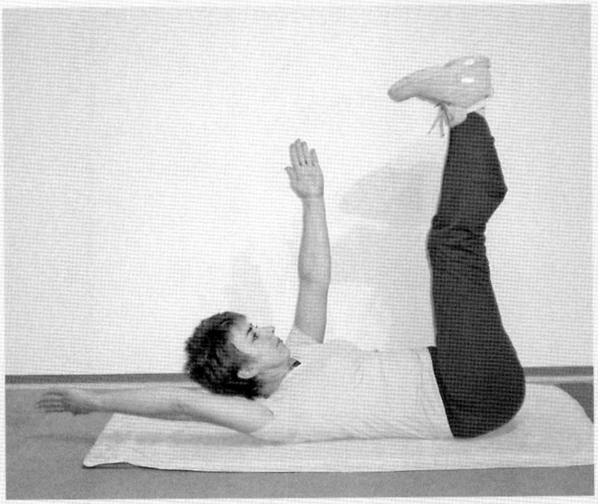
Foto 289

Ausgangsstellung	„Grundhaltung Rückenlage“, die Beine werden nacheinander senkrecht nach oben gestreckt und gespreizt. Foto 290
Übungsausführung	Heben Sie Kopf, Schultergürtel und Arme an und ziehen Sie die Hände nach vorn.
Hinweis	Die Lendenwirbelsäule hat ständig Kontakt zum Boden. Der Blick bleibt nach vorn gerichtet.
Variation	Die Hände nach vorn neben die Knie ziehen. Foto 291

Variationen	Die Hände liegen am Hinterkopf. Foto 292 Die Arme sind vor der Brust verschränkt. Foto 293

Variationen	Die Arme sind in der Vorhalteposition. Die Arme sind in der Hochhalteposition. Foto 294 Ein Arm ist mit der Hand am Hinterkopf und der andere Arm ist in der Vorhalteposition bzw. Hochhalteposition. Ein Arm liegt neben dem Körper bzw. ist in der Vorhalteposition und der andere ist in der Hochhalteposition.

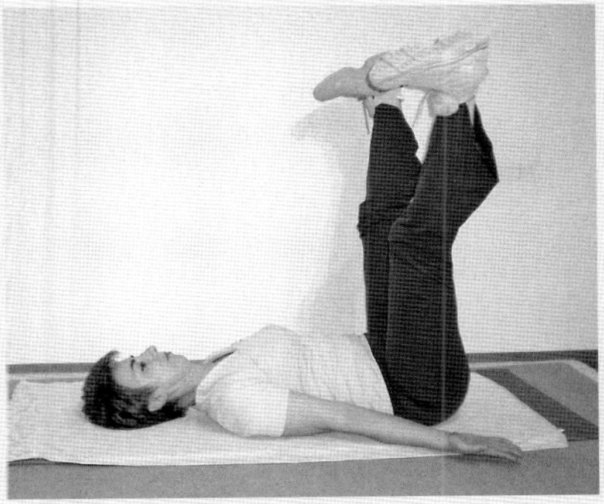
Foto 290

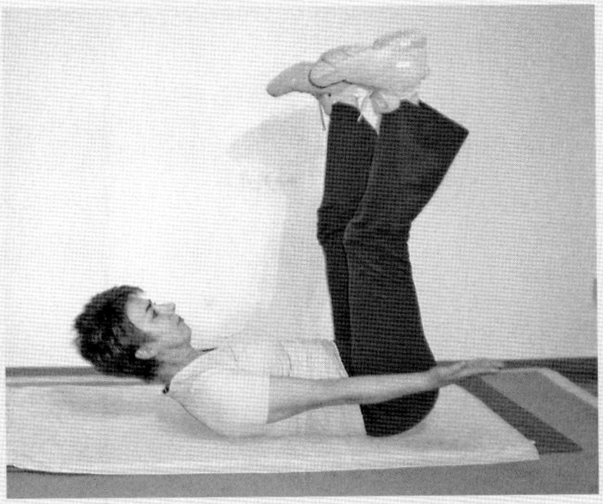
Foto 291

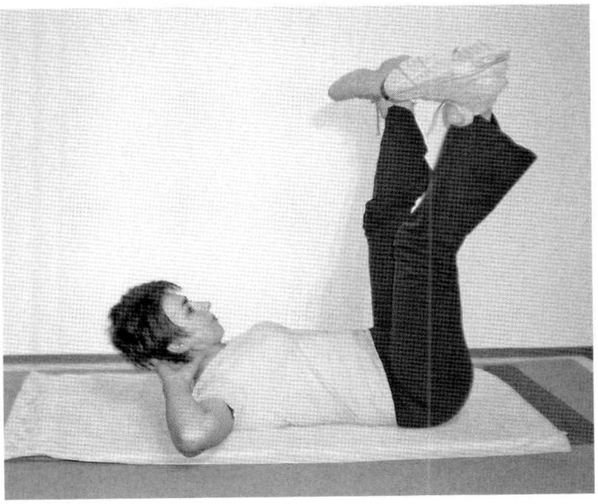
Foto 292

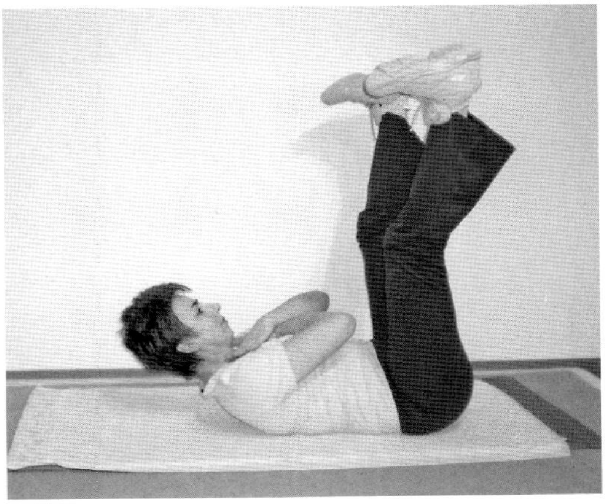
Foto 293

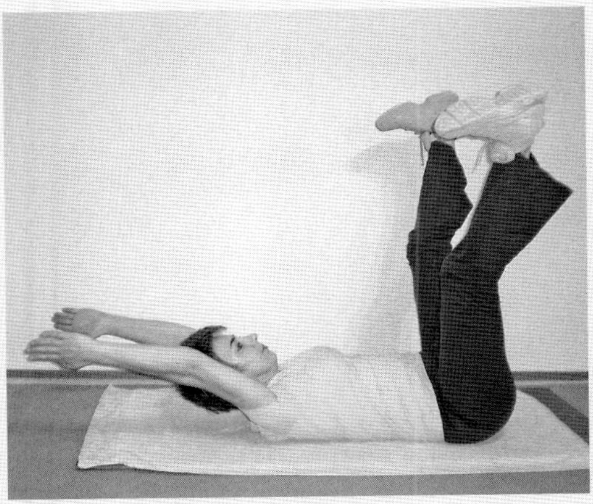
Foto 294

Ausgangsstellung	„Grundhaltung Rückenlage“.
Übungsausführung	Heben Sie Kopf, Schultergürtel gerade an. Beugen Sie die Beine an und legen Sie die linke Hand auf das linke Knie. Drücken Sie mit der Hand so gegen das Knie, dass keine Bewegung stattfindet. Die isometrische Spannung halten. Foto 295
Hinweis	Die Lendenwirbelsäule hat ständig Kontakt zum Boden. Kopf, Schultergürtel und Arm bleiben am Boden liegen.
Variationen	Der rechte Arm liegt an der Brust. Foto 296

Variationen	Die rechte Hand liegt am Hinterkopf. Foto 297 Der rechte Arm ist in der Vorhalteposition. Foto 298

Variationen	Der rechte Arm ist in der Hochhalteposition. Foto 299 Die rechte Hand drückt gegen das Knie. Foto 300

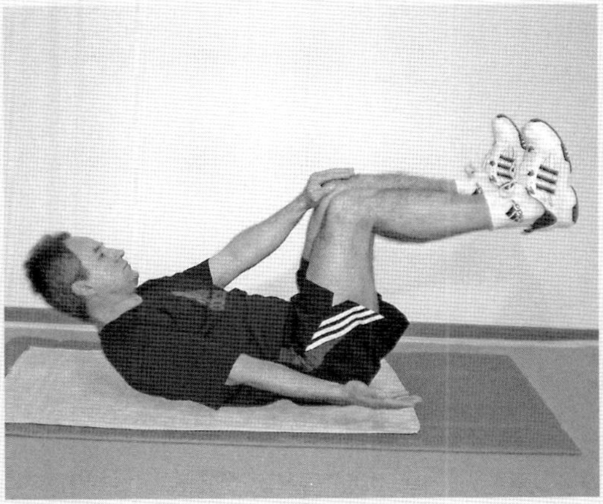
Foto 295

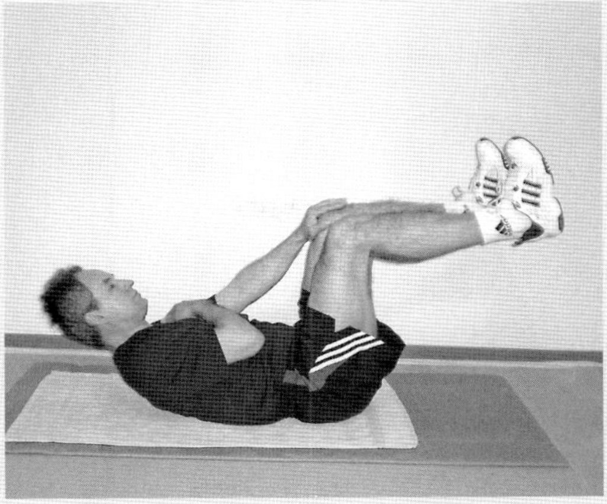
Foto 296

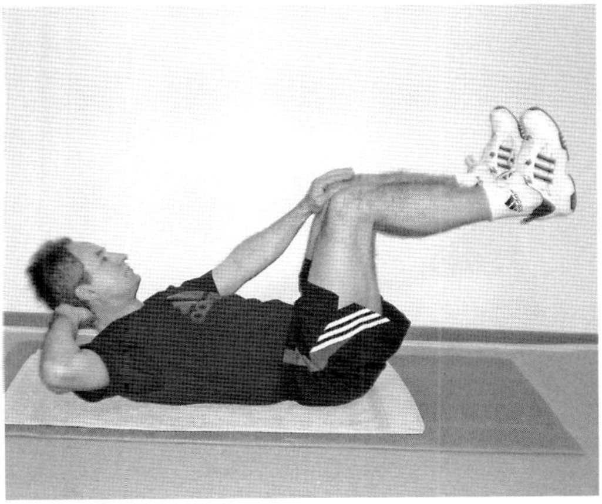
Foto 297

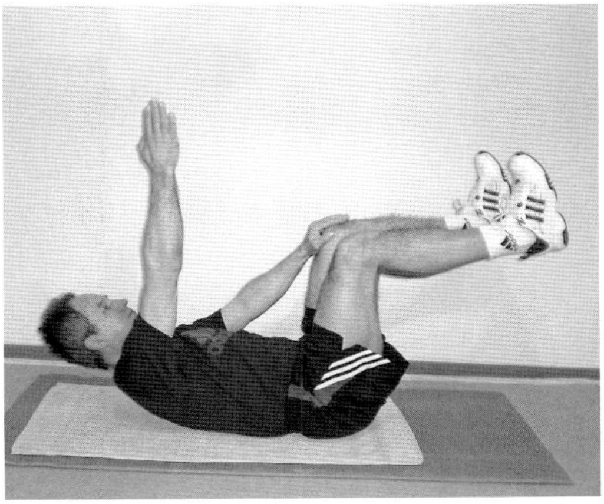
Foto 298

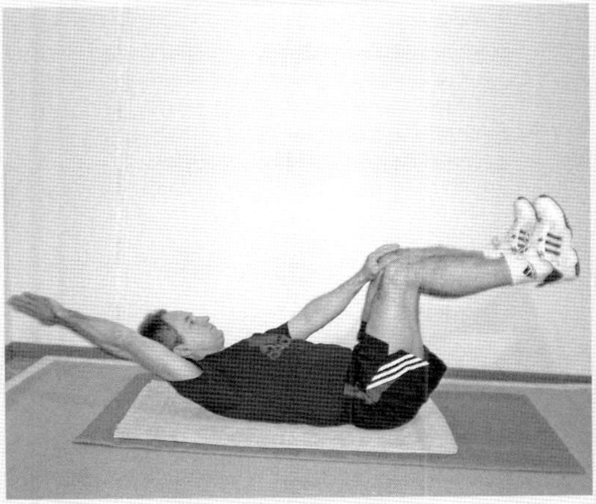
Foto 299

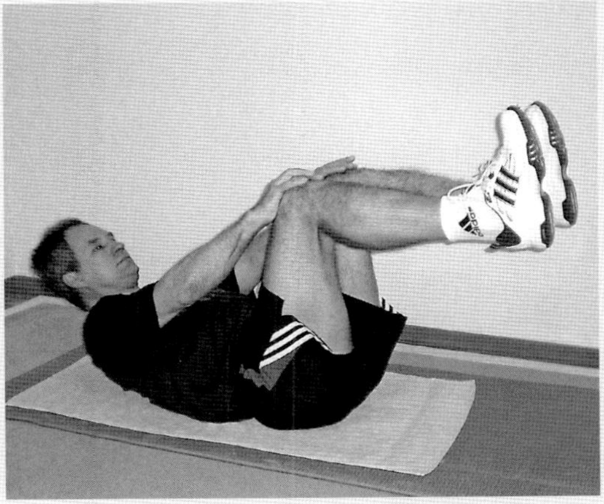
Foto 300

Ausgangsstellung „Grundhaltung Rückenlage“, das rechte Bein ist gestreckt.

Übungsausführung Heben Sie Kopf, Schultergürtel gerade an. Beugen Sie das linke Bein an und legen Sie die linke Hand auf das linke Knie. Drücken Sie mit der Hand so gegen das Knie, dass keine Bewegung stattfindet. Die isometrische Spannung halten. Foto 301

Hinweis Die Lendenwirbelsäule hat ständig Kontakt zum Boden.
Kopf, Schultergürtel und Arm bleiben am Boden liegen.

Variationen Der rechte Arm liegt an der Brust. Foto 302

Variationen Die rechte Hand liegt am Hinterkopf. Foto 303
Der rechte Arm ist in der Vorhalteposition. Foto 304

Variationen Der rechte Arm ist in der Hochhalteposition. Foto 305
Die rechte Hand drückt gegen das Knie. Foto 306

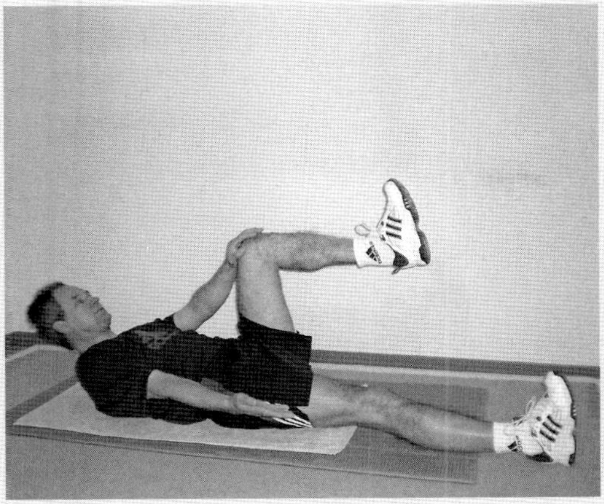
Foto 301

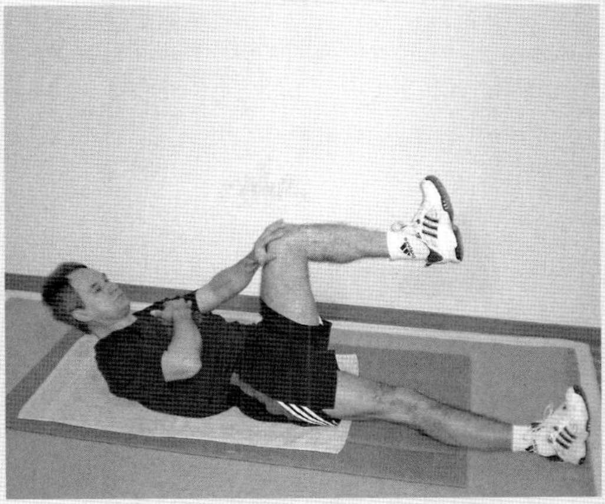
Foto 302

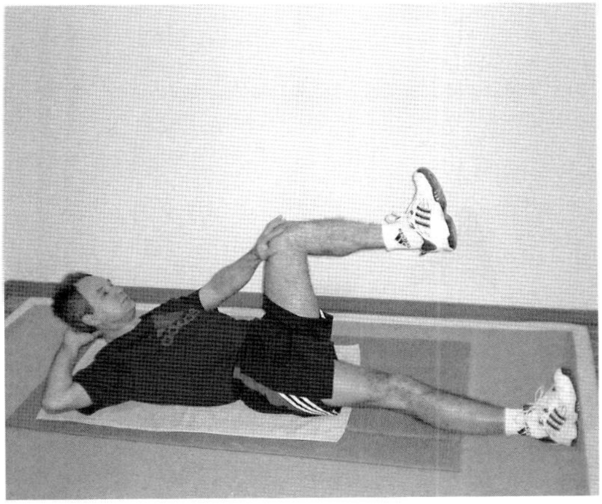
Foto 303

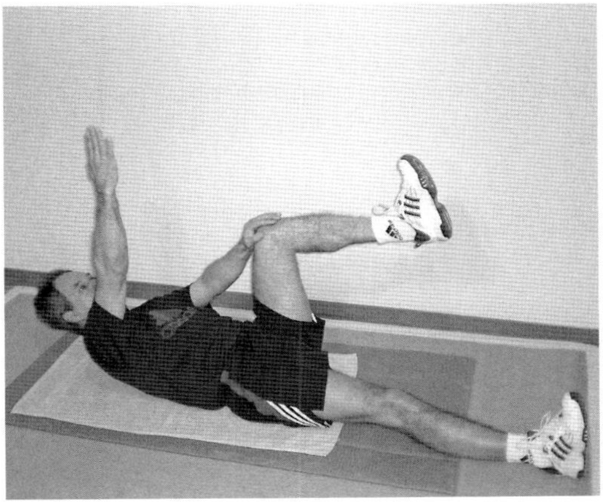
Foto 304

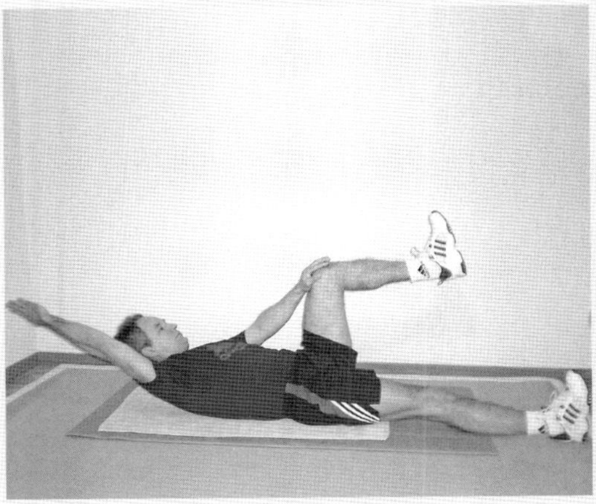
Foto 305

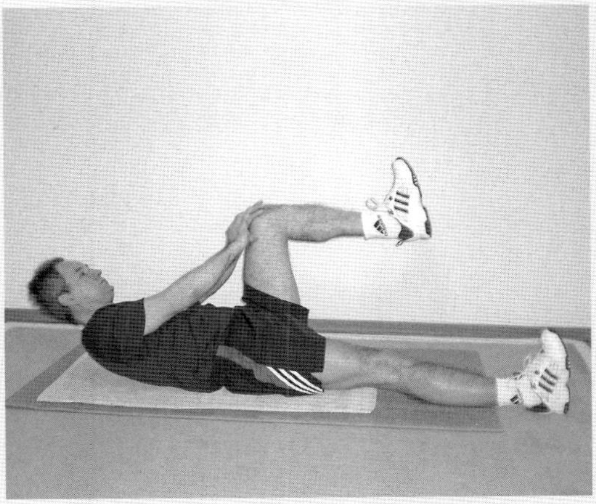
Foto 306

Ausgangsstellung	„Grundhaltung Rückenlage“.
Übungsausführung	Heben Sie Kopf, Schultergürtel gerade an. Beugen Sie beide Beine nacheinander so, dass ein rechter Winkel entsteht, und legen Sie die Hände auf die Knie. Mit den Händen gegen die Knie drücken. Die isometrische Spannung halten. Foto 307
Hinweis	Die Lendenwirbelsäule hat ständig Kontakt zum Boden. Kopf, Schultergürtel und Arm bleiben am Boden liegen.

Variation	Die Hände liegen überkreuzt auf den Knien. Foto 308

Variation	Beide Hände liegen übereinander auf einem Knie. Foto 309

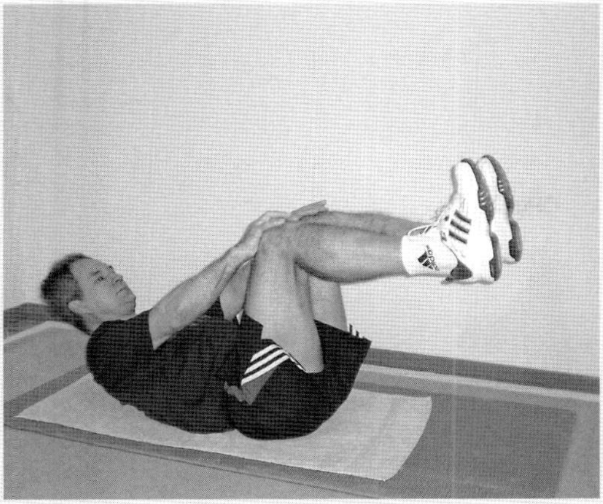
Foto 307

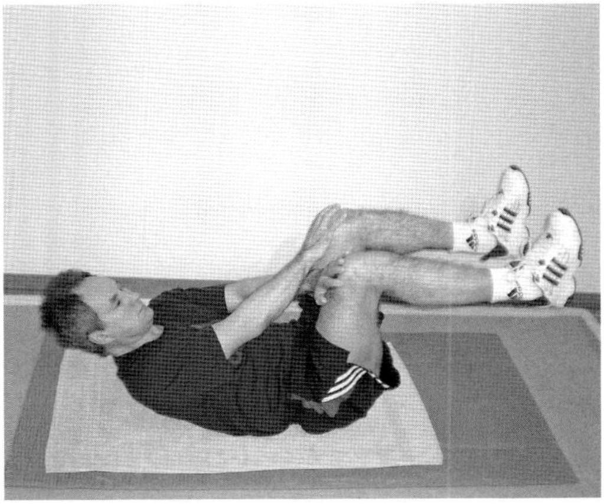
Foto 308

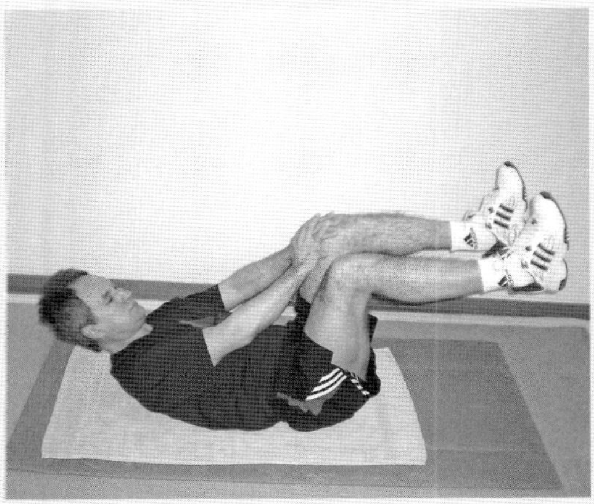
Foto 309

Übungen zur Kräftigung der schrägen Bauchmuskulatur

Ausgangsstellung	„Grundhaltung Rückenlage".
Übungsausführung	Heben Sie Kopf, Schultergürtel und Arme an und führen Sie die Hände mit einer Drehung des Oberkörpers nach links nach vorn außen am linken Knie vorbei. Foto 310
Hinweis	Die Lendenwirbelsäule hat ständig Kontakt zum Boden. Der Blick bleibt nach vorn gerichtet.
Variation	Die Hände liegen am Hinterkopf. Führen Sie den rechten Ellenbogen in Richtung des linken Knies. Foto 311

Variationen	Die linke Hand liegt am Hinterkopf. Führen Sie die rechte Hand nach vorn außen am linken Knie vorbei. Foto 312 Der linke Arm liegt in der Seitenhalteposition. Foto 313

Variationen	Die rechte Hand liegt am Hinterkopf. Der linke Arm ist in der Seitenhalteposition. Führen Sie den rechten Ellenbogen in Richtung des linken Knies. Foto Der linke Arm ist in der Hochhalteposition. Foto 314

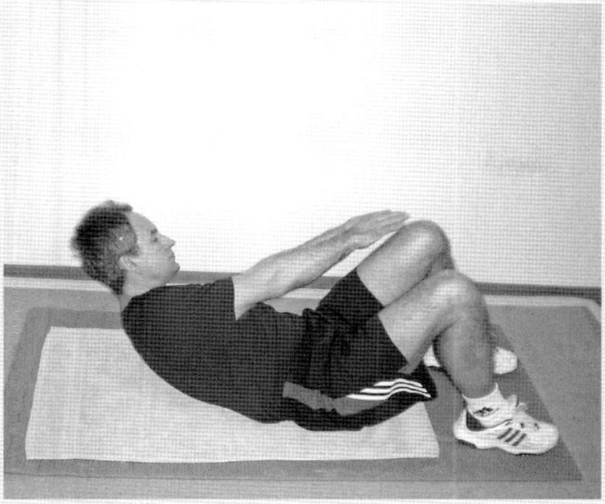
Foto 310

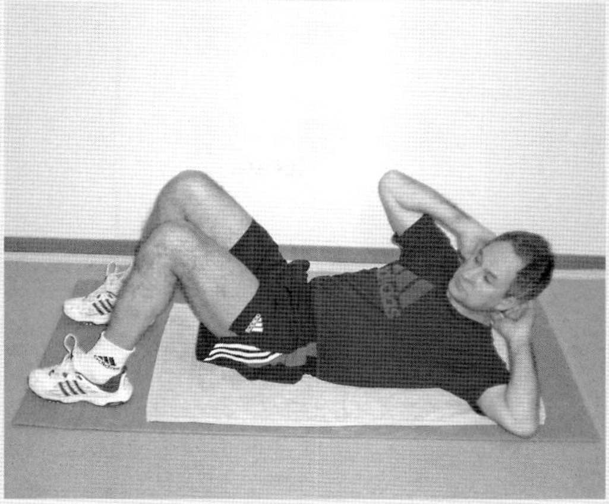
Foto 311

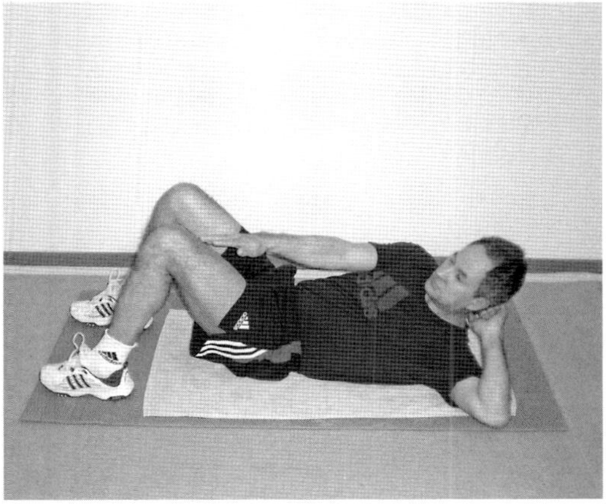
Foto 312

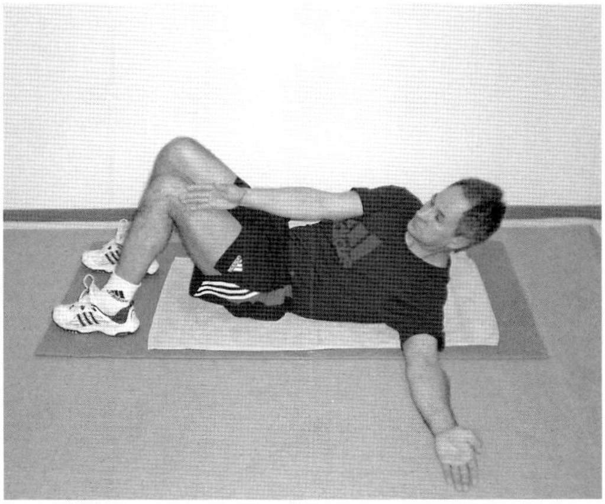
Foto 313

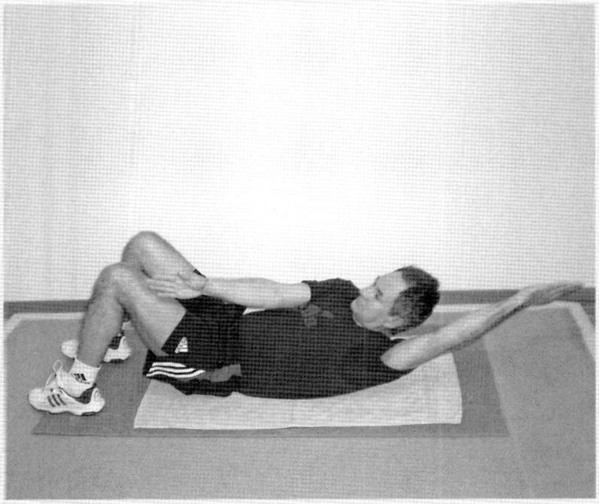
Foto 314

Ausgangsstellung	„Grundhaltung Rückenlage“, der linke Fuß liegt auf dem rechten Knie.
Übungsausführung	Heben Sie Kopf, Schultergürtel und Arme an und führen Sie die Hände mit einer Drehung des Oberkörpers nach links nach vorn außen am linken Knie vorbei. Foto 315
Hinweis	Die Lendenwirbelsäule hat ständig Kontakt zum Boden. Der Blick bleibt nach vorn gerichtet.
Variation	Die Hände liegen am Hinterkopf. Führen Sie den rechten Ellenbogen in Richtung des linken Knies. Foto 316

Variation	Die rechte Hand liegt am Hinterkopf. Der linke Arm ist in der Seitenhalteposition. Führen Sie den rechten Ellenbogen in Richtung des linken Knies. Foto 317

Variation	Der linke Arm ist in der Hochhalteposition. Foto 318

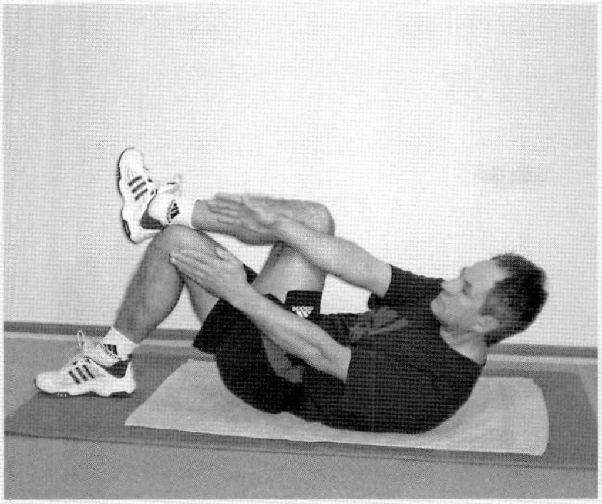
Foto 315

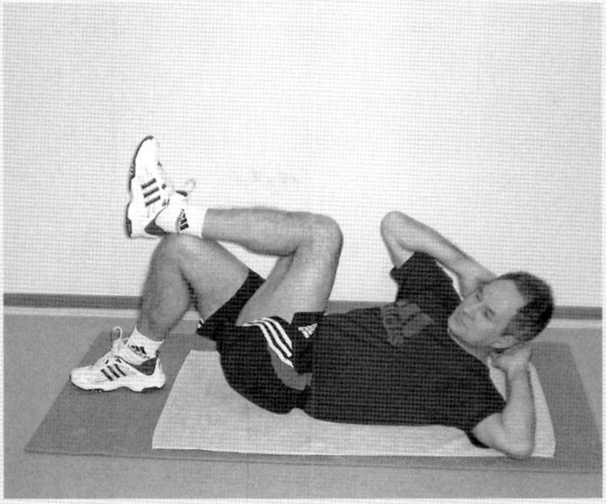
Foto 316

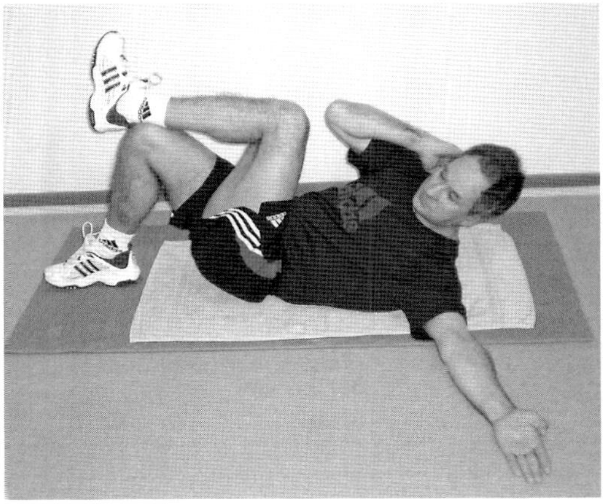
Foto 317

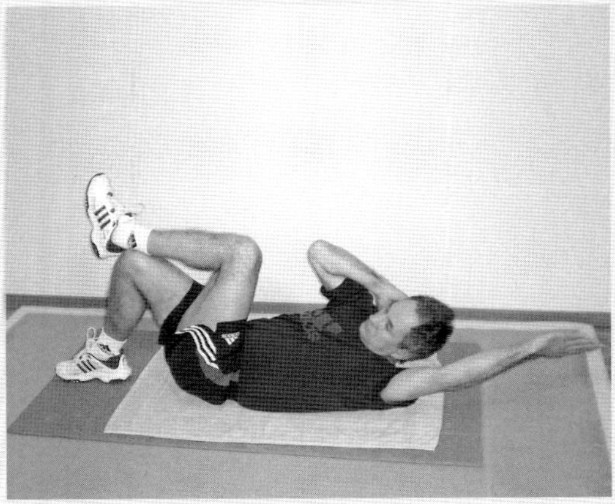
Foto 318

Ausgangsstellung	„Grundhaltung Rückenlage“, das linke Bein ist gestreckt.
Übungsausführung	Heben Sie Kopf, Schultergürtel und Arme an und führen Sie die Hände mit einer Drehung des Oberkörpers nach rechts nach vorn außen am rechten Knie vorbei. Foto 319
Hinweis	Die Lendenwirbelsäule hat ständig Kontakt zum Boden. Der Blick bleibt nach vorn gerichtet.
Variation	Die Hände liegen am Hinterkopf. Führen Sie den linken Ellenbogen in Richtung des rechten Knies. Foto 320

Variationen	Die rechte Hand liegt am Hinterkopf. Führen Sie die linke Hand nach vorn außen am rechten Knie vorbei. Foto 321 Der rechte Arm ist in der Seitenhalteposition. Foto 322

Variationen	Die linke Hand liegt am Hinterkopf. Der rechte Arm ist in der Seitenhalteposition. Führen Sie den linken Ellenbogen in Richtung des rechten Knies. Foto 323 Der rechte Arm ist in der Hochhalteposition. Foto 324

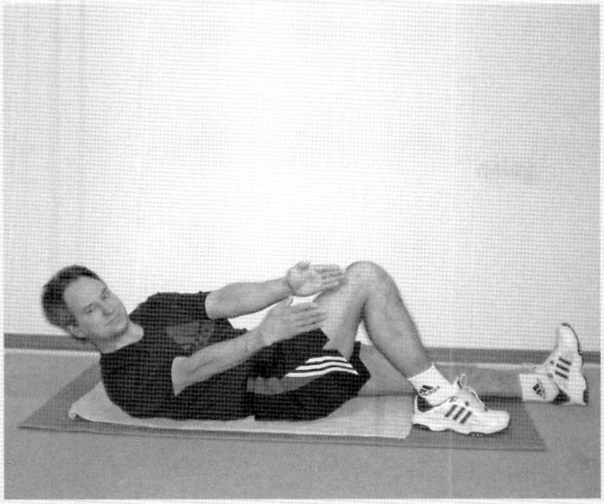
Foto 319

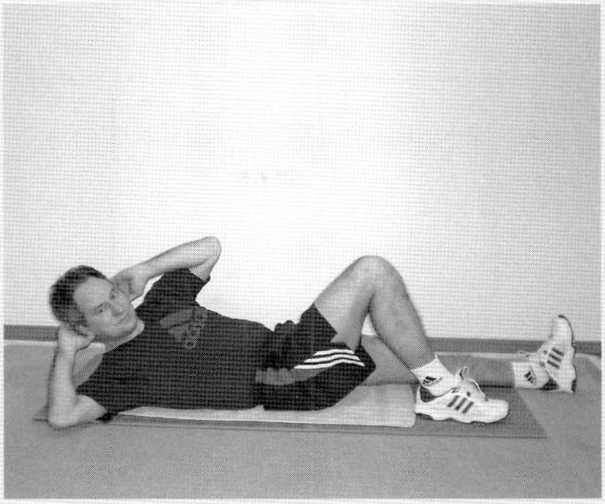
Foto 320

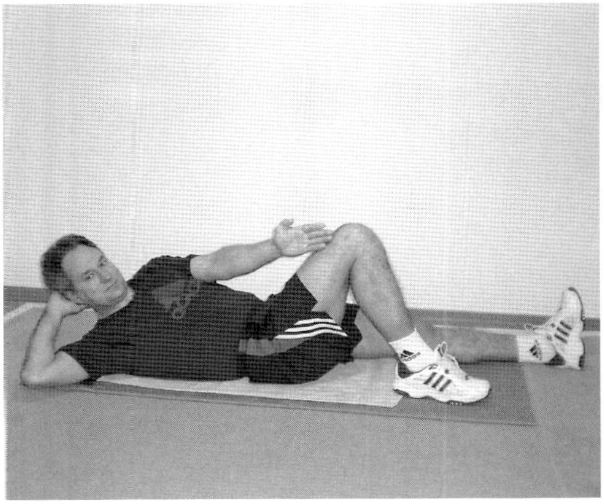
Foto 321

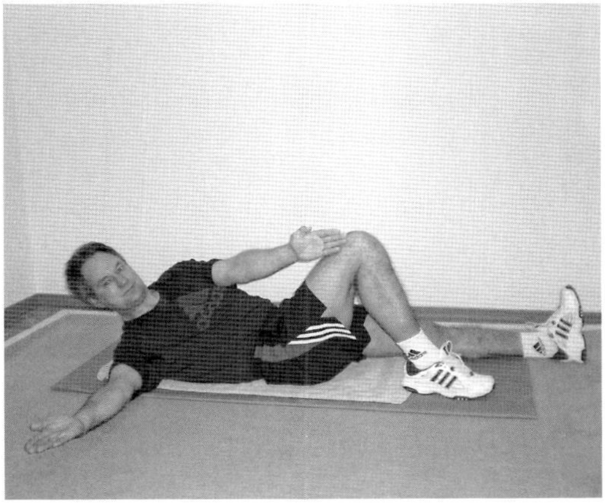
Foto 322

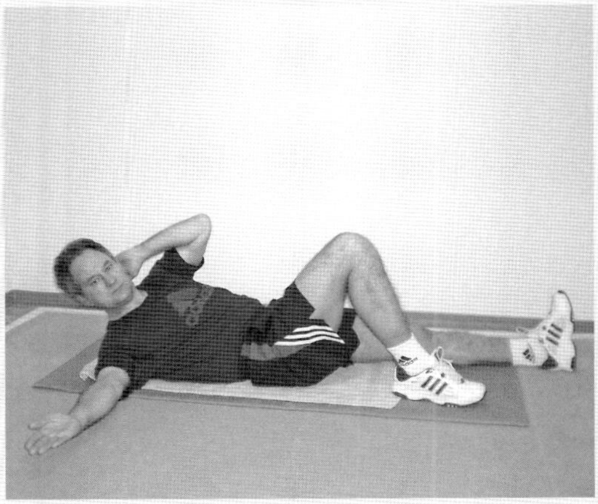
Foto 323

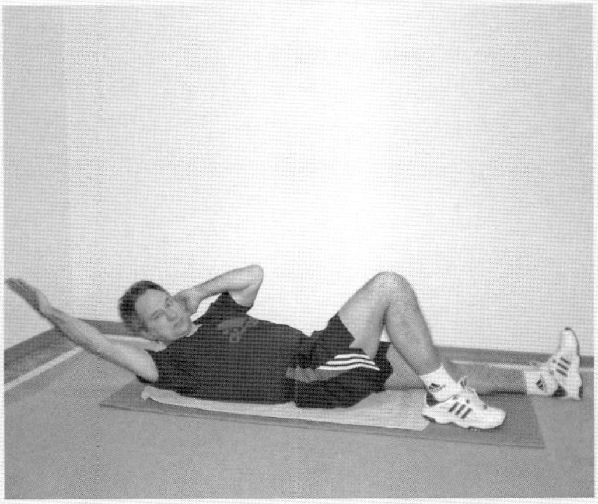
Foto 324

Ausgangsstellung	„Grundhaltung Rückenlage“, das linke Bein ist gestreckt. Das gebeugte rechte Bein ist über das gestreckte gestellt.
Übungsausführung	Heben Sie Kopf, Schultergürtel und Arme an und führen Sie die Hände mit einer Drehung des Oberkörpers nach rechts nach vorn außen am rechten Knie vorbei. Foto 325
Hinweis	Die Lendenwirbelsäule hat ständig Kontakt zum Boden. Der Blick bleibt nach vorn gerichtet.
Variation	Die Hände liegen am Hinterkopf. Führen Sie den linken Ellenbogen in Richtung des rechten Knies. Foto 326

Variationen	Die rechte Hand liegt am Hinterkopf. Führen Sie die linke Hand nach vorn außen am rechten Knie vorbei. Foto 327 Der rechte Arm ist in der Seitenhalteposition. Foto 328

Variationen	Die linke Hand liegt am Hinterkopf. Der rechte Arm ist in der Seitenhalteposition. Führen Sie den linken Ellenbogen in Richtung des rechten Knies. Foto 329 Der rechte Arm ist in der Hochhalteposition. Foto 330

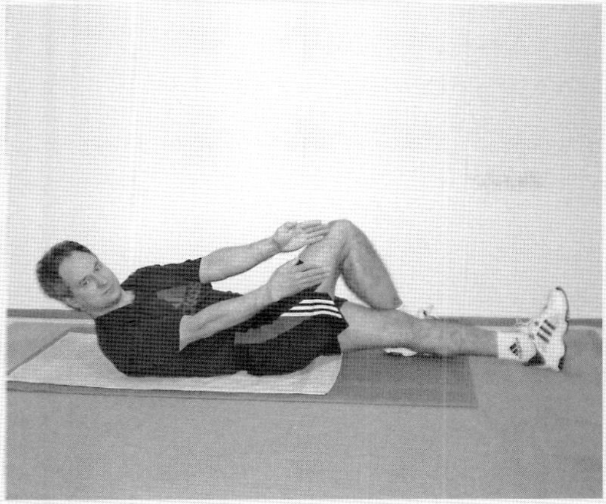
Foto 325

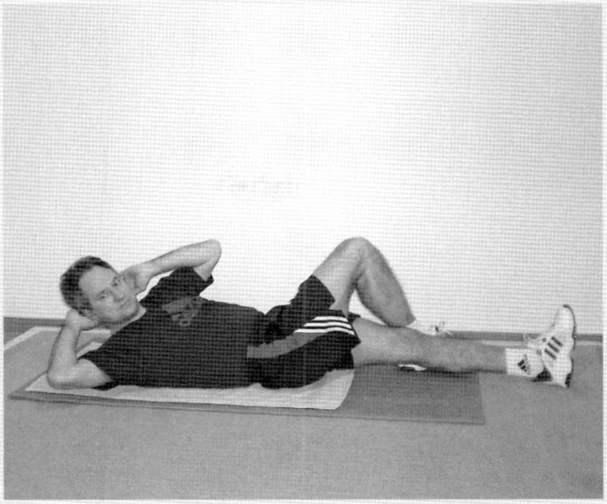
Foto 326

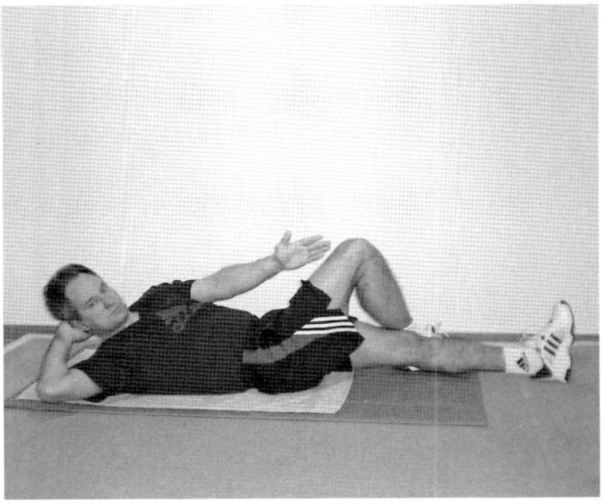
Foto 327

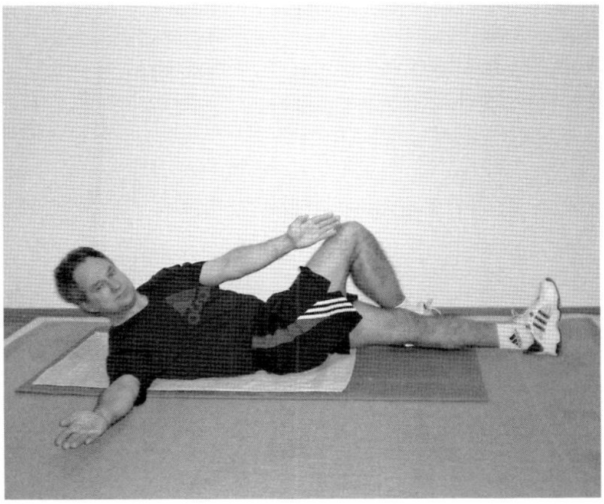
Foto 328

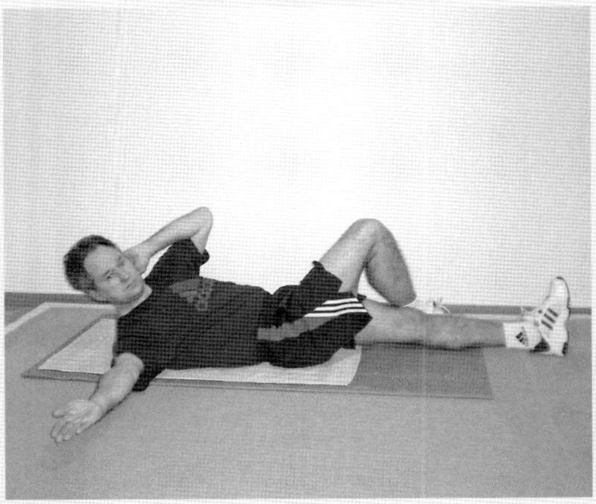
Foto 329

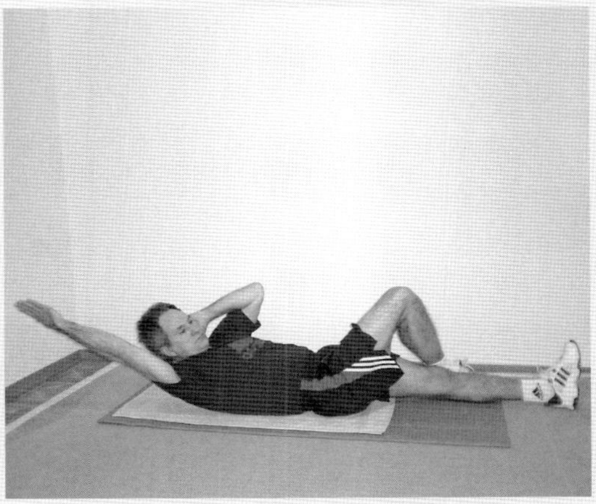
Foto 330

Ausgangsstellung	„Grundhaltung Rückenlage“, die Beine werden nacheinander im 90°-Winkel gebeugt.
Übungsausführung	Heben Sie Kopf, Schultergürtel und Arme an und führen Sie die Hände mit einer Drehung des Oberkörpers nach links nach vorn außen am linken Knie vorbei. Foto 331
Hinweis	Die Lendenwirbelsäule hat ständig Kontakt zum Boden. Der Blick bleibt nach vorn gerichtet.
Variation	Die Hände liegen am Hinterkopf. Führen Sie den rechten Ellenbogen in Richtung des linken Knies. Foto 332

Variationen	Die linke Hand liegt am Hinterkopf. Führen Sie die rechte Hand nach vorn außen am linken Knie vorbei. Foto 333 Der linke Arm ist in der Seitenhalteposition. Führen sie den rechten Ellenbogen in Richtung des linken Knies. Foto 334

Variation	Der linke Arm ist in der Seitenhalteposition. Führen Sie die rechte Hand nach vorn außen am linken Knie vorbei. Foto 335

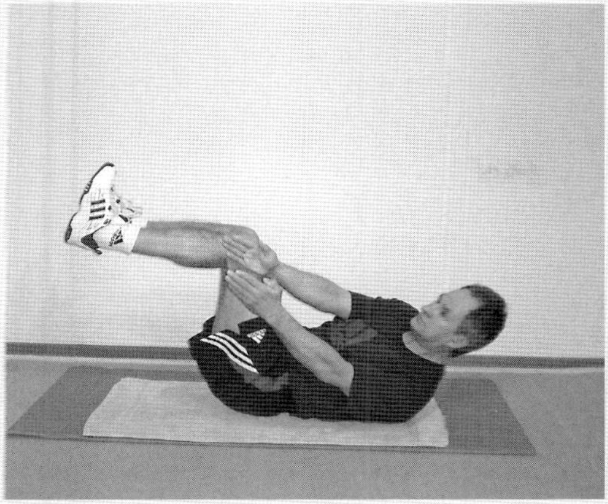
Foto 331

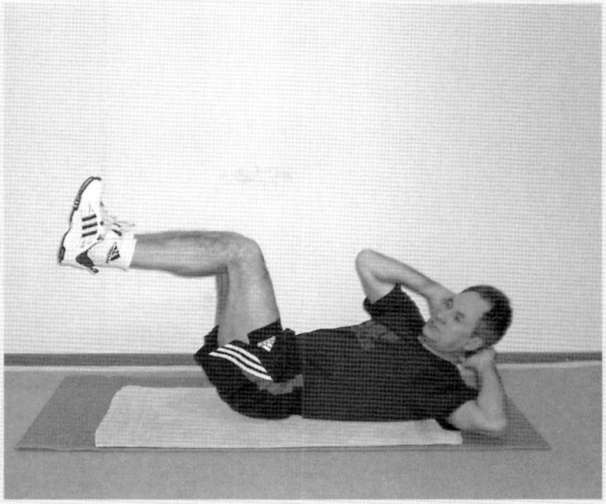
Foto 332

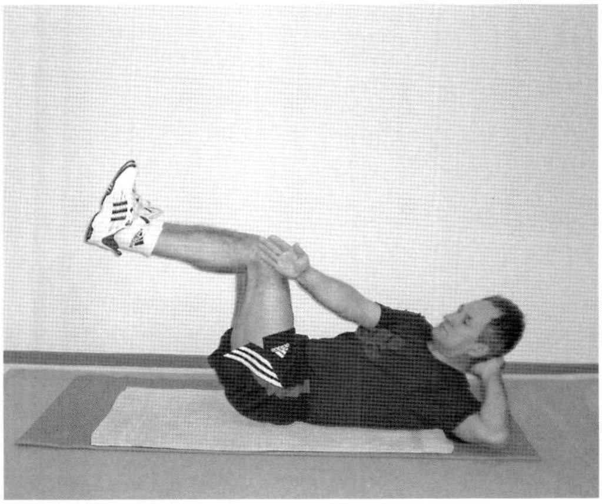
Foto 333

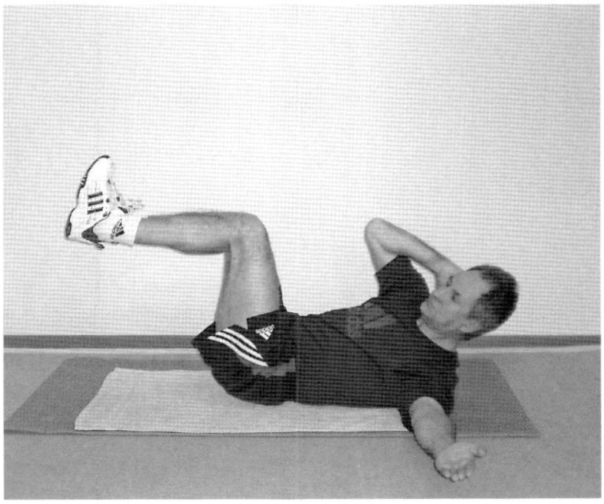
Foto 334

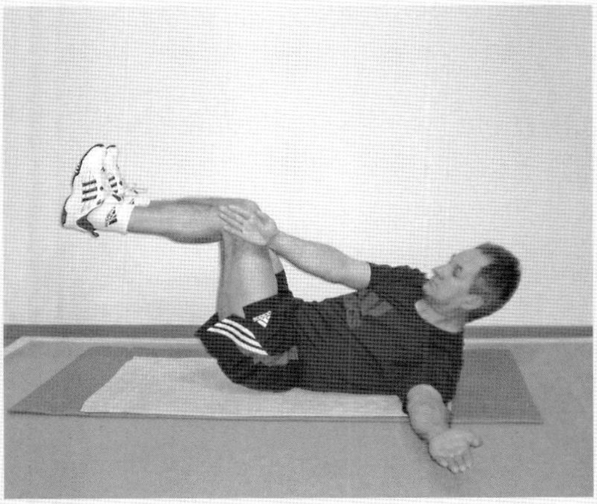
Foto 335

Ausgangsstellung	„Grundhaltung Rückenlage“, das linke Bein ist schräg nach vorn gestreckt.
Übungsausführung	Heben Sie Kopf, Schultergürtel und Arme an und führen Sie die Hände mit einer Drehung des Oberkörpers nach links nach vorn außen am linken Knie vorbei. Foto 336
Hinweis	Die Lendenwirbelsäule hat ständig Kontakt zum Boden. Der Blick bleibt nach vorn gerichtet.
Variation	Die Hände liegen am Hinterkopf. Führen Sie den rechten Ellenbogen in Richtung des linken Knies. Foto 337

Variationen	Die linke Hand liegt am Hinterkopf. Führen Sie die rechte Hand nach vorn außen am linken Knie vorbei. Foto 338 Der linke Arm ist in der Seitenhalteposition. Foto 339

Variationen	Die rechte Hand liegt am Hinterkopf. Der linke Arm ist in der Seitenhalteposition. Führen Sie den rechten Ellenbogen in Richtung des linken Knies. Foto 340 Der linke Arm ist in der Hochhalteposition. Foto 341

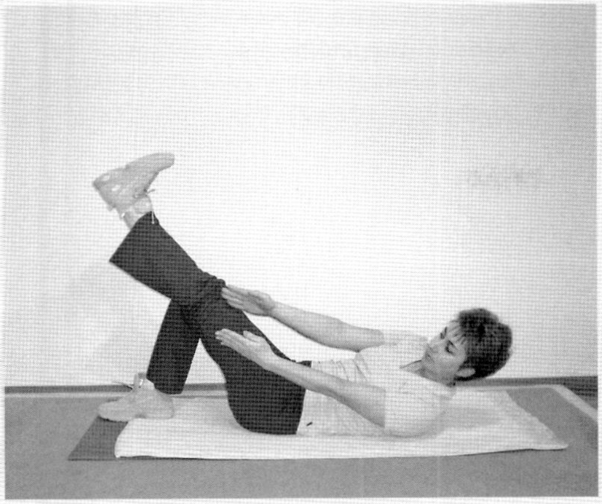
Foto 336

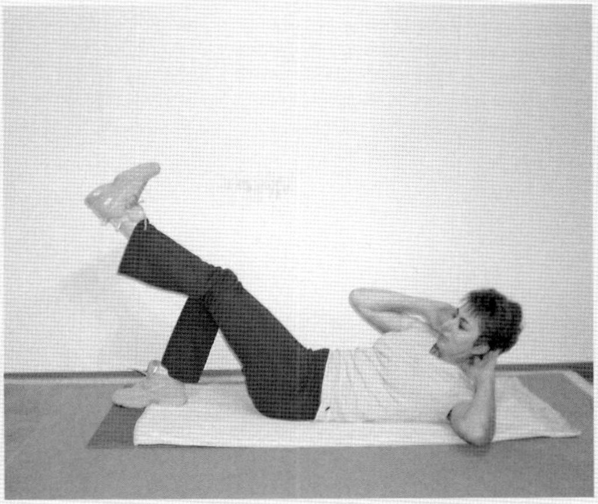
Foto 337

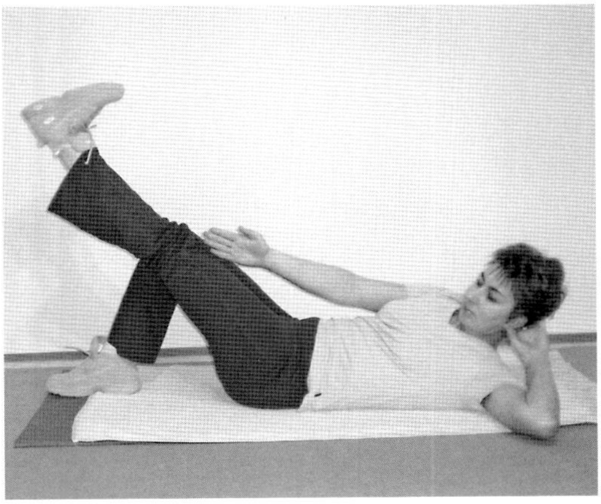
Foto 338

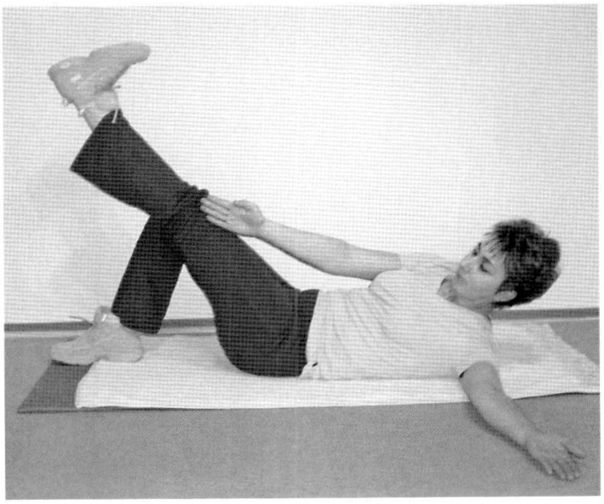
Foto 339

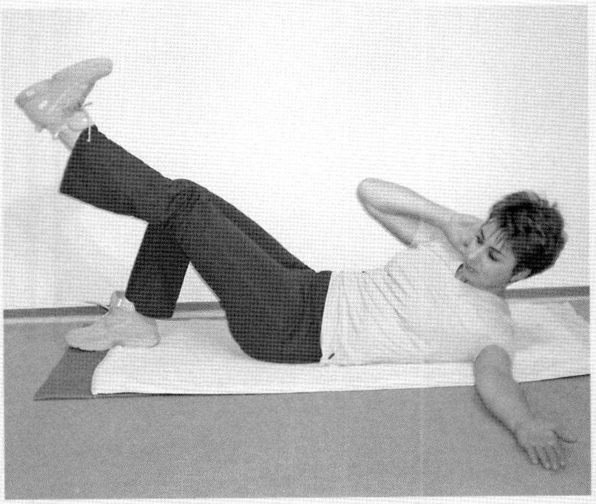
Foto 340

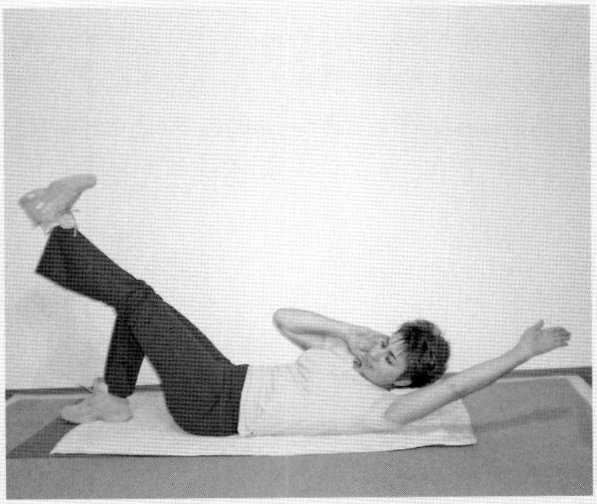
Foto 341

Ausgangsstellung	„Grundhaltung Rückenlage“, das linke Bein ist senkrecht nach oben gestreckt.
Übungsausführung	Heben Sie Kopf, Schultergürtel und Arme an und führen Sie die Hände mit einer Drehung des Oberkörpers nach links nach vorn außen am linken Knie vorbei. Foto 342
Hinweis	Die Lendenwirbelsäule hat ständig Kontakt zum Boden. Der Blick bleibt nach vorn gerichtet.
Variation	Die Hände liegen am Hinterkopf. Führen Sie den rechten Ellenbogen in Richtung des linken Knies. Foto 343

Variationen	Die linke Hand liegt am Hinterkopf. Foto 344 Der linke Arm ist in der Seitenhalteposition. Foto 345

Variationen	Die rechte Hand liegt am Hinterkopf. Der linke Arm ist in der Seitenhalteposition. Foto 346 Der linke Arm ist in der Hochhalteposition. Foto 347

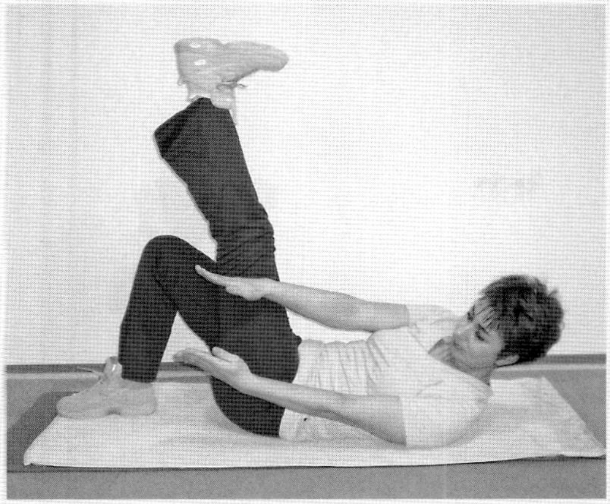
Foto 342

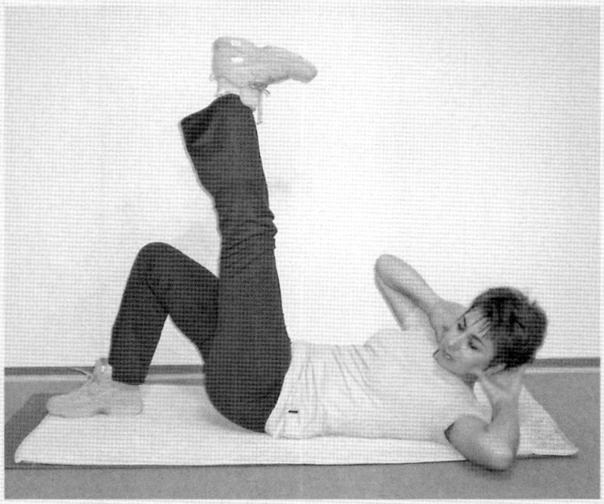
Foto 343

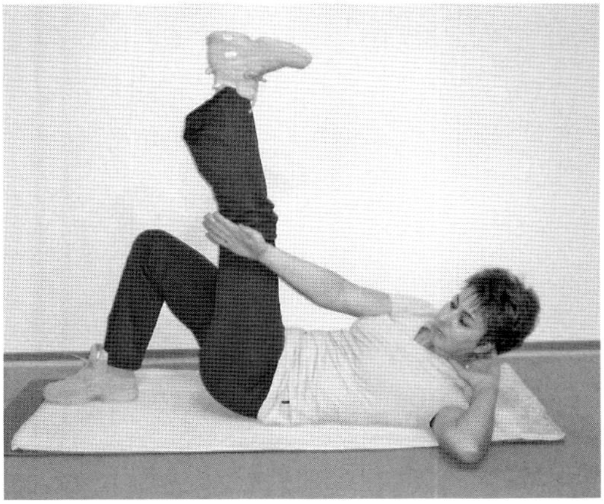
Foto 344

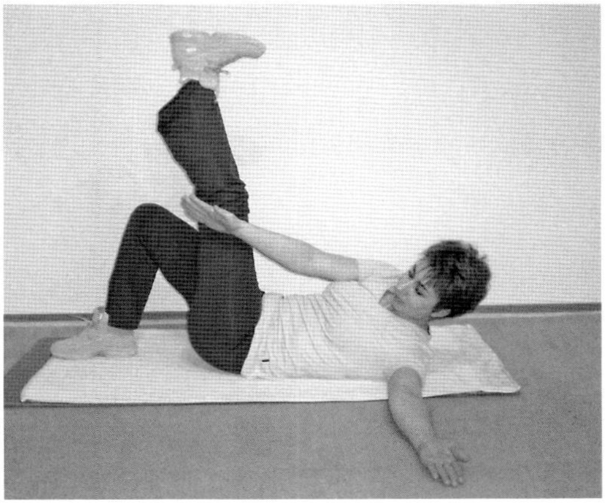
Foto 345

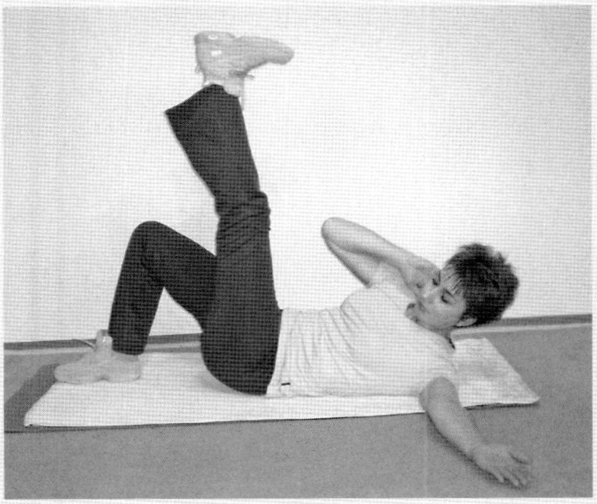
Foto 346

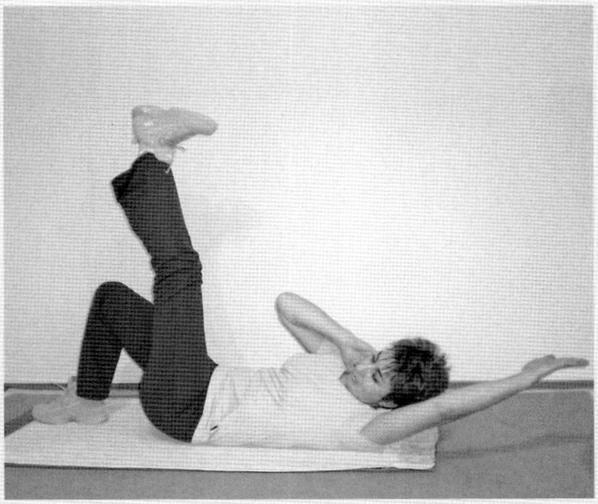
Foto 347

Ausgangsstellung	„Grundhaltung Rückenlage“, die Beine werden nacheinander senkrecht nach oben gestreckt.
Übungsausführung	Heben Sie Kopf, Schultergürtel und Arme an und führen Sie die Hände mit einer Drehung des Oberkörpers nach links nach vorn außen am linken Knie vorbei. Foto 348
Hinweis	Die Lendenwirbelsäule hat ständig Kontakt zum Boden. Der Blick bleibt nach vorn gerichtet.
Variationen	Die Hände liegen am Hinterkopf. Führen Sie den rechten Ellenbogen in Richtung des linken Knies. Die rechte Hand liegt am Hinterkopf. Der linke Arm ist in der Seitenhalteposition. Foto 349

Variationen	Die linke Hand liegt am Hinterkopf. Foto 350 Der linke Arm ist in der Vorhalteposition. Foto 351

Variationen	Der linke Arm ist in der Hochhalteposition. Foto 352, Foto 353

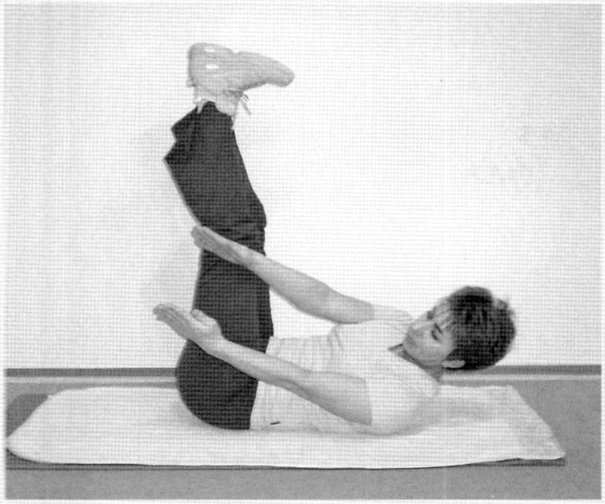
Foto 348

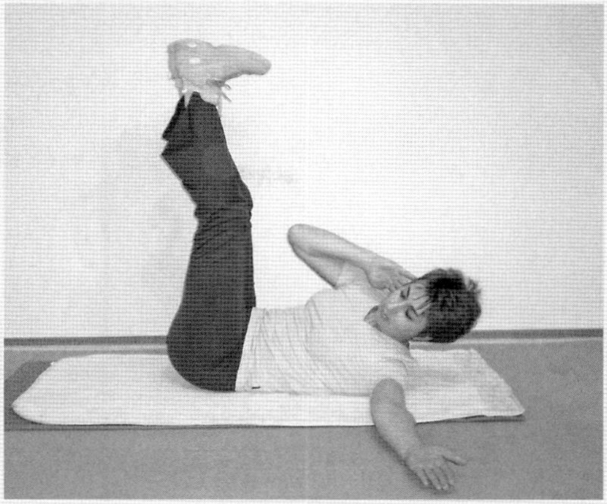
Foto 349

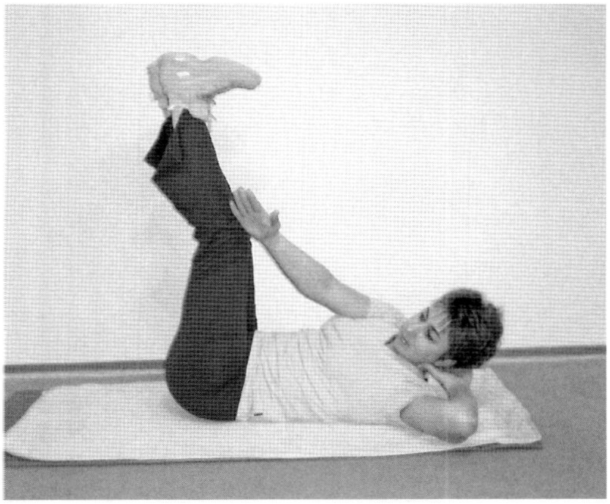
Foto 350

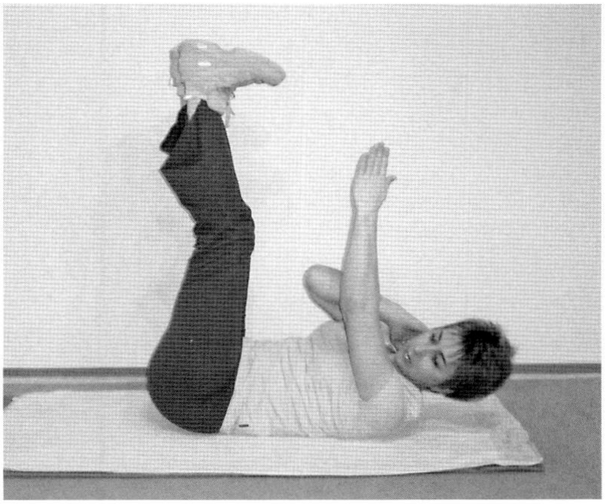
Foto 351

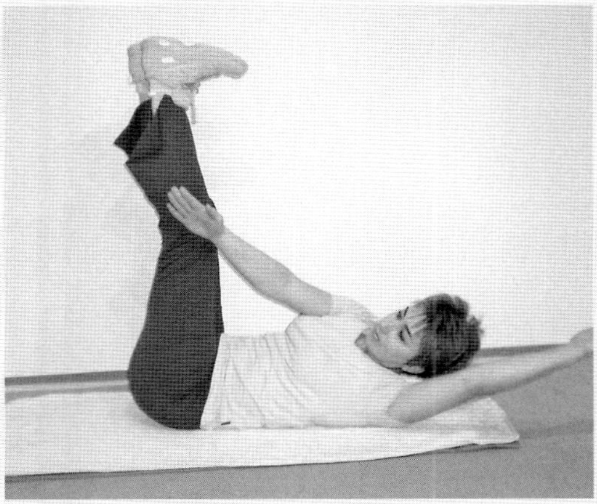
Foto 352

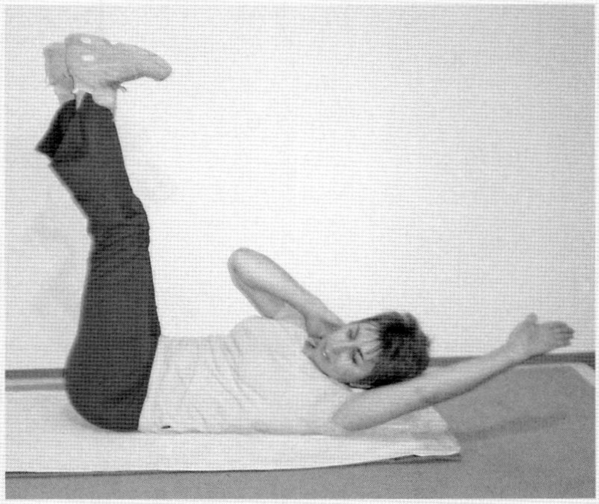
Foto 353

Ausgangsstellung	„Grundhaltung Rückenlage“, die Beine werden nacheinander senkrecht nach oben gestreckt und gespreizt.
Übungsausführung	Heben Sie Kopf, Schultergürtel und Arme an und führen Sie die Hände mit einer Drehung des Oberkörpers nach links nach vorn außen am linken Knie vorbei. Foto 354
Hinweis	Die Lendenwirbelsäule hat ständig Kontakt zum Boden. Der Blick bleibt nach vorn gerichtet.
Variation	Die Hände liegen am Hinterkopf. Führen Sie den rechten Ellenbogen in Richtung des linken Knies. Foto 355

Variation	Die rechte Hand liegt am Hinterkopf. Der linke Arm ist in der Seitenhalteposition. Führen Sie den rechten Ellenbogen in Richtung des linken Knies. Foto 356

Variation	Der linke Arm ist in der Hochhalteposition. Foto 357

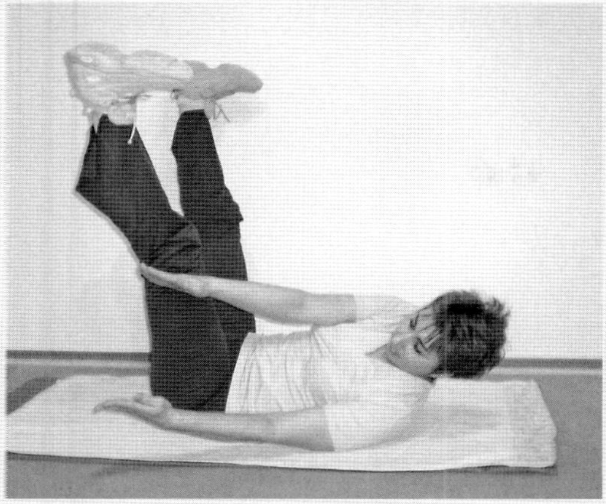
Foto 354

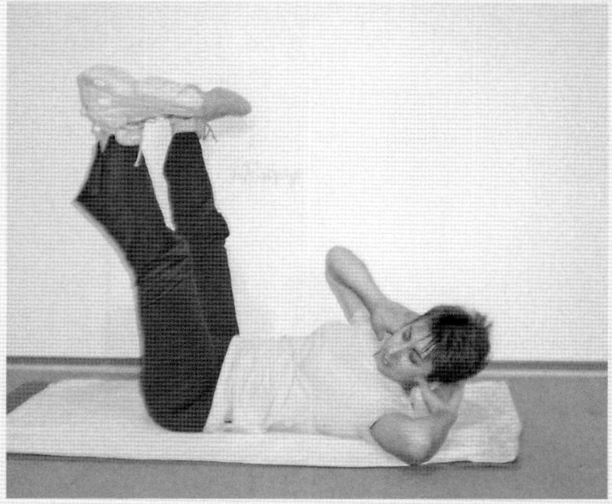
Foto 355

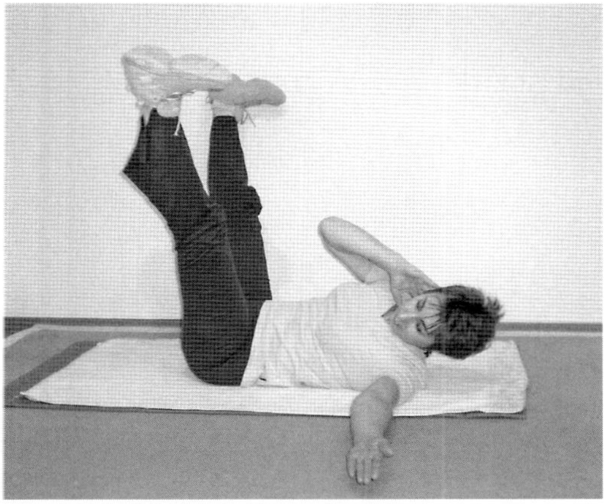
Foto 356

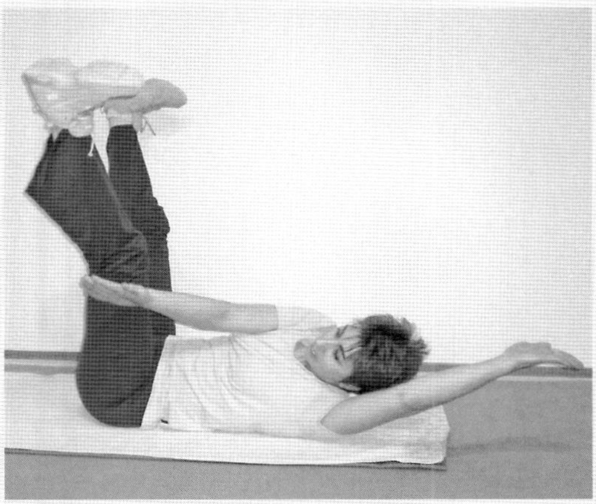
Foto 357

3.2.4 Die Übungen in der Seitenlage („Grundhaltung Seitenlage“, Seiten 54–55)

Ausgangsstellung	„Grundhaltung Seitenlage“, das untere Bein ist angewinkelt. Foto 358
Übungsausführung	Heben Sie Oberkörper, Kopf und Arme seitwärts an. Endposition halten. Foto 359
Hinweis	Kopf und Oberkörper direkt seitlich anheben. Oberkörper und Becken stabil halten. Blick bleibt nach vorn gerichtet.

Variationen	Die obere Hand liegt am Hinterkopf. Foto 360 Der obere Arm ist in der Vorhalteposition. Foto 361

Variation	Der untere Arm ist in der Vorhalteposition. Foto 362

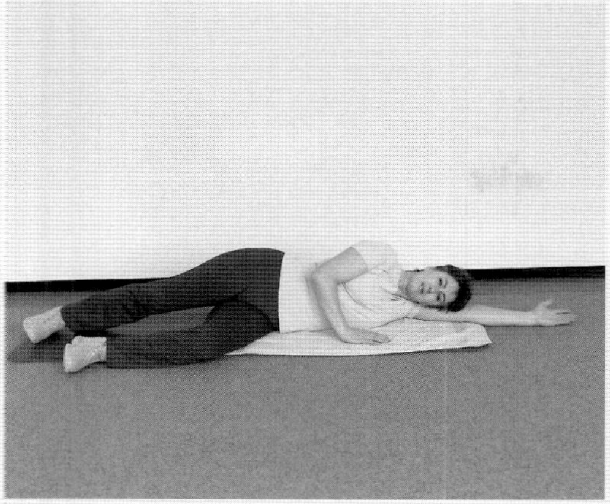
Foto 358

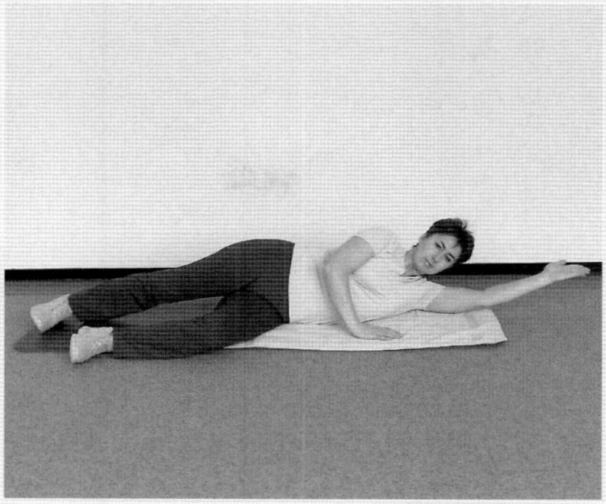
Foto 359

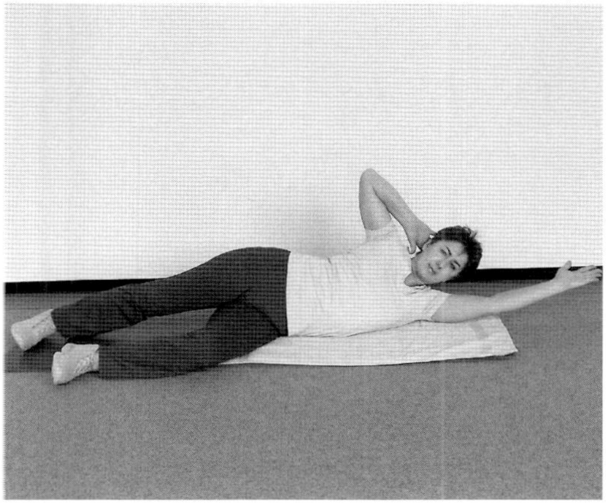
Foto 360

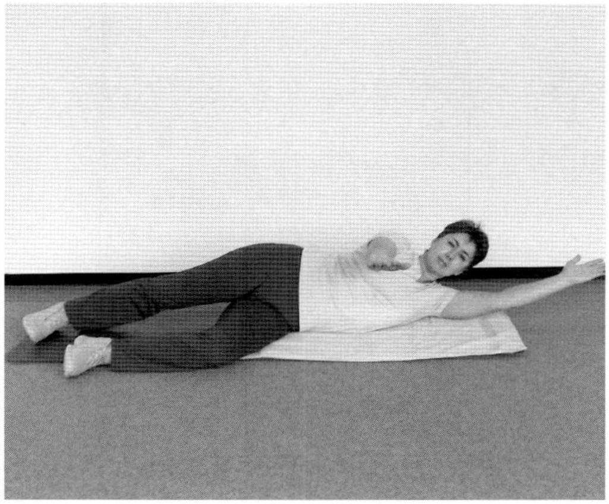
Foto 361

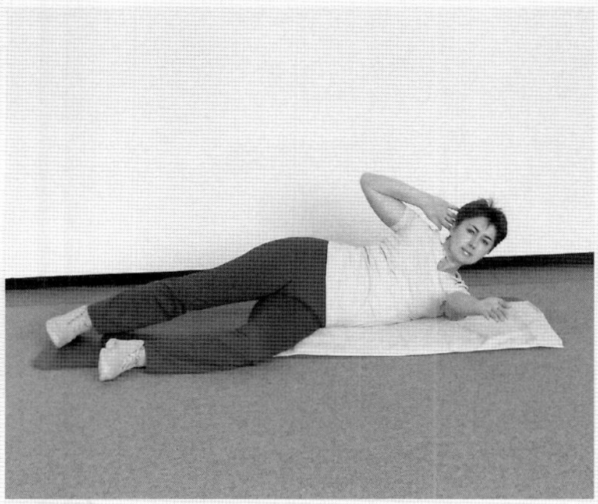
Foto 362

Ausgangsstellung	„Grundhaltung Seitenlage“, das untere Bein ist angewinkelt.
Übungsausführung	Heben Sie die Beine. Endposition halten. Foto 363
Hinweis	Kopf und Oberkörper direkt seitlich anheben. Oberkörper und Becken stabil halten. Blick bleibt nach vorn gerichtet.

Erleichterte Ausführung

Ausgangsstellung	„Grundhaltung Seitenlage“, das untere Bein ist angewinkelt, der Unterarm ist aufgestützt.
Übungsausführung	Heben Sie die Beine. Endposition halten. Foto 364
Variation	Heben und senken Sie beide Beine. Die Beine werden leicht auf- und abwärts bewegt. Foto 365

Variationen	Die obere Hand liegt am Hinterkopf. Foto 366 Der obere Arm ist in der Vorhalteposition. Foto 367 In der Endposition werden beide Beine gegeneinander gedrückt. Die isometrische Spannung halten.

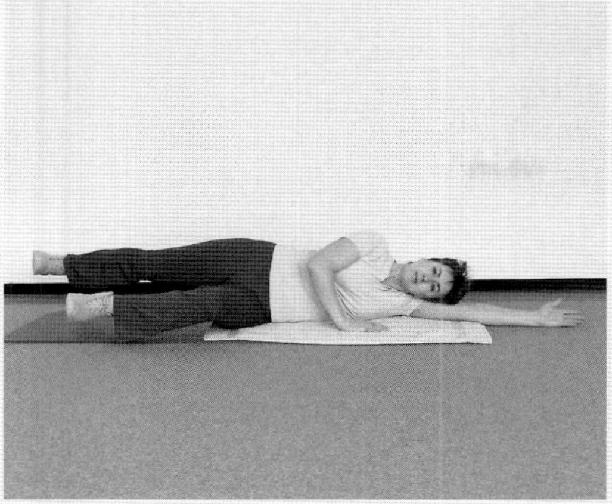
Foto 363

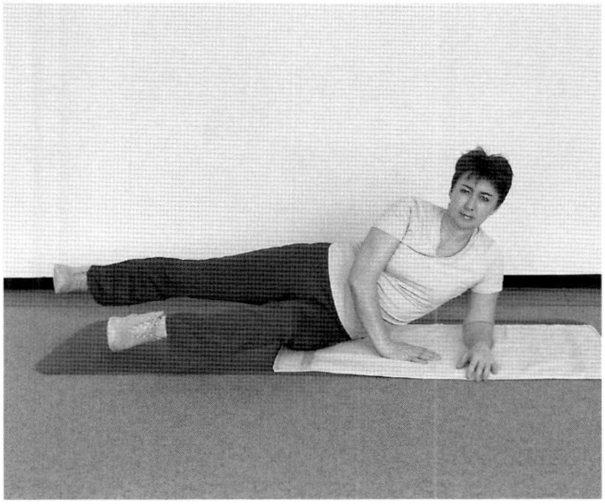
Foto 364

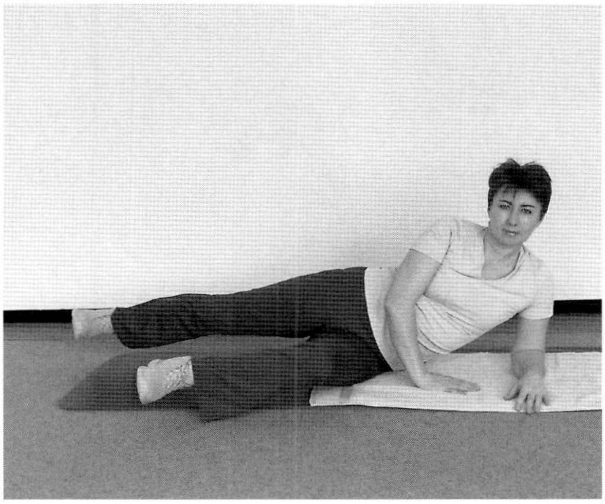
Foto 365

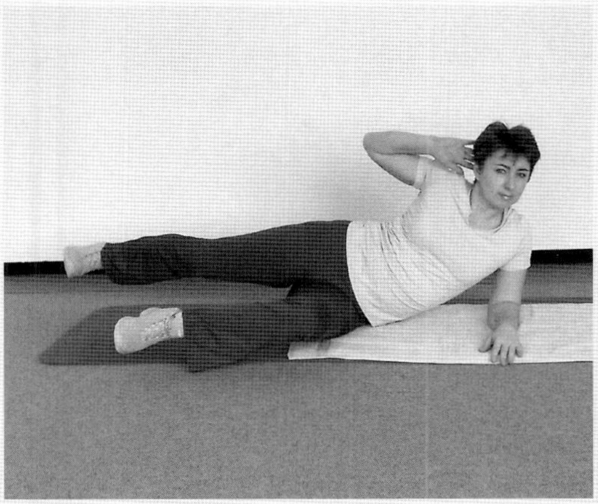
Foto 366

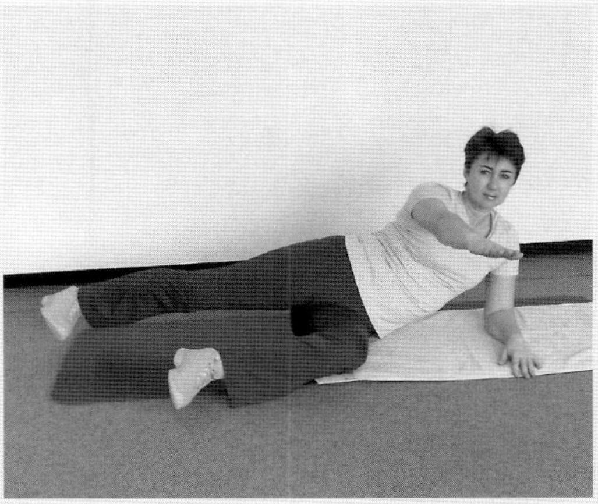
Foto 367

Ausgangsstellung	„Grundhaltung Seitenlage“, das untere Bein ist angewinkelt.
Übungsausführung	Heben Sie das obere Bein und gleichzeitig den Oberkörper und den Kopf seitwärts an. Endposition halten. Foto 368
Hinweis	Der untere Arm bleibt am Boden liegen. Kopf und Oberkörper direkt seitlich anheben. Oberkörper und Becken stabil halten.
Variation	Der untere Arm wird angehoben. Foto 369

Variationen	Die obere Hand liegt am Hinterkopf. Foto 370 Der obere Arm liegt auf dem ausgestreckten Oberschenkel und wird in Richtung des oberen Knies gezogen. Foto 371

Variationen	Der untere Arm wird angehoben. Foto 372 Die Arme liegen neben dem Körper. Die Arme ziehen in Richtung Füße. Die untere Hand liegt auf dem Bauch. Foto 373

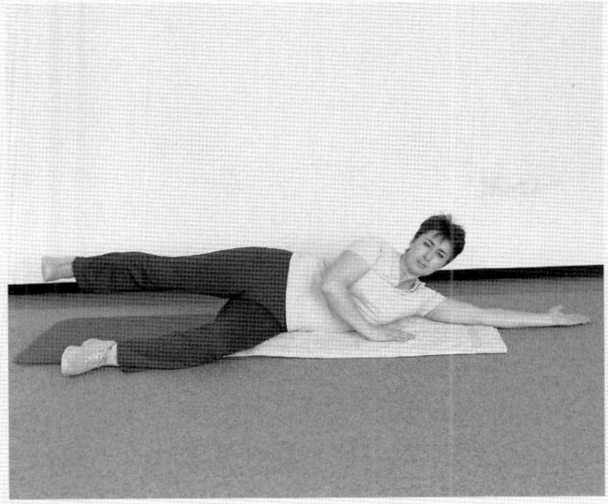
Foto 368

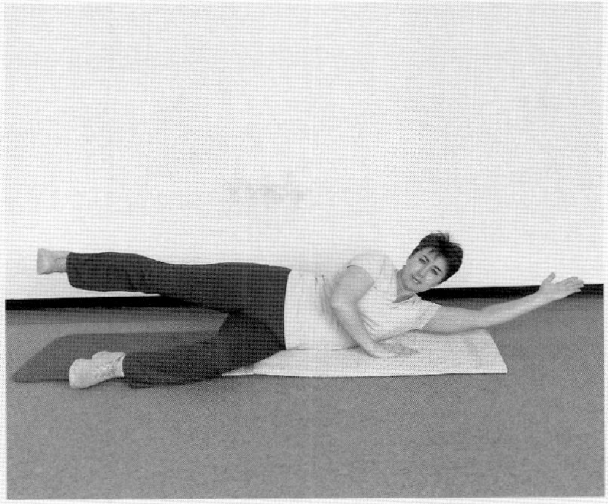
Foto 369

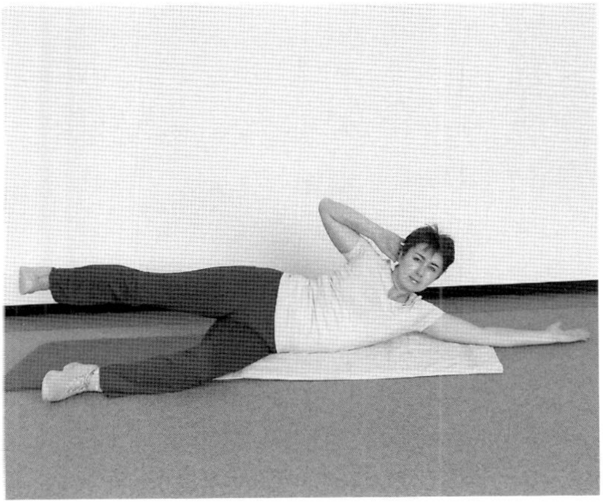
Foto 370

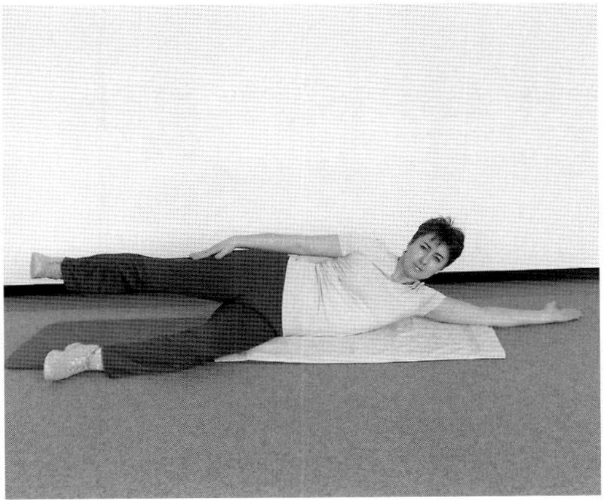
Foto 371

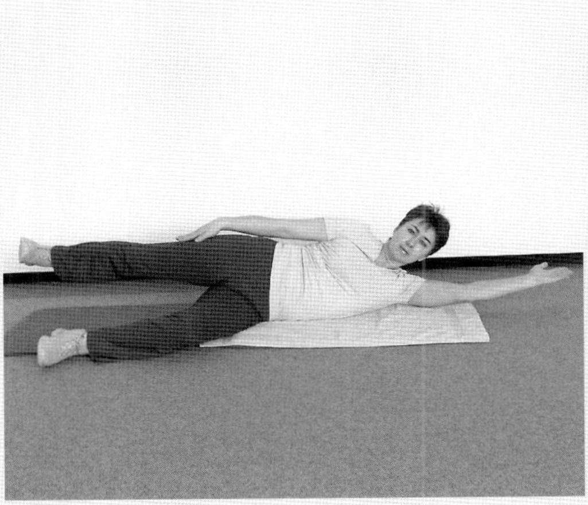
Foto 372

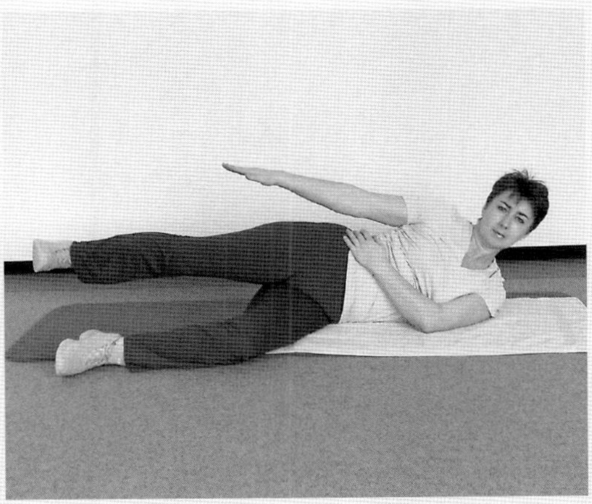
Foto 373

Ausgangsstellung	„Grundhaltung Seitenlage", das untere Bein ist angewinkelt.
Übungsausführung	Heben Sie beide Beine und gleichzeitig den Oberkörper und den Kopf seitwärts an. Endposition halten. Foto 374
Hinweis	Der untere Arm bleibt am Boden liegen. Kopf und Oberkörper direkt seitlich anheben. Oberkörper und Becken stabil halten.
Variation	Der untere Arm wird angehoben. Foto 375

Variationen	Die obere Hand liegt am Hinterkopf. Foto 376 Die Arme liegen neben dem Körper. Die Arme ziehen in Richtung Füße. Die untere Hand liegt auf dem Bauch. Foto 377

Variationen	Der obere Arm ist auf Schulterhöhe seitlich gestreckt. Foto 378 In der Endposition werden beide Beine gegeneinander gedrückt. Die isometrische Spannung halten.

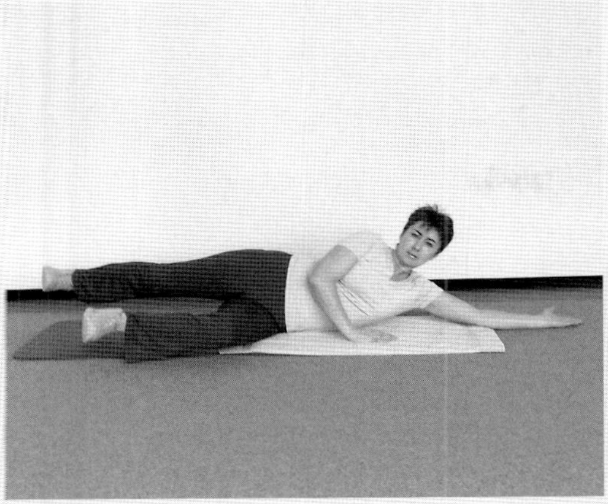
Foto 374

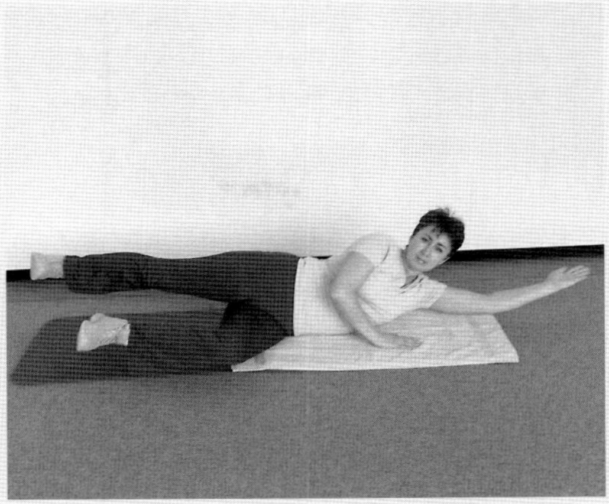
Foto 375

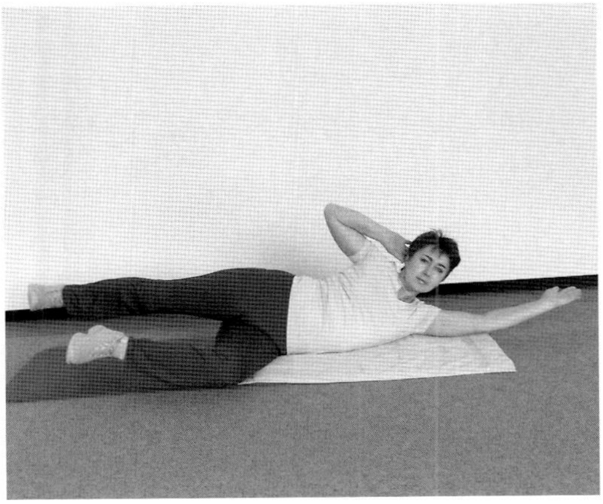
Foto 376

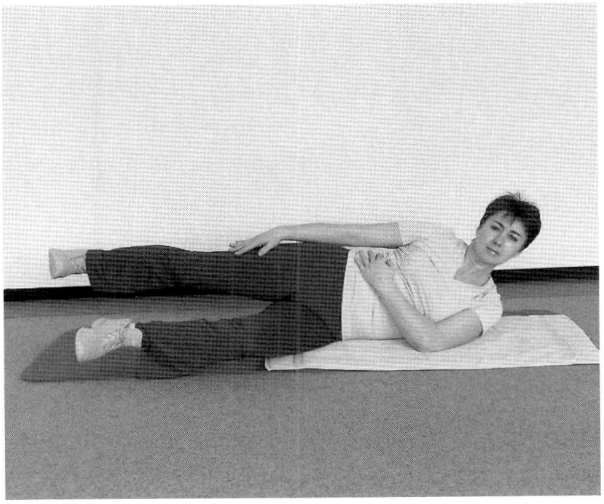
Foto 377

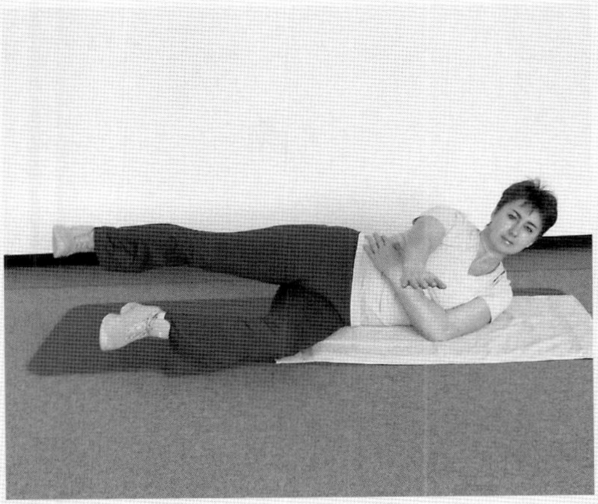
Foto 378

Ausgangsstellung	„Grundhaltung Seitenlage“, das untere Bein ist angewinkelt.
Übungsausführung	Heben Sie die Beine. Drücken Sie in der Endposition mit der bisher aufgestützten Hand gegen das Knie. Die isometrische Spannung halten. Foto 379
Hinweis	Blick bleibt nach vorn gerichtet.
Variation	Heben Sie beide Beine und gleichzeitig den Oberkörper und den Kopf seitwärts an. Endposition halten. Foto 380

Variationen	Der untere Arm wird angehoben. Die Beine werden leicht auf- und abwärts bewegt. Foto 381 Heben Sie die Beine. In der Endposition mit der bisher untenliegenden Hand gegen das Knie drücken. Der obere Arm zieht in Richtung Füße. Die isometrische Spannung halten. Foto 382

Variationen	Der obere Arm ist in der Vorhalteposition. Foto 383 Der obere Arm ist in der Hochhalteposition. Foto 384

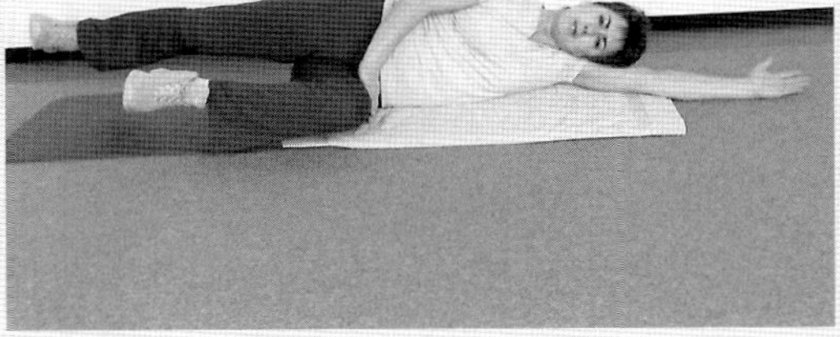
Foto 379

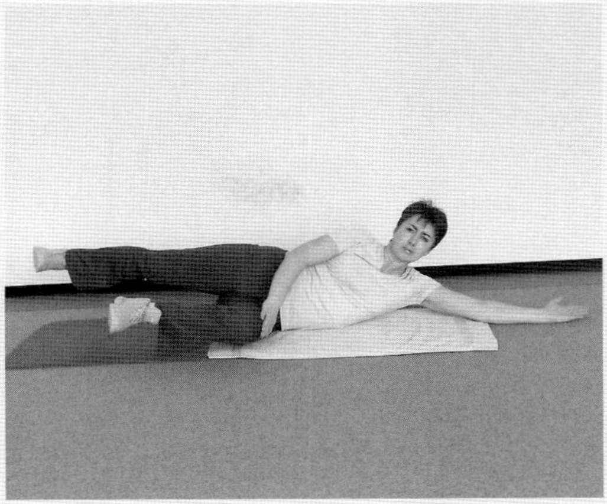
Foto 380

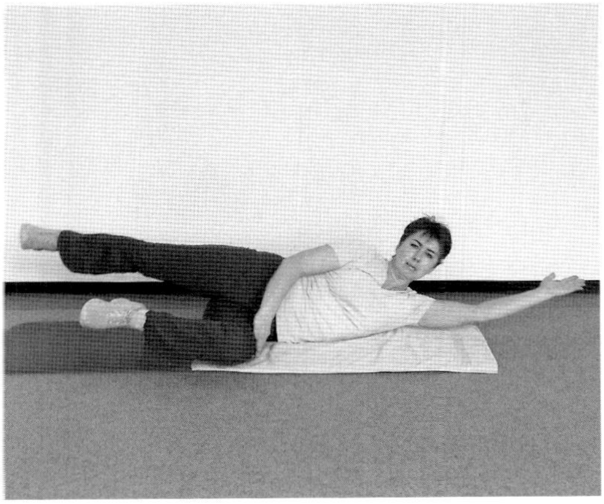
Foto 381

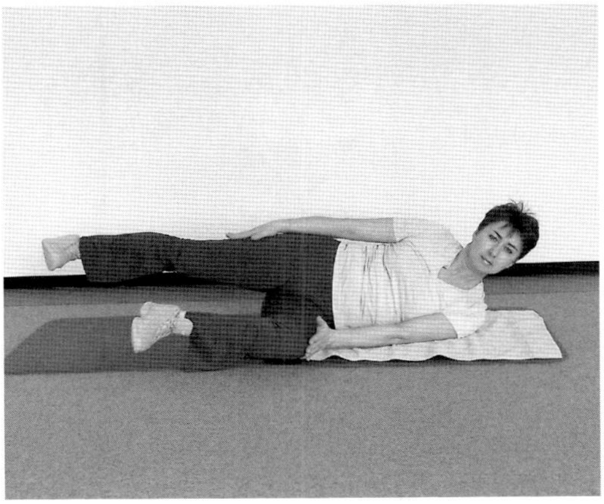
Foto 382

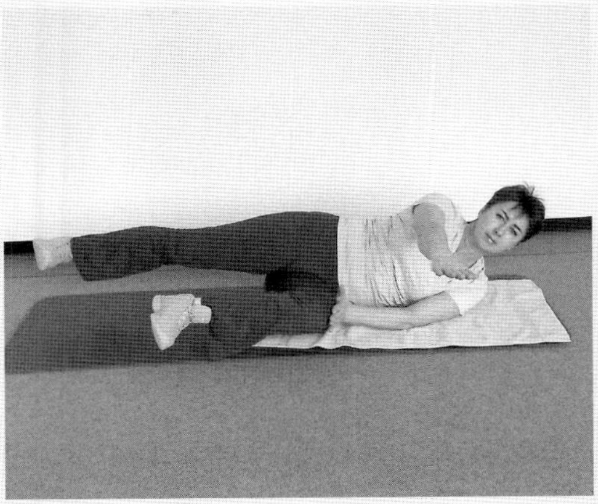
Foto 383

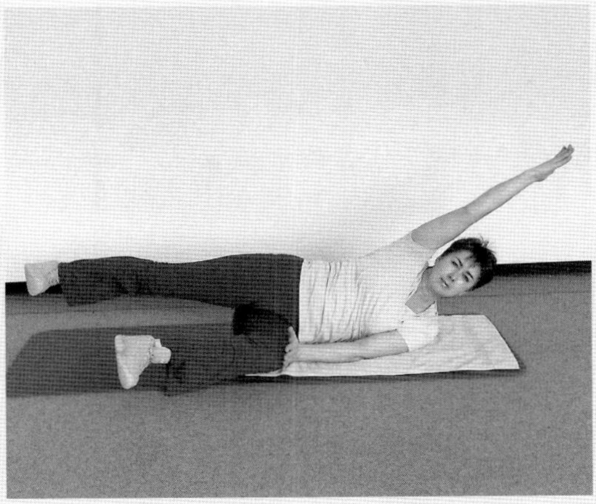
Foto 384

Ausgangsstellung	„Grundhaltung Seitenlage“ mit gestreckten Beinen.
Übungsausführung	Heben Sie Oberkörper, Kopf und Arme seitwärts an. Endposition halten. Foto 385
Hinweis	Kopf und Oberkörper direkt seitlich anheben. Oberkörper und Becken stabil halten. Blick bleibt nach vorn gerichtet.
Variation	Der obere Arm ist in der Vorhalteposition. Foto 386

Variationen	Der obere Arm zieht in Richtung Füße. Foto 387 Die obere Hand liegt am Hinterkopf. Foto 388

Variation	Der untere Arm ist in der Vorhalteposition. Foto 389

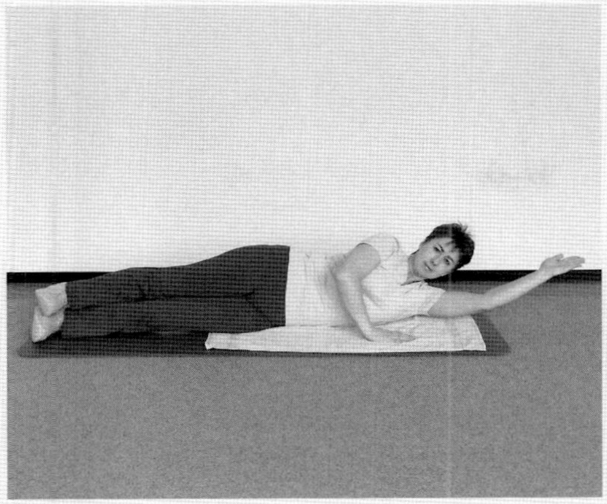

Foto 385

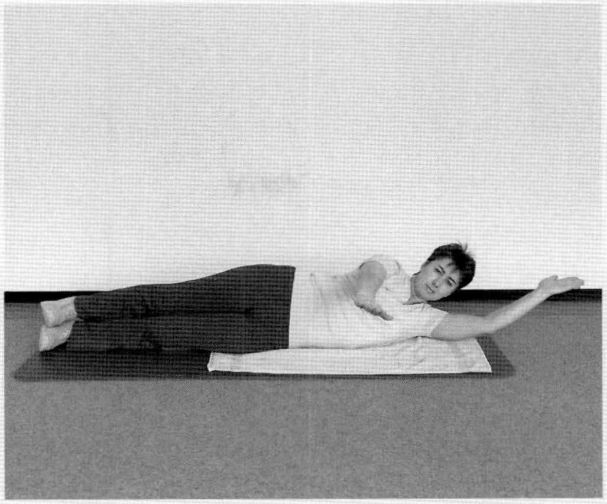

Foto 386

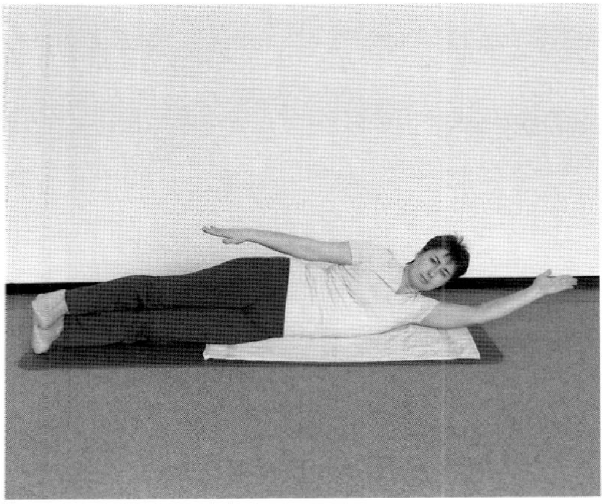

Foto 387

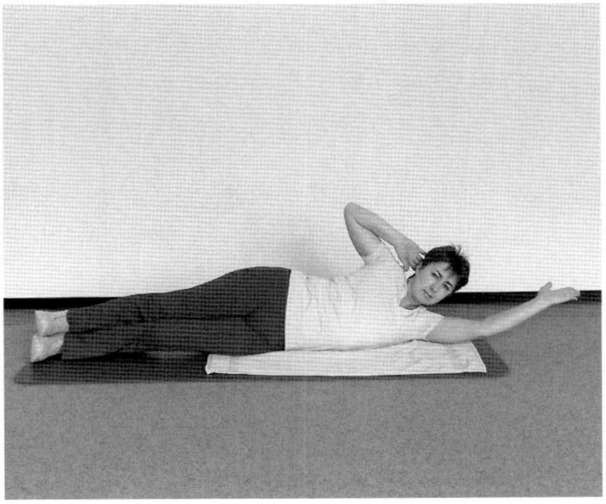

Foto 388

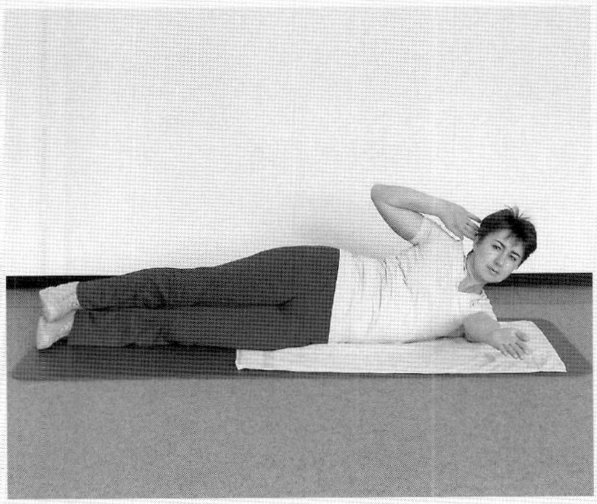

Foto 389

Ausgangsstellung	„Grundhaltung Seitenlage“ mit gestreckten Beinen.
Übungsausführung	Heben Sie die Beine. Endposition halten. Foto 390
Hinweis	Blick bleibt nach vorn gerichtet.
Variationen	Unterarmstütz in der Seitenlage. Heben und senken Sie beide Beine. Die Beine werden leicht auf- und abwärts bewegt. Die obere Hand liegt am Hinterkopf. Der obere Arm ist in der Vorhalteposition. Foto 391 In der Endposition werden beide Beine gegeneinander gedrückt. Die isometrische Spannung halten.

Ausgangsstellung	„Grundhaltung Seitenlage“ mit gestreckten Beinen.
Übungsausführung	Heben Sie die Beine und gleichzeitig den Oberkörper und den Kopf seitwärts an. Heben Sie den unteren Arm an. Endposition halten. Foto 392
Hinweis	Der untere Arm bleibt am Boden liegen. Kopf und Oberkörper direkt seitlich anheben. Oberkörper und Becken stabil halten.
Variation	Die obere Hand liegt am Hinterkopf. Foto 393

Variationen	Die untere Hand liegt auf dem Bauch. Die Arme liegen neben dem Körper. Die Arme ziehen in Richtung Füße. Foto 394 Die Arme sind in Hochhalteposition. Foto 395

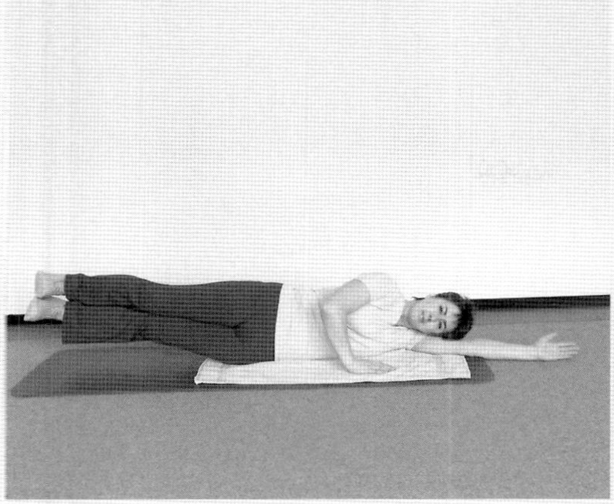
Foto 390

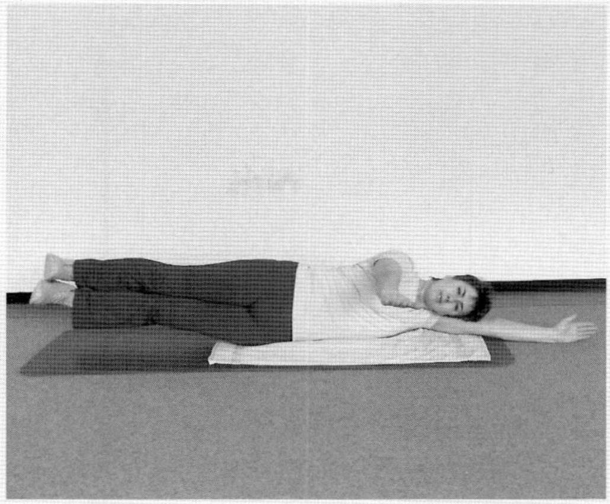
Foto 391

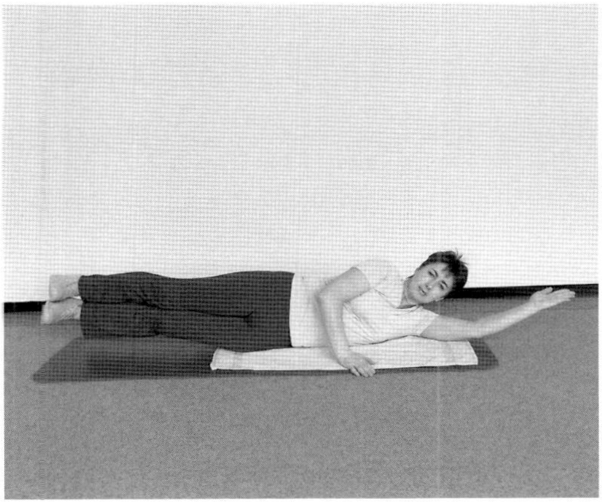
Foto 392

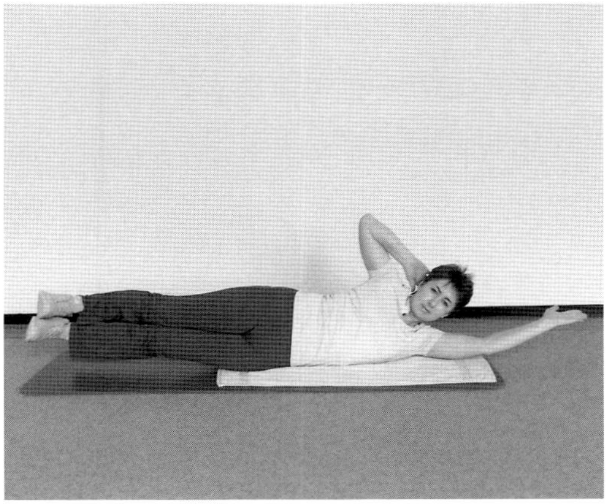
Foto 393

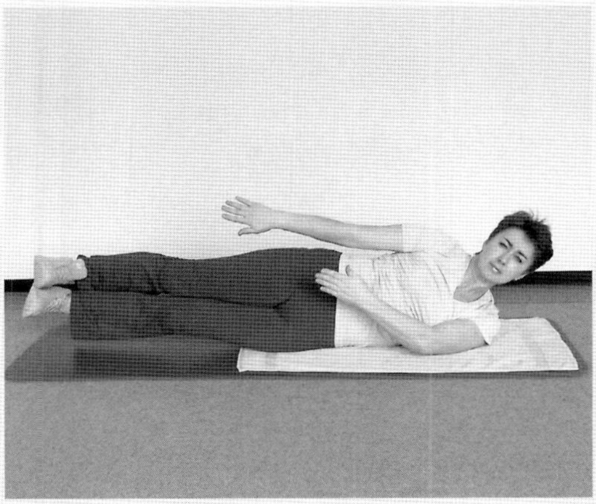
Foto 394

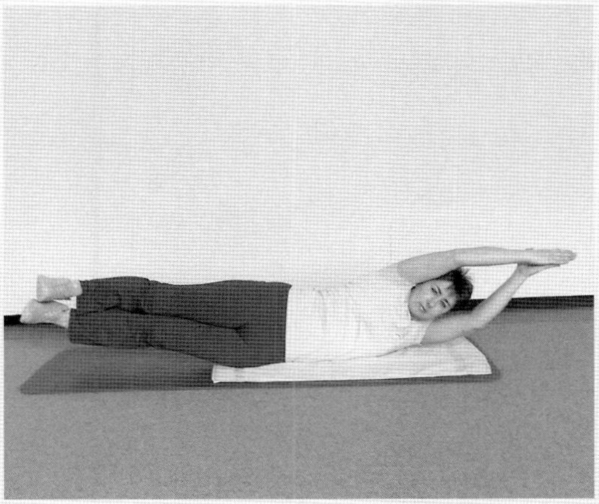
Foto 395

Ausgangsstellung	„Grundhaltung Seitenlage“ mit gestreckten Beinen. Die Arme liegen neben dem Körper.
Übungsausführung	Heben und beugen Sie das obere Bein. Drücken Sie in der Endposition mit der bisher untenliegenden Hand gegen das Knie. Der obere Arm zieht in Richtung Füße. Die isometrische Spannung halten. Foto 396
Hinweis	Oberkörper und Becken stabil halten. Blick bleibt nach vorn gerichtet.
Variationen	Der obere Arm ist auf Schulterhöhe seitlich gestreckt. Der obere Arm ist in der Hochhalteposition. Foto 397

Ausgangsstellung	„Grundhaltung Seitenlage“ mit gestreckten Beinen.
Übungsausführung	Beugen und legen Sie das obere Bein im 90°-Winkel über das gestreckte untere Bein ab. Heben Sie Oberkörper, Kopf und Arme seitwärts an. Heben Sie den unteren Arm an. Endposition halten. Foto 398
Hinweis	Kopf und Oberkörper direkt seitlich anheben. Oberkörper und Becken stabil halten. Blick bleibt nach vorn gerichtet.
Variation	Der untere Arm wird angehoben. Foto 399

Variationen	Die obere Hand liegt am Hinterkopf. Foto 400 Der obere Arm ist in der Vorhalteposition. Foto 401 Der untere Arm ist in der Vorhalteposition.

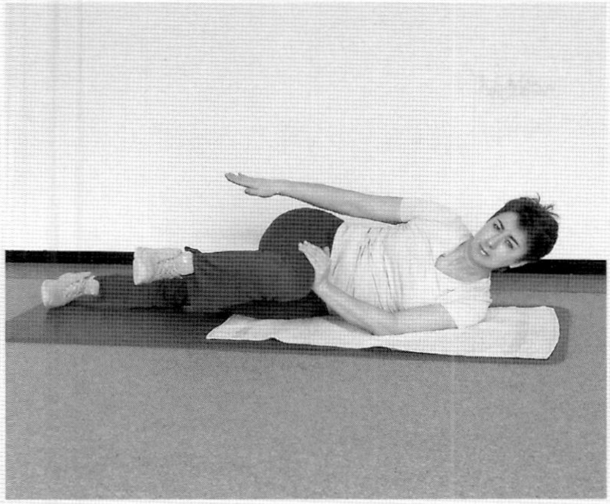
Foto 396

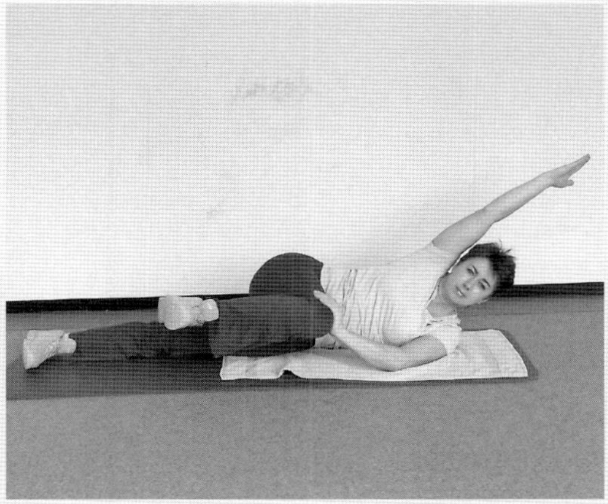
Foto 397

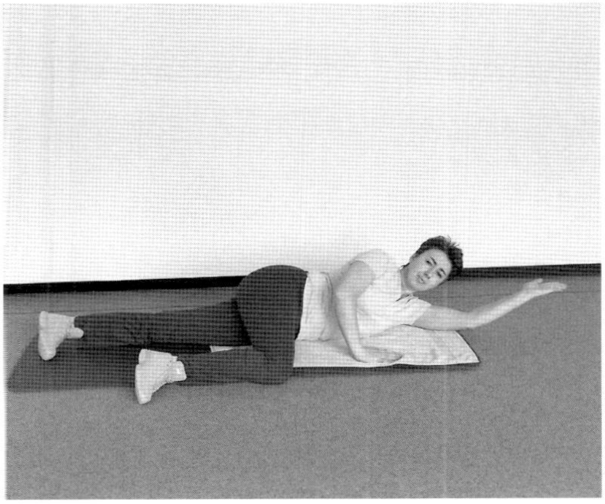
Foto 398

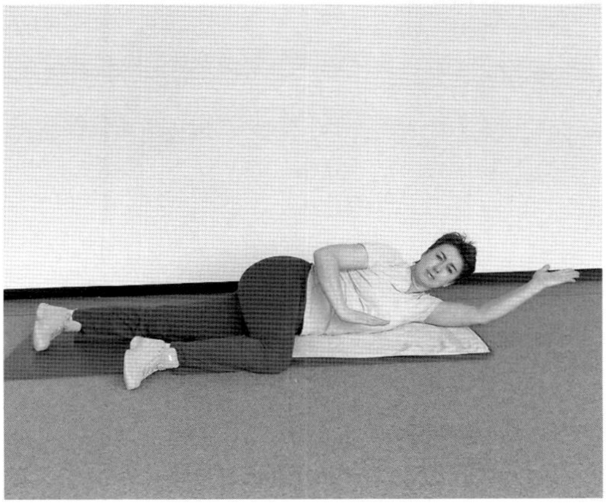
Foto 399

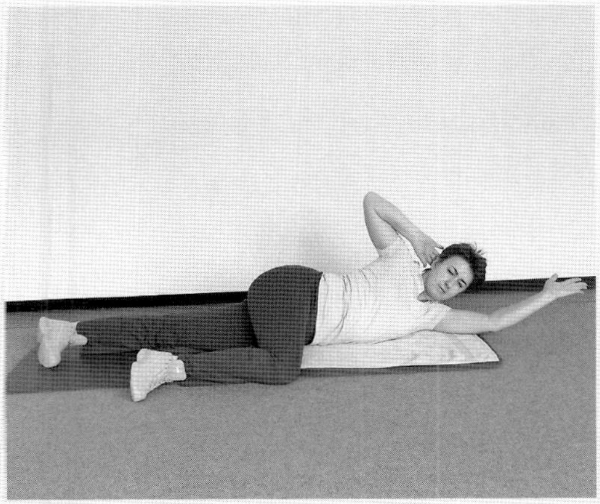
Foto 400

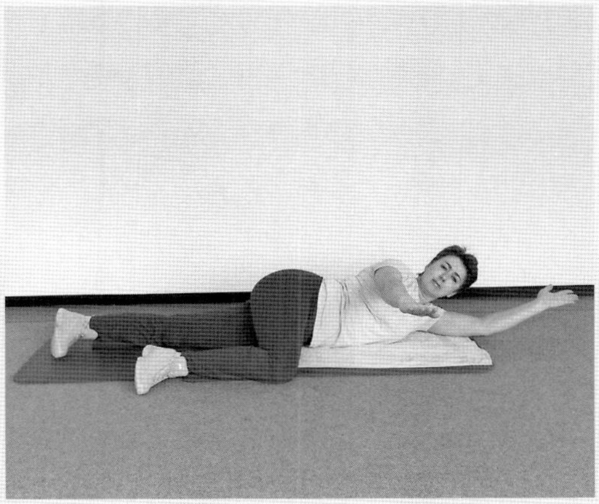
Foto 401

Ausgangsstellung	„Grundhaltung Seitenlage“ mit gestreckten Beinen.
Übungsausführung	Beugen und legen Sie das obere Bein im 90°-Winkel über das gestreckte untere Bein ab. Heben Sie die Beine. Endposition halten. Foto 402
Hinweis	Blick bleibt nach vorn gerichtet.
Variationen	Heben und senken Sie beide Beine. Die Beine werden leicht auf- und abwärts bewegt. Der untere Arm wird angehoben. Foto 403 Die obere Hand liegt am Hinterkopf.

Ausgangsstellung	„Grundhaltung Seitenlage“ mit gestreckten Beinen.
Übungsausführung	Beugen und legen Sie das obere Bein im 90°-Winkel über das gestreckte untere Bein ab. Heben Sie das untere Bein und gleichzeitig den Oberkörper und den Kopf seitwärts an. Endposition halten.
Hinweis	Der untere Arm bleibt am Boden liegen. Kopf und Oberkörper direkt seitlich anheben. Oberkörper und Becken stabil halten.
Variationen	Die obere Hand liegt am Hinterkopf. Foto 404 Der obere Arm ist in der Vorhalteposition. Foto 405

Variationen	Die obere Hand liegt am Hinterkopf. Die untere Hand liegt auf dem Bauch. Foto 406 Die Arme liegen neben dem Körper. Die Arme ziehen in Richtung Füße. Foto 407

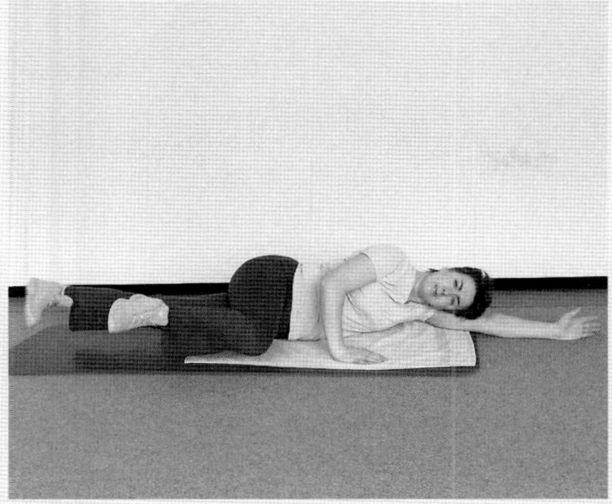
Foto 402

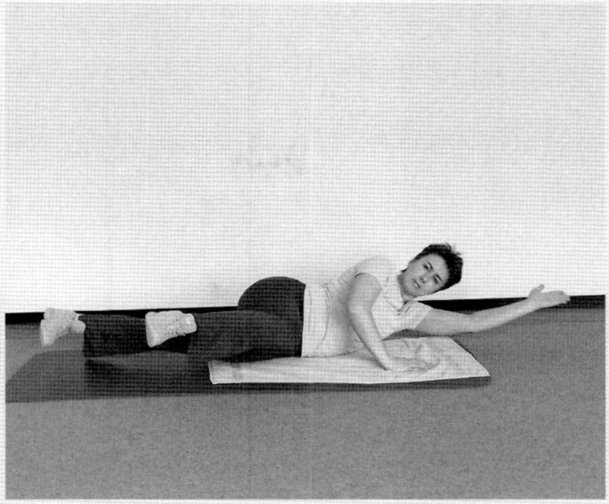
Foto 403

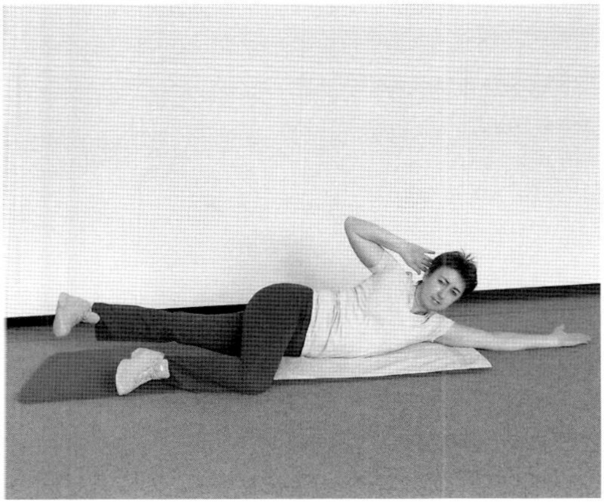
Foto 404

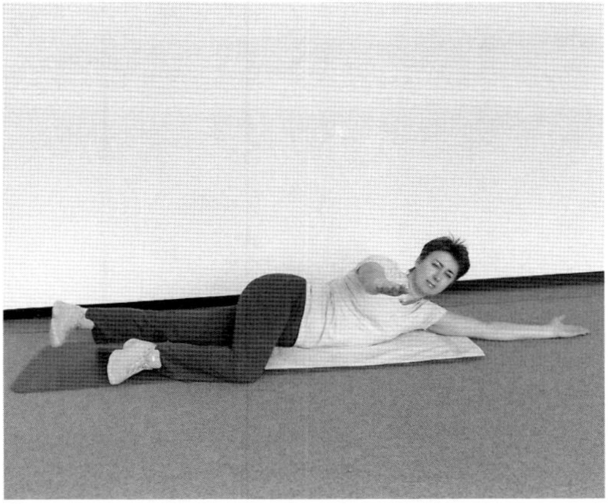
Foto 405

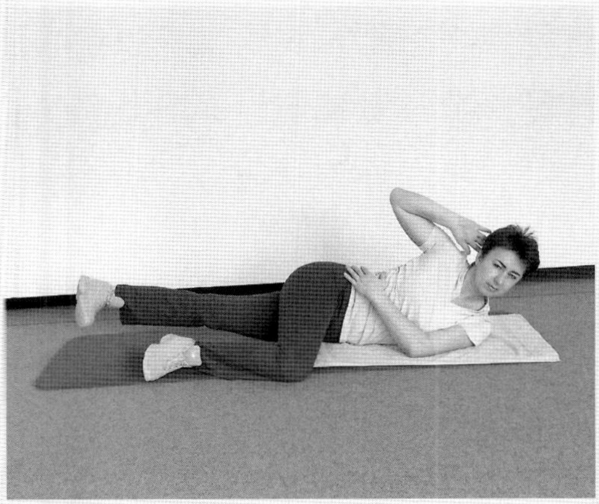
Foto 406

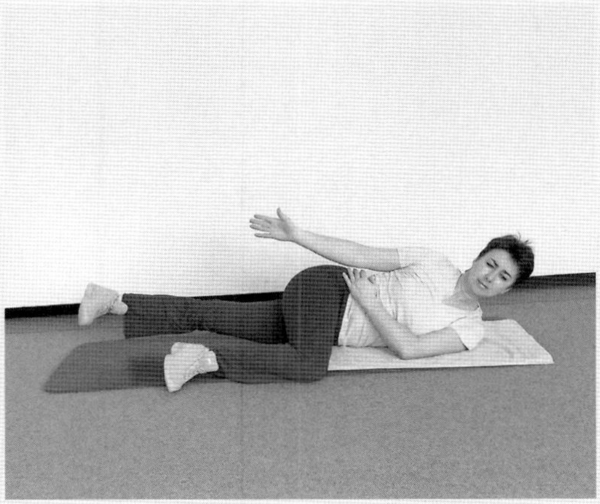
Foto 407

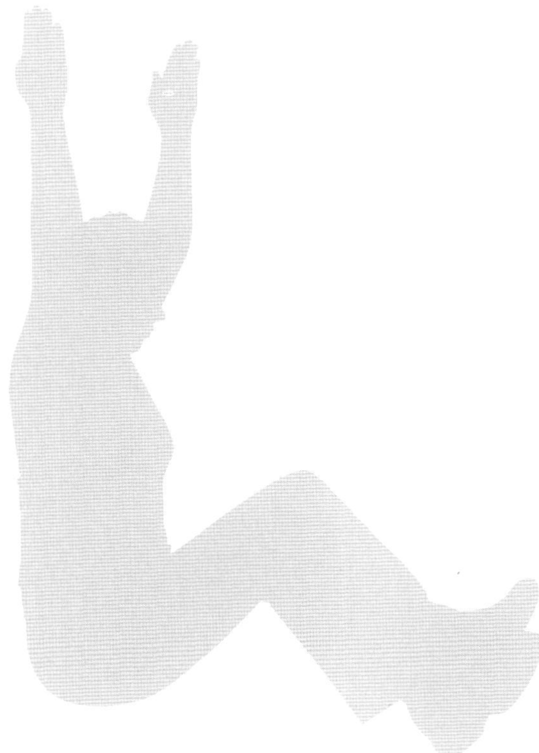

4 Dehnübungen

4.1 Zur Ausführung der Dehnübungen

Ein intensives, gutes Training ist ohne gründliches Aufwärmen und Dehnen nicht möglich. Beweglichkeit und Geschmeidigkeit sind Faktoren, die das körperliche Wohlbefinden stark beeinflussen. Dehnen ist eine einfache, aber wirkungsvolle Methode, die Beweglichkeit zu steigern. Stretching macht die Muskeln geschmeidiger und belastbarer.

Dehnübungen sind ein wichtiger Ausgleich zur Muskelkräftigung. Kraft und Kondition verbessert Dehnbarkeit nämlich nicht. Sie aber schafft die Voraussetzung für ein erfolgreiches Training. Dehnen beugt Sportverletzungen und Sportschäden vor, da verkürzte und schlecht dehnbare Muskeln das Risiko für Zerrungen und Muskelfaserrisse erhöhen.

Muskeldehntraining dient der Vermeidung und dem Abbau muskulärer Dysbalancen, der Verbesserung der Entspannungsfähigkeit des Muskels und der Beschleunigung der Regeneration.

Besonders im fortgeschrittenen Alter kommt es neben anderen Veränderungen auch zu Verkürzungen der Muskulatur. Daher gilt: Wer sich regelmäßig dehnt, hält die Muskeln elastisch und bleibt im Alltag beweglicher.

* Je nach Trainingsziel kann vor, während und/oder nach der Muskelkräftigung gedehnt werden. Warme Muskeln lassen sich leichter dehnen.
* Dehnungspositionen vor den Kraftübungen ca. 2 bis 3, max. 6 bis 8 Sekunden halten.
* Dehnungspositionen während und/oder nach den Kraftübungen ca. 18 bis 20, max. 30 bis 40 Sekunden halten.
* Die Übungen ca. 3- bis 5-mal und mindestens 2-mal für beide Körperseiten durchführen.
* Je nach Trainingsziel kann sanft oder intensiv gedehnt werden.
* Dehnen Sie mindestens 2- bis 3-mal pro Woche. Nur regelmäßiges Dehnen bringt den erwünschten Erfolg.
* Wenn die wahrgenommene Spannung im Muskel durch das Dehnen nachlässt, können Sie die Dehnung ein wenig verstärken.
* Das Dehngefühl sollte jederzeit als angenehm wahrgenommen werden.
* Die Muskulatur kann auf unterschiedliche Weise gedehnt werden.
  In der Sportpraxis gibt es verschiedene Dehntechniken: dynamisch oder statisch, aktiv oder passiv. Durchgesetzt haben sich heute vor allem die passiv-statische Dehnung („Stretching“) und die Dehnung nach isometrischer Anspannung (AED- oder CHRS-Methode).

Dynamisches Dehnen: langsame und kontrollierte Dehnbewegungen durch vorsichtiges und behutsames Wippen, Federn und Schwingen. Sie intensivieren die Dehnung durch sanfte dynamische Bewegungen mit kleiner Bewegungsamplitude in der Endposition.

Aktives Dehnen: Die Dehnung erfolgt durch Anspannung des Antagonistenmuskels.

Passiv-statisches Dehnen: Dies wird auch als Stretching bezeichnet. Das Dehnen ist eine ganz einfache Technik, die Ihnen hilft, sich besser zu fühlen. Es ist sanft und entspannend.
Den Muskel langsam und kontrolliert in eine sanfte Dehnstellung bringen, bis ein leichtes Spannungsgefühl auftritt, und dort die Dehnposition halten. Dehndauer: ca. 15 bis 30 Sekunden.
Wiederholungszahl: mindestens 2-mal, höchstens 3-mal.

Anspannungs-Entspannungs-Dehnen (AED- oder CHRS-Methode): Diese Dehnmethode besteht aus den drei oben genannten Phasen. Die Muskulatur anspannen, die Spannung 6 bis 10 Sekunden halten, den Muskel 2 bis 3 Sekunden ruhen lassen und die Muskulatur nach der passiv-statischen Dehntechnik (ca. 15 bis 30 Sekunden) dehnen. Wiederholungszahl: mindestens 2-mal.

4.2 Dehnübungen

Ausgangsstellung	„Grundhaltung Sitzen“ oder „Grundhaltung Stehen“, die Arme hängen locker seitlich am Körper herunter.
Übungsausführung	Neigen Sie nun den Kopf nach vorn. Foto 408
Hinweise	Bewegen Sie den Kopf ganz langsam. Die Körperhaltung ist aufrecht.
Variation	Zur Verstärkung der Dehnung legen Sie Ihre Fingerspitzen auf den oberen Nacken bzw. die Schädelbasis zu beiden Seiten der Wirbelsäule. Schieben Sie Ihren Kopf sanft mit den Fingern nach unten. Foto 409
Muskulatur	Hintere Hals-Nacken-Muskulatur Abb. 4
Funktion	Rückenstreckmuskulatur der HWS: HWS strecken, Kopf halten.
Lage	Tiefliegend im Nacken-Bereich, entlang der Wirbelsäule.

Ausgangsstellung	„Grundhaltung Sitzen“ oder „Grundhaltung Stehen“, die Arme hängen locker seitlich am Körper herunter.
Übungsausführung	Neigen Sie nun den Kopf zur linken Schulter. Foto 410
Hinweise	Die Schultern ruhig halten und nicht hochziehen. Der Blick ist geradeaus gerichtet und Sie müssen Ihre beiden Ohren im Spiegel sehen.
Variation	Zur Verstärkung der Dehnung führen Sie den linken Arm zur rechten, oberen Kopfhälfte und ziehen Sie den Kopf behutsam zur Seite. Schieben Sie Ihren anderen Arm aktiv in Richtung Boden. Foto 411
Muskulatur	Seitliche Hals-Nacken-Muskulatur.
Funktion	Schulterblattheber: Kopf zur Seite neigen, Schulterblatt heben Kapuzenmuskel (M. trapezius), Abb.5: Schulterblatt heben, Schulterblätter zur WS ziehen, Kopf zur Gegenseite drehen, Schulterblätter senken, drehen.
Lage	Tiefliegend am Schulter-Nacken-Bereich. Oberflächlich liegend am oberen Rücken und im Nacken-Bereich.

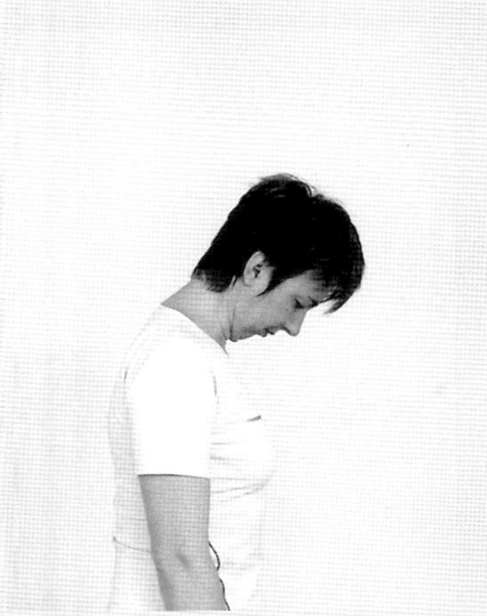
Foto 408

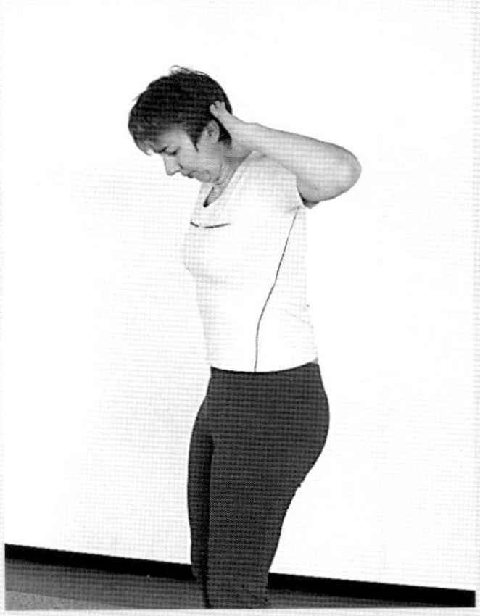
Foto 409

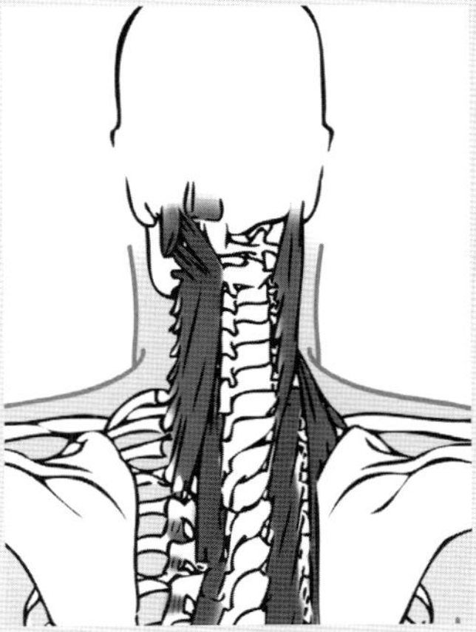
Abb. 4

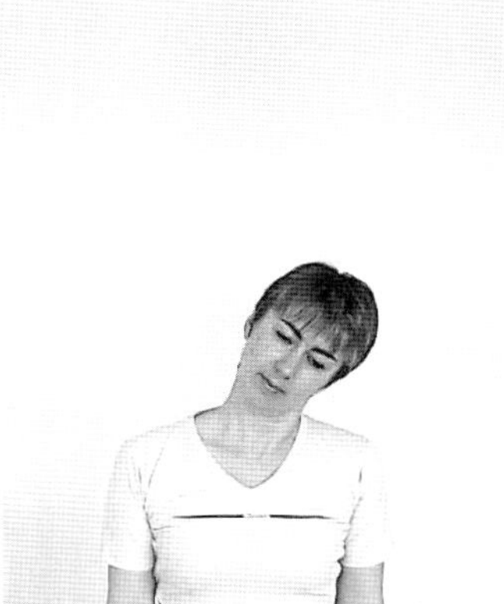
Foto 410

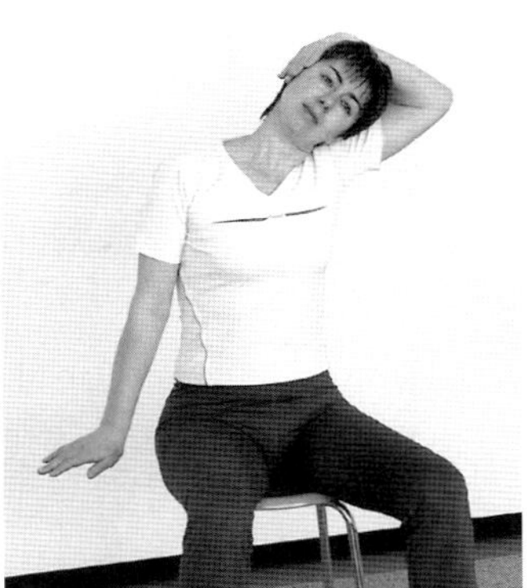
Foto 411

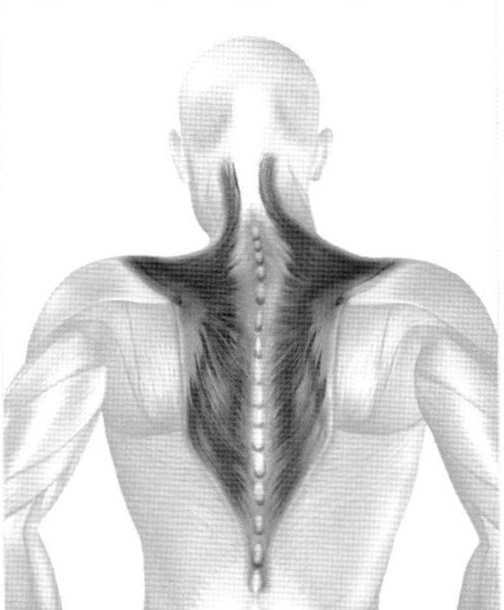
Abb. 5

Ausgangsstellung	„Grundhaltung Sitzen“ oder „Grundhaltung Stehen“, die Arme hängen locker seitlich am Körper herunter.
Übungsausführung	Drehen Sie den Kopf zur linken Schulter. Foto 412
Hinweise	Die Schultern ruhig halten und nicht hochziehen.
Variation	Zur Verstärkung der Dehnung legen Sie die linke Hand auf die rechte, untere Kopfhälfte und schieben Sie den Kopf behutsam zur Seite.
Muskulatur	Seitliche Hals-Nacken-Muskulatur.
Funktion	Kopfwendemuskel, Abb. 6: Kopf zur Seite drehen.
Lage	Oberflächlich liegend seitlich im Nacken-Bereich.

Ausgangsstellung	„Grundhaltung Sitzen“ oder „Grundhaltung Stehen“, legen Sie den rechten Arm auf den Rücken. Umfassen Sie mit der linken Hand den rechten Ellenbogen.
Übungsausführung	Ziehen Sie den rechten Ellenbogen nach unten. Foto 413
Hinweise	Die Schultern ruhig halten und nicht hochziehen.
Muskulatur	Hintere Oberarmmuskulatur, Abb. 7
Funktion	Dreiköpfiger Armmuskel: Ellenbogen strecken, Arm nach hinten führen.
Lage	Oberflächlich liegend an der Rückseite des Oberarmes.

Ausgangsstellung	„Grundhaltung Stehen“.
Übungsausführung	Führen Sie den linken gestreckten Arm auf Schulterhöhe nach hinten. Foto 414
Hinweise	Der Oberkörper bleibt fixiert und dreht nicht mit.
Variation	Zur Verstärkung der Dehnung legen Sie den gestreckten Arm gegen eine Wand und drehen Sie sich mit dem Schultergürtel nach vorn, lassen Sie den Arm jedoch an der gleichen Stelle. Foto 415
Muskulatur	Brustmuskulatur.
Funktion	Großer Brustmuskel, Abb. 8: Arm aus allen Positionen nach vorn zur Körpermitte hinführen, Arm einwärts drehen.
Lage	Oberflächlich vorn liegend, oben am Brustkorb.

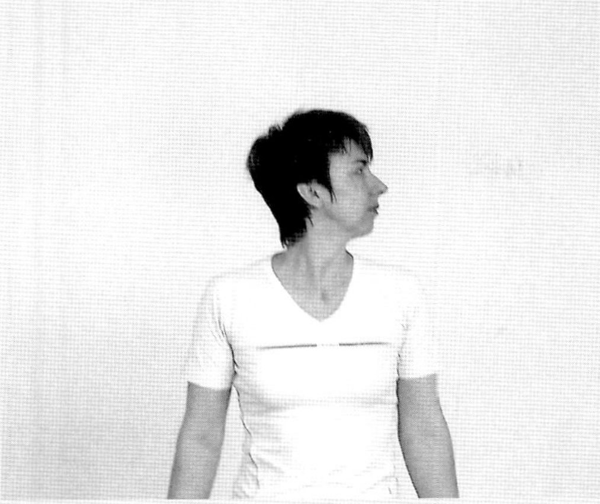

Foto 412

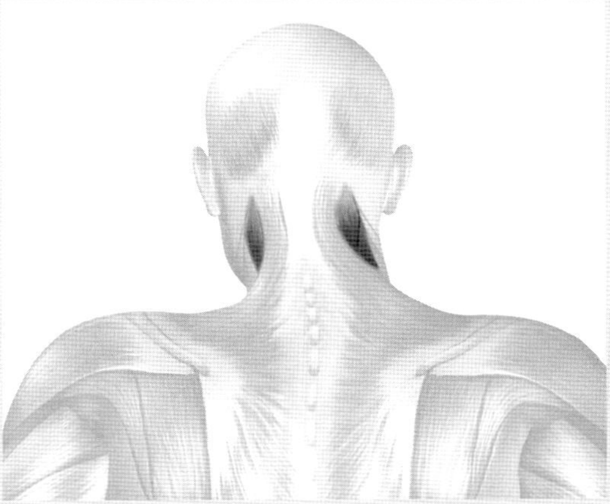

Abb. 6

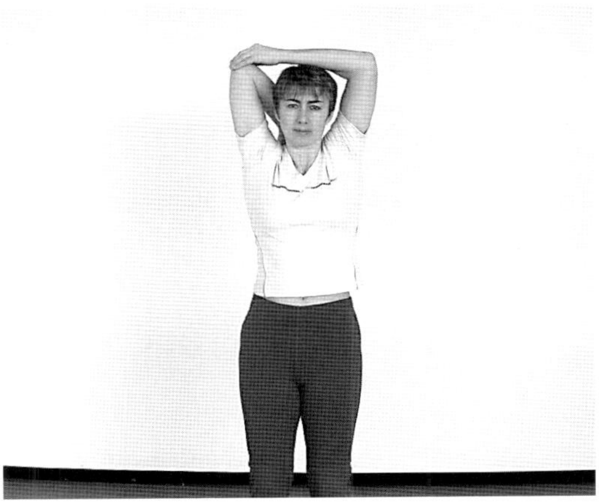

Foto 413

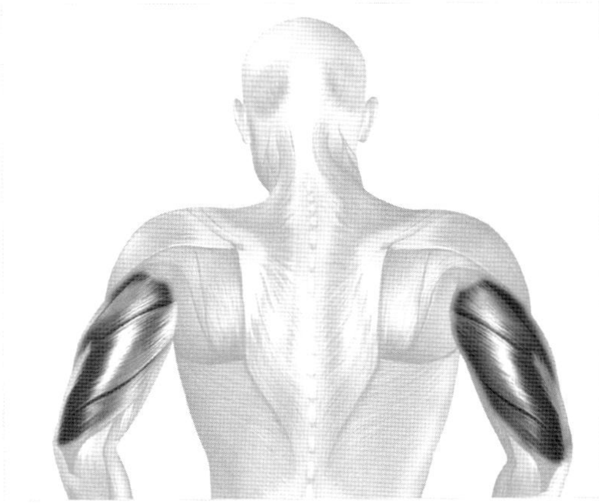

Abb. 7

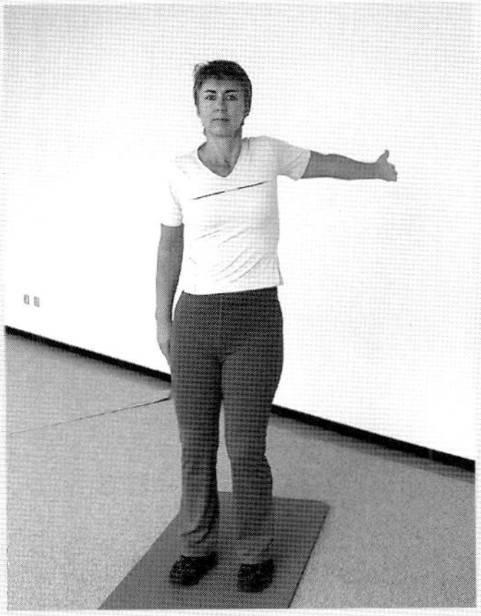

Foto 414

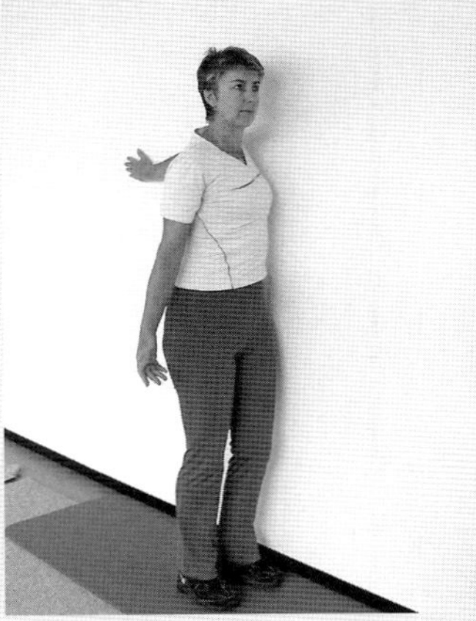

Foto 415

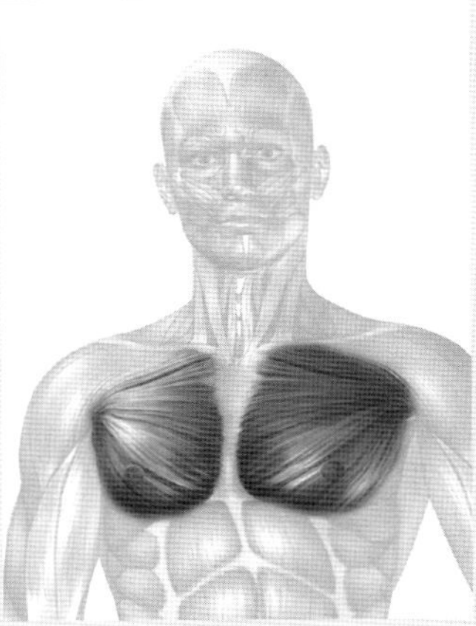

Abb. 8

Ausgangsstellung	„Grundhaltung Stehen“ oder „Grundhaltung Grätschstand“, die Arme sind in der Hochhalteposition.
Übungsausführung	Umfassen Sie mit der linken Hand das rechte Handgelenk. Neigen Sie den Oberkörper zur Seite und dabei ziehen Sie den rechten Arm schräg nach oben zur Seite. Foto 416
Hinweise	Vermeiden Sie Ausweichbewegungen, neigen Sie den Oberkörper in einer Ebene seitlich.
Variation	„Päckchenhaltung “.
Muskulatur	Rumpfmuskulatur, Abb. 9, 10
Funktion	Rückenstrecker: WS strecken, drehen, neigen, statisch halten. Schräge Bauchmuskulatur: Rumpf vorwärts beugen, seitwärts neigen und drehen. Äußerer und innerer schräger Bauchmuskel. Viereckiger Lendenmuskel: Rumpf seitwärts neigen, Lendenlordose sichern.
Lage	Tiefliegend am Rücken, entlang der Wirbelsäule. Oberflächlich liegend vorn, seitlich am Rumpf. Oberflächlich (tiefer als äußerer) vorn, seitlich am Rumpf. Tiefliegend hinten, unten am Rücken.

Ausgangsstellung	„Grundhaltung Sitzen“ oder „Grundhaltung Stehen“, legen Sie den rechten Arm auf den Rücken. Umfassen Sie mit der linken Hand den rechten Arm hinter dem Handgelenk.
Übungsausführung	Neigen Sie Ihren Kopf langsam zur linken Schulter und ziehen Sie dann den rechten Arm nach links und nach unten. Foto 417
Hinweise	Die Schultern ruhig halten und nicht hochziehen. Der Blick ist geradeaus gerichtet und Sie müssen Ihre beiden Ohren im Spiegel sehen.
Variation	Nehmen Sie Ihren rechten Arm in leicht gerundeter Haltung nach vorn. Ziehen Sie den rechten Arm diagonal nach vorn unten.
Muskulatur	Schultergürtelmuskulatur.
Funktion	Kapuzenmuskel (M. trapezius), Abb. 11: Schulterblatt heben, Schulterblätter zur WS ziehen, Kopf zur Gegenseite drehen, Schulterblätter senken, drehen. Großer und kleiner Rautenmuskel: Schulterblätter heben, zur WS ziehen.
Lage	Oberflächlich liegend am oberen Rücken und im Nacken-Bereich. Oberflächlich (tiefer als Kapuzenmuskel) am oberen Rücken, zwischen Brustwirbelsäule und Schulterblättern.

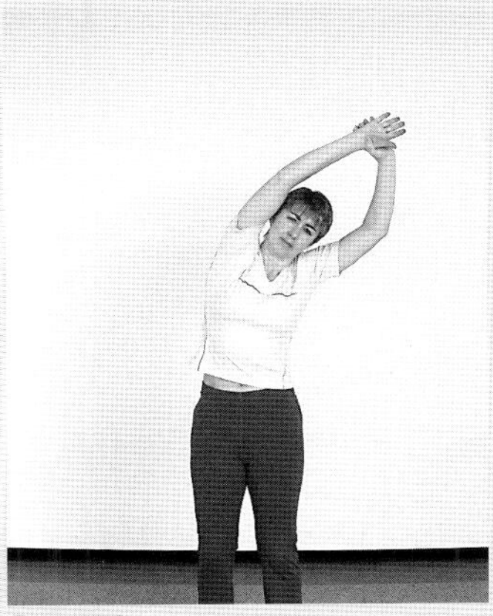
Foto 416

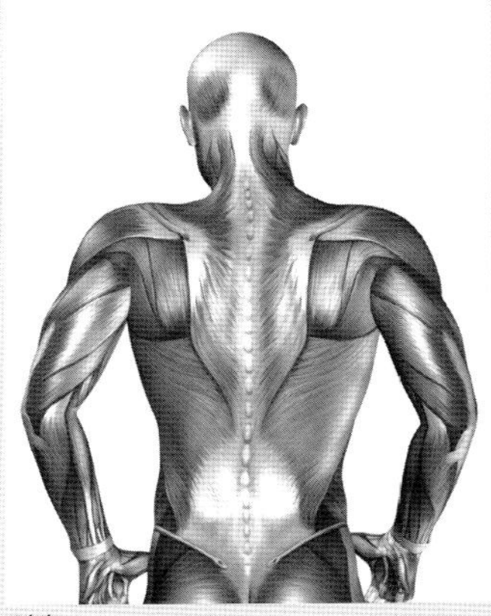
Abb. 9

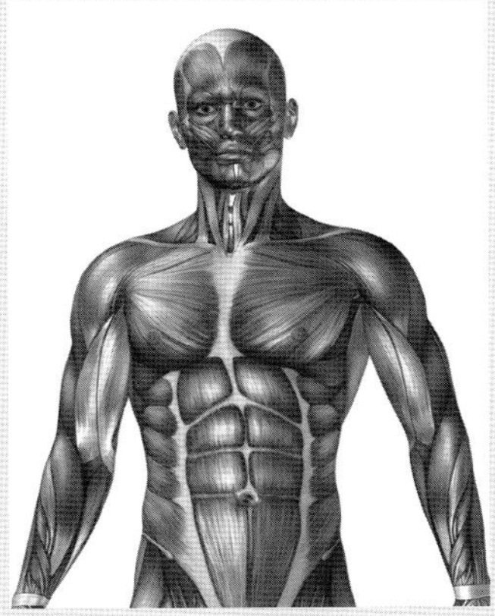
Abb. 10

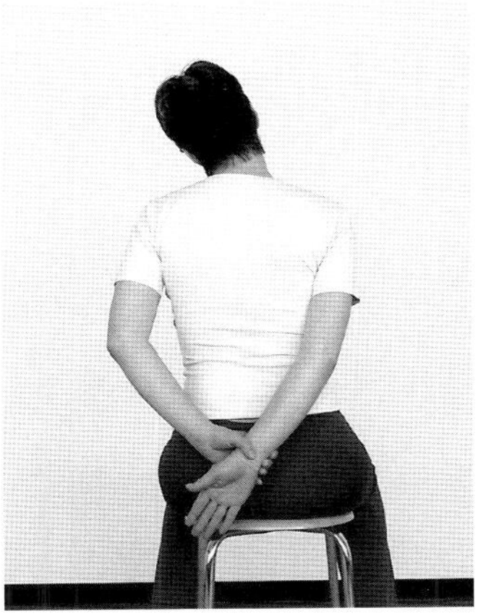
Foto 417

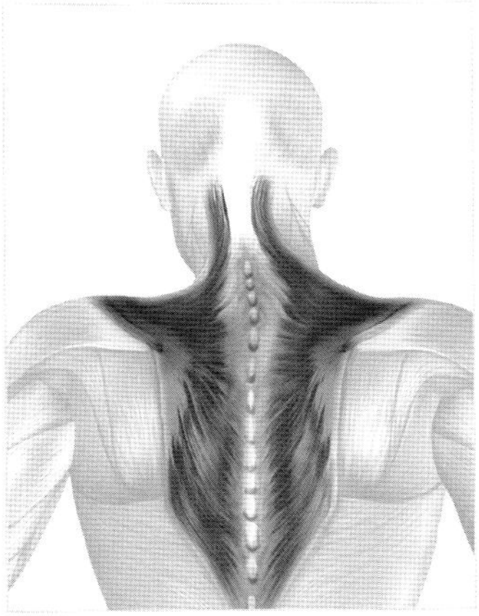
Abb. 11

Ausgangsstellung	„Grundhaltung Sitzen“ oder „Grundhaltung Stehen“.
Übungsausführung	Beugen Sie Ihren Rücken in Höhe der BWS nach vorn. Foto 418, 419
Hinweise	Die Schultern ruhig halten und nicht hochziehen.
Variation	Heben Sie die gestreckten Arme, mit den Handflächen aneinander, auf Schulterhöhe in die Vorhalteposition.
Muskulatur	Schultergürtelmuskulatur.
Funktion	Großer und kleiner Rautenmuskel, Abb. 12: Schulterblätter heben, zur WS ziehen.
Lage	Oberflächlich (tiefer als Kapuzenmuskel) am oberen Rücken, zwischen Brustwirbelsäule und den Schulterblättern

Ausgangsstellung	„Grundhaltung Stehen“, die Arme sind in der Vorhalteposition.
Übungsausführung	Verschränken Sie die Finger und drehen Sie die Handflächen nach vorn. Beugen Sie Ihren Rücken nach vorn und schieben Sie die Arme so weit wie möglich vor. Foto 420
Hinweise	Aufrecht stehen.
Variation	Legen Sie den gebeugten Arm gegen eine Wand.
Muskulatur	Schultergürtelmuskulatur.
Funktion	Kapuzenmuskel (M. trapezius), Abb. 13: Schulterblatt heben, Schulterblätter zur WS ziehen, Kopf zur Gegenseite drehen, Schulterblätter senken, drehen. Großer und kleiner Rautenmuskel: Schulterblätter heben, zur WS ziehen.
Lage	Oberflächlich liegend am oberen Rücken und im Nacken-Bereich. Oberflächlich (tiefer als Kapuzenmuskel) am oberen Rücken, zwischen Brustwirbelsäule und den Schulterblättern.

Ausgangsstellung	Grundhaltung „Angehockter Sitz“.
Übungsausführung	Neigen Sie den Kopf zur Brust, machen Sie den Rücken rund und bringen Sie Ihren Kopf immer näher zu den Knien. Die Arme eng unter den Beinen kreuzen. Foto 421
Hinweise	Blick bleibt zum Boden gerichtet.
Variation	„Päckchenhaltung“ Die Arme liegen auf den Oberschenkeln.
Muskulatur	Schultergürtelmuskulatur und Rückenmuskulatur.
Funktion	Rückenstrecker, Abb. 14: WS strecken, drehen, neigen, statisch halten. Kapuzenmuskel (M. trapezius): Schulterblatt heben, Schulterblätter zur WS ziehen, Kopf zur Gegenseite drehen, Schulterblätter senken, drehen. Großer und kleiner Rautenmuskel: Schulterblätter heben, zur WS ziehen.
Lage	Tiefliegend am Rücken, entlang der Wirbelsäule Oberflächlich liegend am oberen Rücken und im Nacken-Bereich. Oberflächlich (tiefer als Kapuzenmuskel) am oberen Rücken, zwischen Brustwirbelsäule und den Schulterblättern.

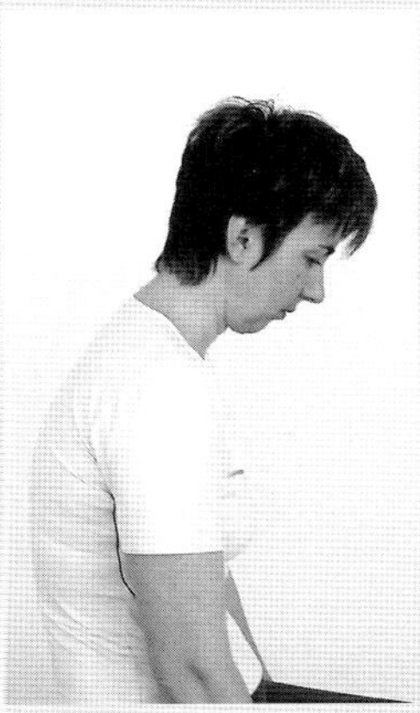

Foto 418

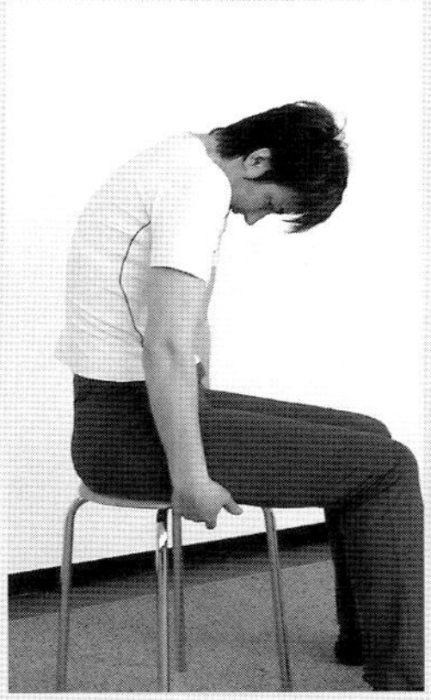

Foto 419

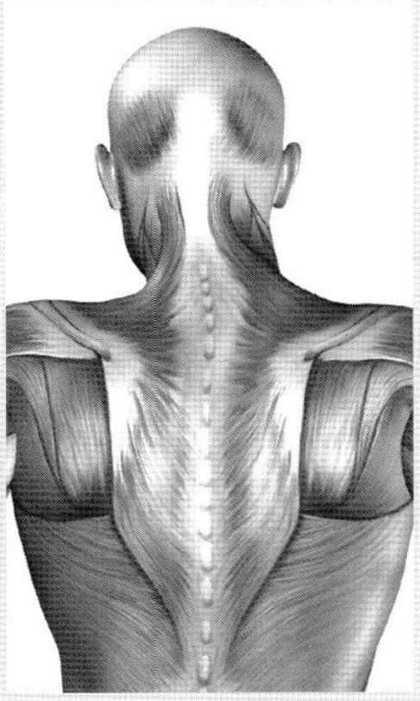

Abb. 12

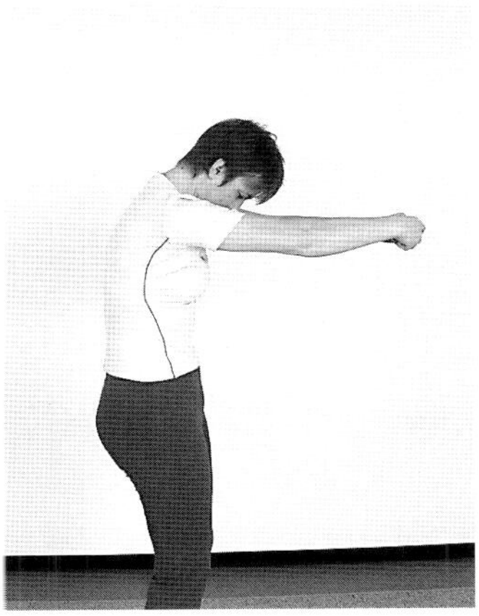

Foto 420

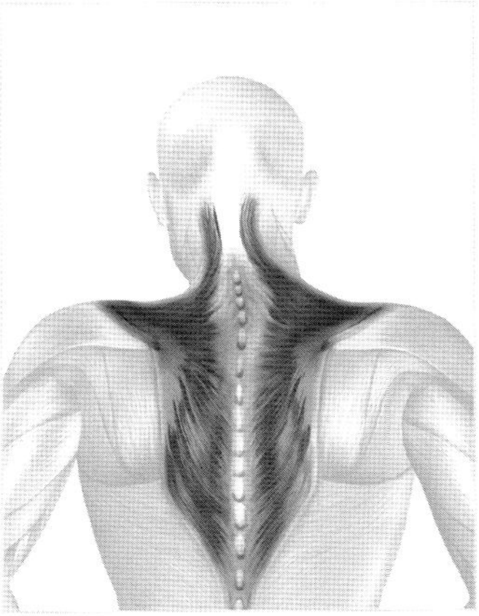

Abb. 13

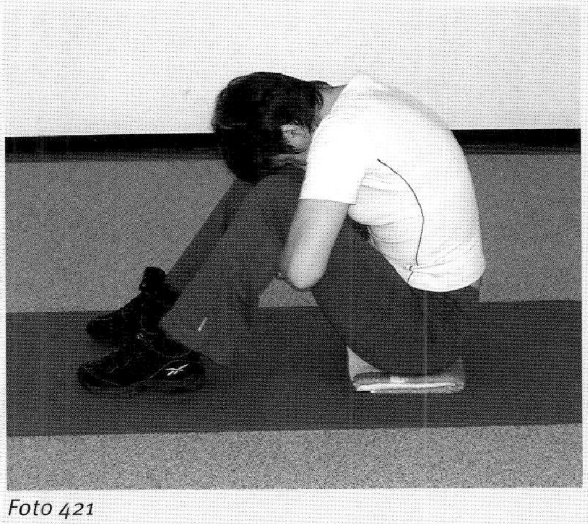

Foto 421

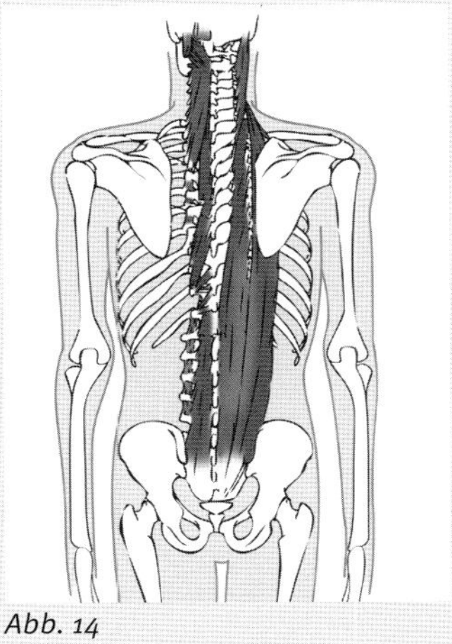

Abb. 14

Ausgangsstellung	„Grundhaltung Vierfüßlerstand“.
Übungsausführung	Ziehen Sie zunächst das Kinn zur Brust, lassen Sie dann die Brust- und Lendenwirbelsäule rund werden („Katzenbuckel“). Foto 422
Hinweise	Blick bleibt zum Boden gerichtet.
Variationen	„Päckchenhaltung“. „Grundhaltung Rückenlage“.
Muskulatur	Rückenmuskulatur.
Funktion	Rückenstrecker, Abb. 15: WS strecken, drehen, neigen, statisch halten.
Lage	Tiefliegend am Rücken, entlang der Wirbelsäule

Ausgangsstellung	„Grundhaltung Rückenlage“.
Übungsausführung	Beugen Sie nacheinander die Beine, die Knie mit Händen umfassen. Dann ziehen Sie das Kinn zur Brust, die Brust- und Lendenwirbelsäule rund werden lassen. Foto 423
Hinweise	Gesäß verliert Kontakt zum Boden.
Variation	„Päckchenhaltung“.
Muskulatur	Rückenmuskulatur.
Funktion	Rückenstrecker, Abb. 16: WS strecken, drehen, neigen, statisch halten.
Lage	Tiefliegend am Rücken, entlang der Wirbelsäule.

Ausgangsstellung	„Grundhaltung Rutschhalte“.
Übungsausführung	Die Hände gehen nach vorn „spazieren“. Endposition halten. Foto 424
Hinweise	Blick bleibt zum Boden gerichtet.
Variation	Schrittstellung an der Wand. Legen Sie die gestreckten Arme schulterbreit an die Wand. Schieben Sie die Brust nach vorn in Richtung Wand. „Päckchenhaltung “, die Arme sind in der Hochhalteposition.
Muskulatur	Rückenmuskulatur und Schultergelenkmuskulatur.
Funktion	Breiter Rückenmuskel, Abb. 17: Arm einwärts drehen, nach hinten führen. Arm senken. Großer Rundmuskel: Arm einwärts drehen, nach hinten führen. Arm senken, Arm an Körper heranziehen.
Lage	Oberflächlich liegend hinten, unten am Rücken. Tiefliegend hinten, am Rücken, am Schulterblatt.

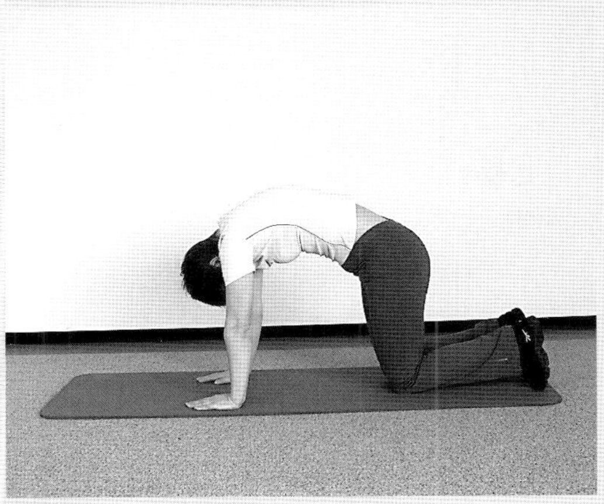
Foto 422

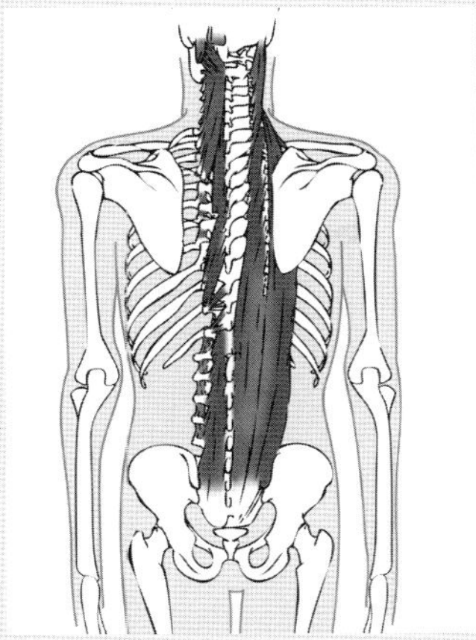
Abb. 15

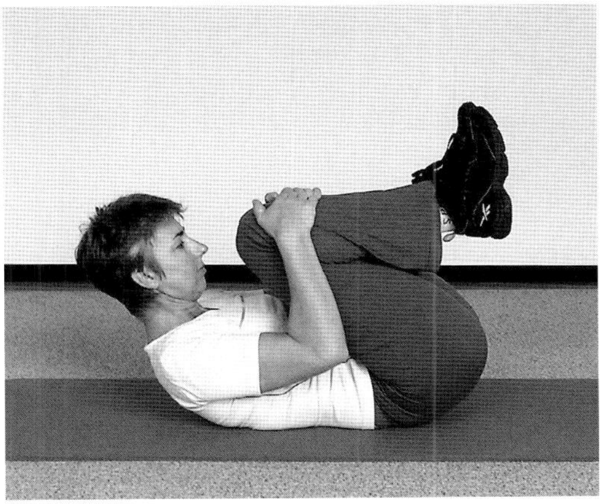
Foto 423

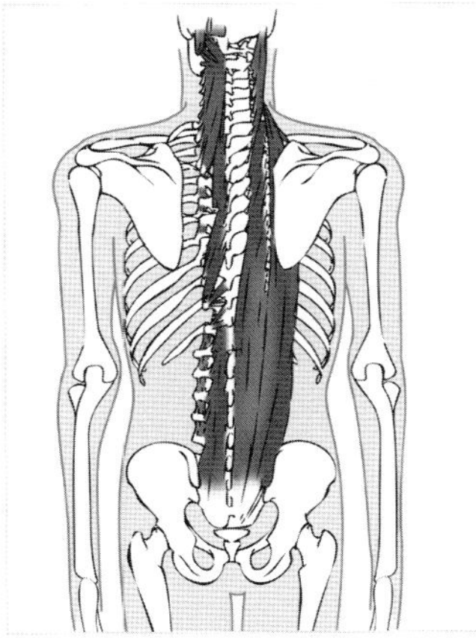
Abb. 16

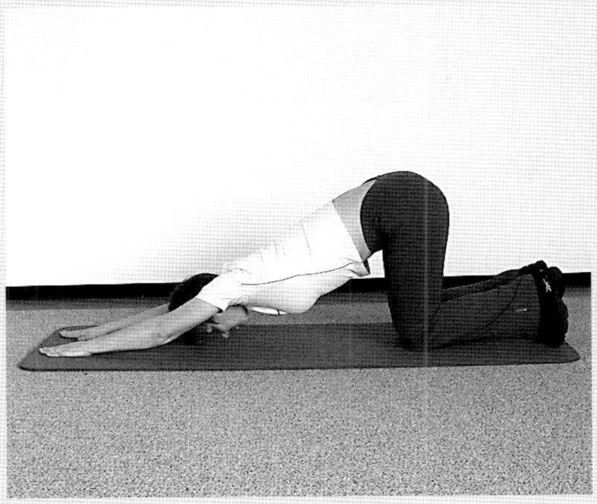
Foto 424

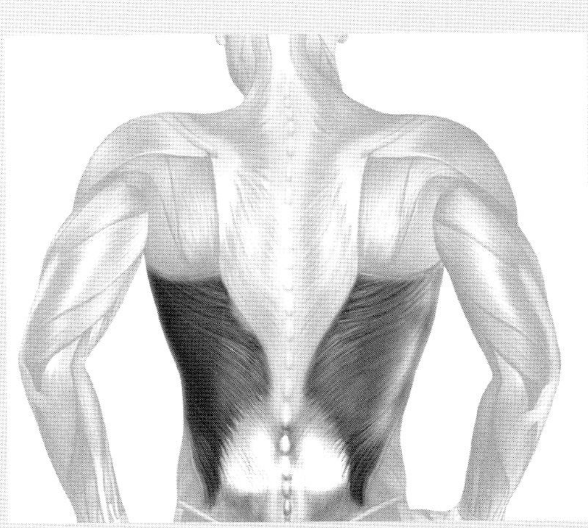
Abb. 17

Ausgangsstellung	„Päckchenhaltung“, die Arme sind in der Hochhalteposition.
Übungsausführung	Die Hände gehen nach links „spazieren“. Endposition halten. Foto 425
Hinweise	Blick bleibt zum Boden gerichtet.
Variation	„Grundhaltung Rutschhalte“.
Muskulatur	Rumpfmuskulatur.
Funktion	Rückenstrecker: WS strecken, drehen, neigen, statisch halten. Schräge Bauchmuskulatur, Abb. 18: Rumpf vorwärts beugen, seitwärts neigen und drehen. Viereckiger Lendenmuskel: Rumpf seitwärts neigen, Lendenlordose sichern.
Lage	Tiefliegend am Rücken, entlang der Wirbelsäule. Oberflächlich und tiefliegend vorn, seitlich am Rumpf. Tiefliegend hinten, unten am Rücken.

Ausgangsstellung	Aus der „Grundhaltung Kniestand“, strecken Sie das linke Bein seitlich aus, die Arme sind in der Hochhalteposition.
Übungsausführung	Neigen Sie den Oberkörper zur rechten Seite und setzen Sie die rechte Hand oder die Faust auf. Führen Sie den anderen Arm über den Kopf zur Gegenseite. Foto 426
Hinweise	Lassen Sie das Gesäß nicht nach hinten kippen. Arm so weit wie möglich schräg nach oben ziehen.
Variation	Führen Sie den linken Arm über den Kopf in Richtung des Bodens.
Muskulatur	Rumpfmuskulatur.
Funktion	Schräge Bauchmuskulatur, Abb. 19: Rumpf vorwärts beugen, seitwärts neigen und drehen. Viereckiger Lendenmuskel: Rumpf seitwärts neigen, Lendenlordose sichern.
Lage	Tiefliegend und oberflächlich liegend vorn, seitlich am Rumpf. Tiefliegend hinten, unten am Rücken.

Ausgangsstellung	„Grundhaltung Rückenlage“.
Übungsausführung	Heben und beugen Sie das rechte Bein, dann das Bein drehen und über das gestreckte linke Bein zum Boden hin ablegen. Die Gegenhand befindet sich am gebeugten Bein. Foto 427
Hinweise	Der Kopf bleibt gerade oder folgt der Bewegung.
Variation	Die Arme sind in der U-Halteposition.
Muskulatur	Schultergelenkmuskulatur und Rumpfmuskulatur.
Funktion	Großer Brustmuskel, Abb. 20: Arm aus allen Positionen nach vorn zur Körpermitte hinführen. Arm einwärts drehen. Schräge Bauchmuskulatur: Rumpf vorwärts beugen, seitwärts neigen und drehen. Viereckiger Lendenmuskel: Rumpf seitwärts neigen, Lendenlordose sichern.
Lage	Oberflächlich liegend vorn, oben am Brustkorb. Tiefliegend und oberflächlich liegend vorn, seitlich am Rumpf. Tiefliegend hinten, unten am Rücken.

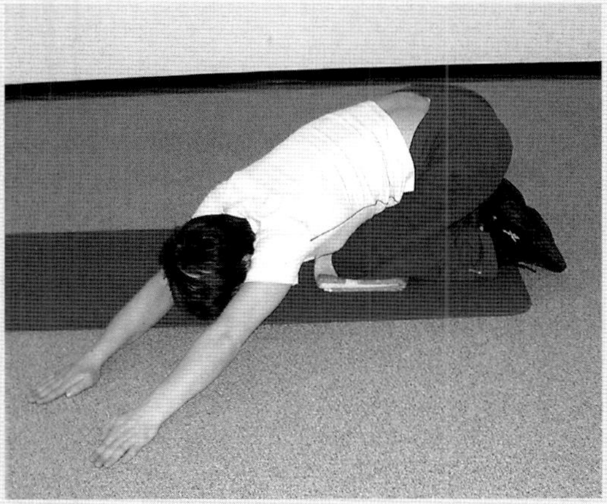
Foto 425

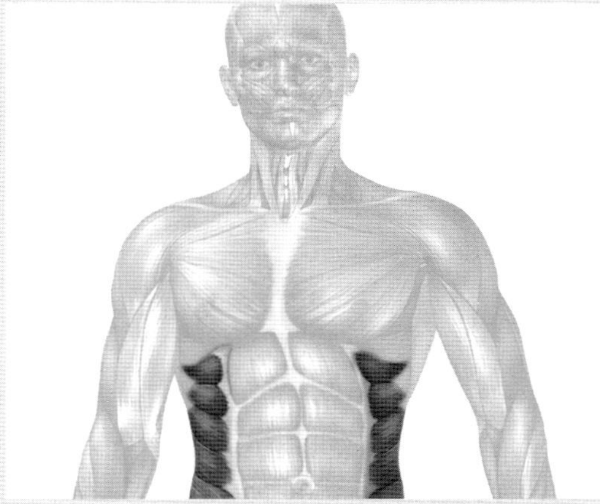
Abb. 18

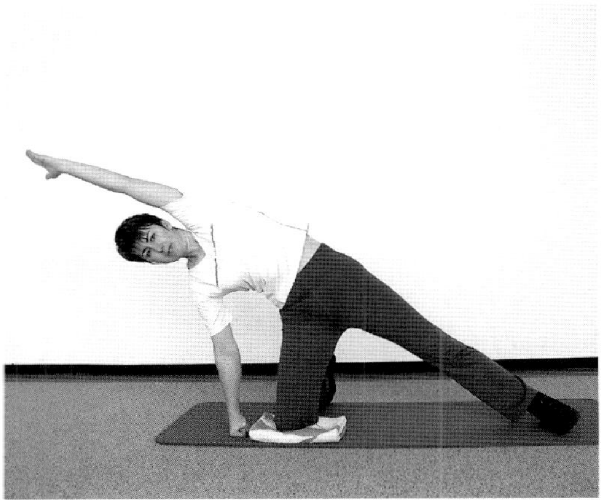
Foto 426

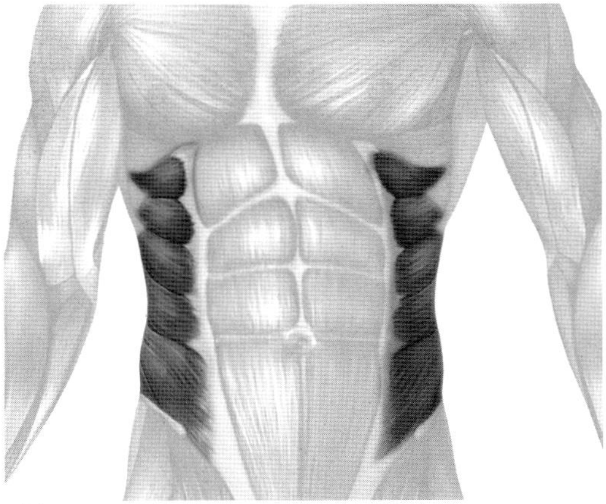
Abb. 19

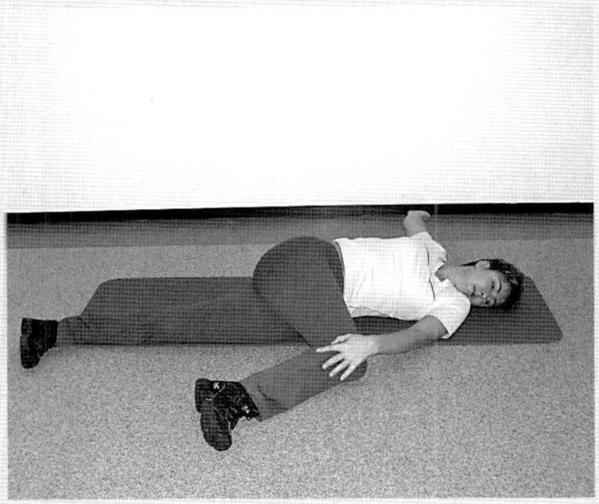
Foto 427

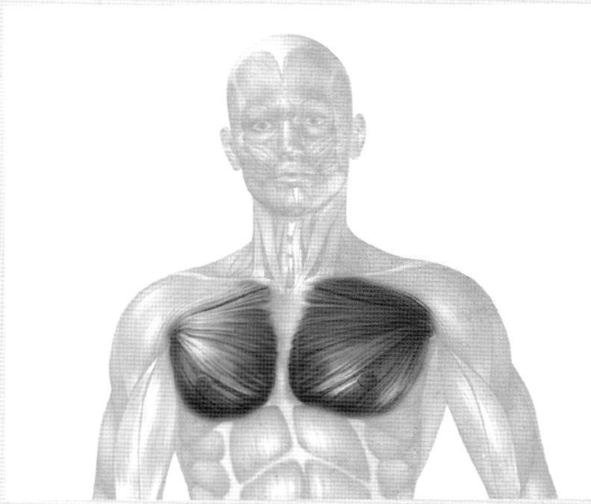
Abb. 20

Ausgangsstellung	„Grundhaltung Bauchlage“, die Unterarme liegen am Boden und stützen den Oberkörper.
Übungsausführung	Heben Sie den Kopf und Oberkörper gerade an. Foto 428
Variation	Die Arme sind gestreckt.
Muskulatur	Rumpfmuskulatur und Schultergelenkmuskulatur.
Funktion	Gerader Bauchmuskel, Abb. 21: Rumpf nach vorn neigen, Beckenaufrichtung. Großer Brustmuskel: Arm aus allen Positionen nach vorn zur Körpermitte hinführen. Arm einwärts drehen.
Lage	Oberflächlich liegend vorn am Rumpf Oberflächlich liegend vorn, oben am Brustkorb.

Ausgangsstellung	„Grundhaltung Rückenlage“, die Arme sind in der Hochhalteposition.
Übungsausführung	Ziehen Sie so weit wie möglich die Fingerspitzen nach außen und bauen Sie Fersenschub auf. Foto 429
Hinweise	Der Kopf bleibt gerade.
Muskulatur	Rumpfmuskulatur.
Funktion	Gerader Bauchmuskel, Abb. 22: Rumpf nach vorn neigen, Beckenaufrichtung.
Variation	Ziehen Sie so weit wie möglich einen Arm mit den Fingerspitzen nach außen und bauen Sie mit dem gegenseitigen Bein Fersenschub auf.
Muskulatur	Rumpfmuskulatur.
Funktion	Äußerer schräger Bauchmuskel: Rumpf vorwärts und seitwärts beugen, zur Gegenseite drehen. Innerer schräger Bauchmuskel: Rumpf vorwärts beugen und seitwärts neigen, zur gleichen Seite drehen. Viereckiger Lendenmuskel: Rumpf seitwärts neigen, Lendenlordose sichern.
Lage	Oberflächlich liegend vorn, seitlich am Rumpf. Tiefliegend vorn, seitlich am Rumpf. Tiefliegend hinten, unten am Rücken.

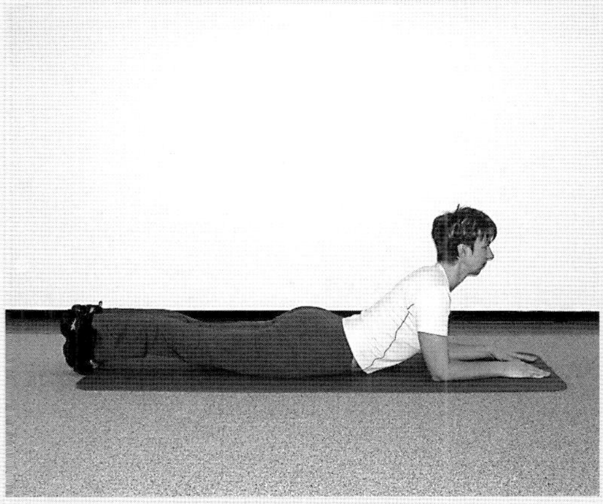

Foto 428

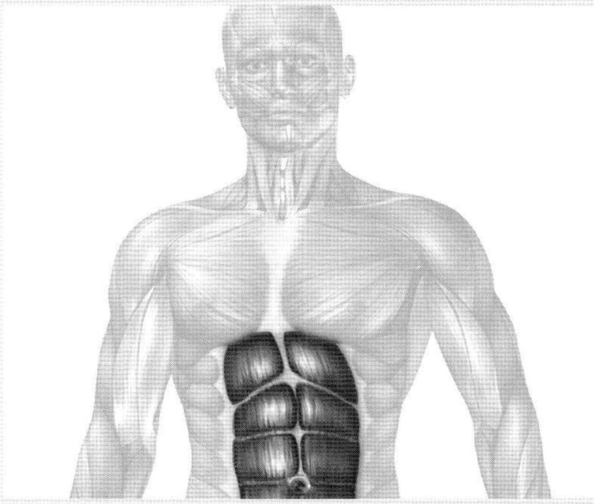

Abb. 21

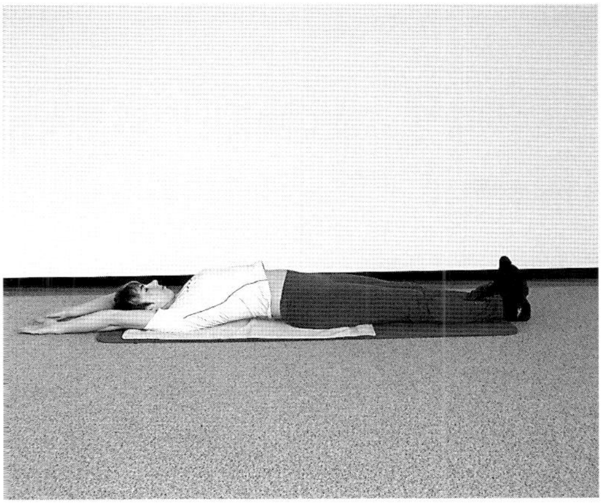

Foto 429

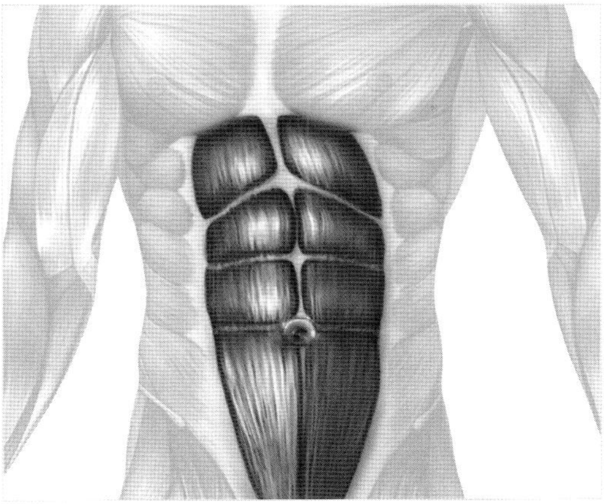

Abb. 22

Ausgangsstellung	Grundhaltung „Angehockter Sitz", linkes Bein ist gestreckt. Das gebeugte rechte Bein ist über das gestreckte aufgestellt.
Übungsausführung	Fassen Sie das rechte Knie mit der linken Hand und ziehen das Knie nach links. Mit der anderen Hand am Boden abstützen. Foto 430
Variation	Mit dem Oberarm gegen das gebeugte Knie drücken.
Muskulatur	Hüftmuskeln.
Funktion	Großer (Abb. 23), mittlerer und kleiner Gesäßmuskel: Hüftgelenk strecken, Oberschenkel nach außen drehen, Bein abspreizen, Becken seitwärts neigen.
Lage	Oberflächlich liegend hinten am Beckenbereich. Tiefliegend hinten am Beckenbereich.

Ausgangsstellung	„Grundhaltung Rückenlage".
Übungsausführung	Legen Sie den rechten Fuß auf das linke Knie. Umfassen Sie mit beiden Händen die Oberschenkelrückseite des linken Beines und ziehen Sie den Oberschenkel zum Körper. Foto 431
Hinweise	Der Kopf und Oberkörper bleiben am Boden liegen.
Variation	Mit beiden Händen das linke Bein umfassen und zum Oberkörper ziehen.
Muskulatur	Hüftmuskeln.
Funktion	Großer (Abb. 24), mittlerer und kleiner Gesäßmuskel: Hüftgelenk strecken, Oberschenkel nach außen drehen, Bein abspreizen, Becken seitwärts neigen. Lenden-Darmbeinmuskel: Hüftgelenk beugen, Becken nach vorn kippen, Beine zum Körper ziehen.
Lage	Oberflächlich liegend hinten am Beckenbereich. Tiefliegend hinten am Beckenbereich. Tiefliegend zwischen Lendenwirbelsäule und Oberschenkelvorderseite.

Ausgangsstellung	„Grundhaltung Einbeinkniestand", die Hände neben dem aufgestellten Bein abstützen.
Übungsausführung	Verschieben Sie das vordere Bein nach vorn und nehmen Sie den Oberkörper mit. Becken und Hüfte nach vorn unten schieben. Foto 432
Hinweise	Halten Sie Oberkörper und Becken aufrecht.
Variation	Zur Verstärkung der Dehnung umfassen Sie mit der Hand das hintere Fußgelenk und ziehen Sie den Fuß zum Gesäß.
Muskulatur	Hüftmuskeln und vordere Oberschenkelmuskulatur.
Funktion	Lenden-Darmbeinmuskel: Hüftgelenk beugen, Becken nach vorn kippen, Beine zum Körper ziehen. Vierköpfiger Schenkelstrecker (Quadrizeps femoris), Abb. 25: Knie strecken, Hüfte beugen, stabilisiert das Kniegelenk.
Lage	Tiefliegend zwischen Lendenwirbelsäule und Oberschenkelvorderseite. Oberflächlich und tiefliegend an der Oberschenkelvorderseite.

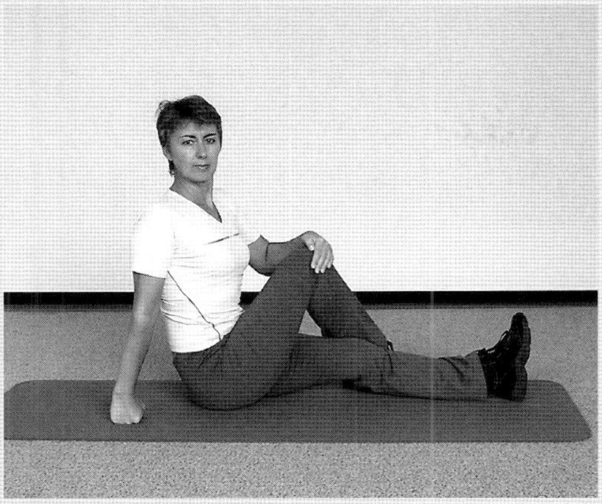
Foto 430

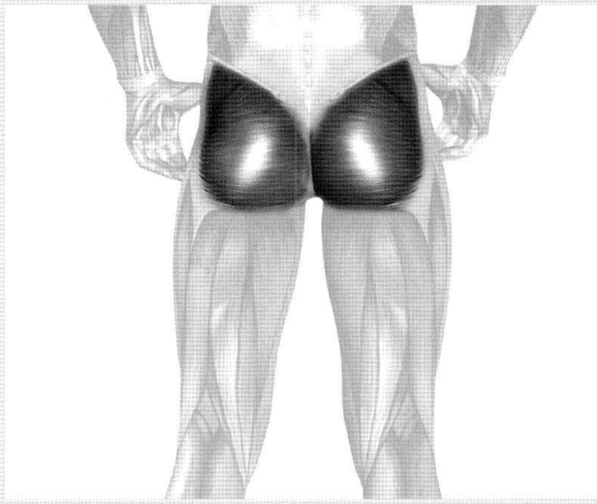
Abb. 23

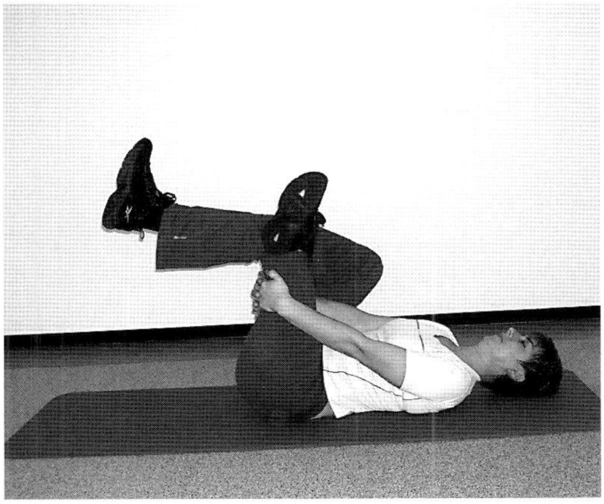
Foto 431

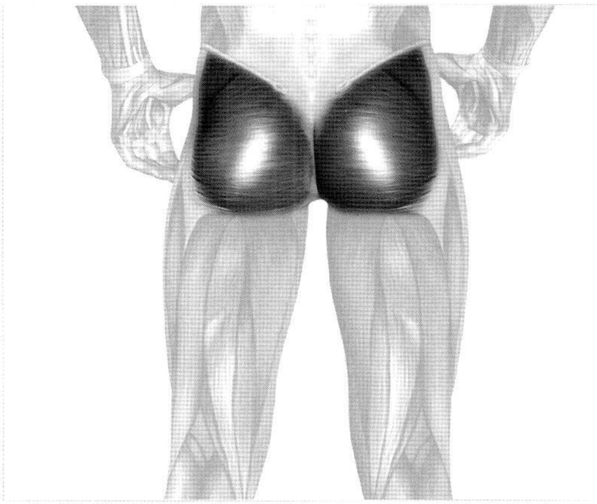
Abb. 24

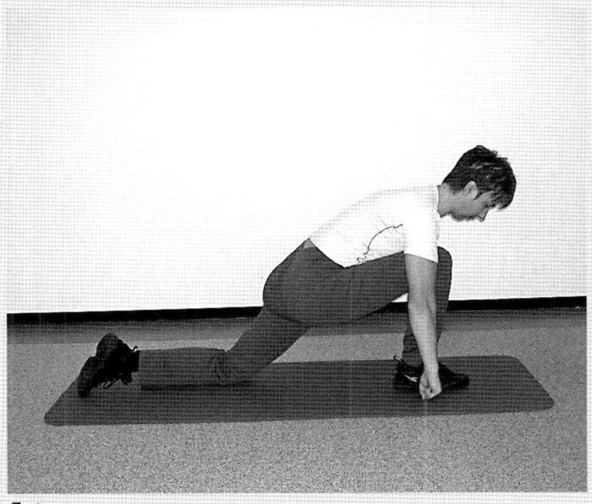
Foto 432

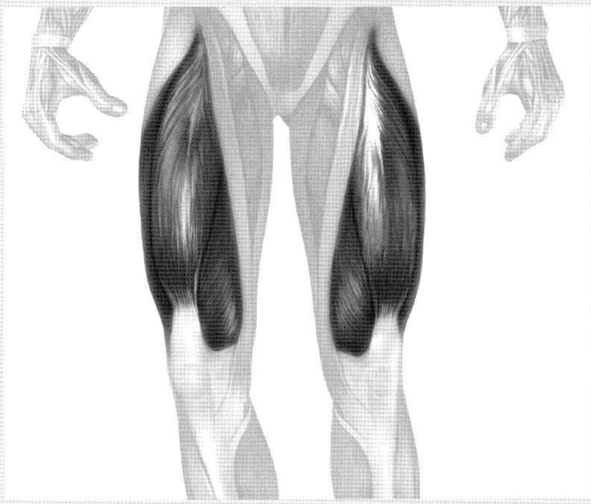
Abb. 25

Ausgangsstellung	„Grundhaltung Seitenlage".
Übungsausführung	Beugen Sie das linke Bein und umfassen Sie mit der linken Hand das Sprunggelenk. Führen Sie das Knie nach unten und ziehen Sie den Fuß zum Gesäß. Foto 433
Hinweise	Halten Sie Oberkörper und Becken aufrecht.
Variation	„Grundhaltung Bauchlage".
Muskulatur	Vordere Oberschenkelmuskulatur. Vierköpfiger Schenkelstrecker (Quadrizeps femoris). Abb. 26
Funktion	Knie strecken, Hüfte beugen, Kniegelenk stabilisieren.
Lage	Oberflächlich und tiefliegend an der Oberschenkelvorderseite.

Ausgangsstellung	„Grundhaltung Rückenlage".
Übungsausführung	Das gestreckte Bein zum Körper führen. Zur Verstärkung der Dehnung mit beiden Händen die Rückseite des linken Oberschenkels umfassen. Das gestreckte Bein zum Körper ziehen. Schieben Sie die Ferse nach außen und ziehen Sie die Zehen zum Schienbein. Foto 434
Hinweise	Kopf und Oberkörper bleiben am Boden liegen.
Muskulatur	Hintere Oberschenkelmuskulatur (Ischiocrurale Muskulatur). Zweiköpfiger Schenkelmuskel (Abb. 27), Halbsehnenmuskel, Plattsehnenmuskel.
Funktion	Knie beugen, Hüfte strecken, Kniegelenk stabilisieren.
Lage	Oberflächlich liegend an der Oberschenkelrückseite.

Ausgangsstellung	„Grundhaltung Rückenlage".
Übungsausführung	Stellen Sie die Fußsohlen aneinander und senken Sie die Beine nach außen. Foto 435 Zur Verstärkung der Dehnung mit den Händen die Beine nach außen unten bewegen.
Hinweise	Kopf und Oberkörper bleiben am Boden liegen.
Variation	Grundhaltung „Angehockter Sitz".
Muskulatur	Innere Oberschenkelmuskulatur (kurze Anteile der Adduktoren). Kammmuskel (Abb. 28), kurzer Schenkelanzieher.
Funktion	Oberschenkel heranziehen, Hüftgelenk beugen.
Lage	Oberflächlich liegend an der Innenseite des Oberschenkels. Tiefliegend an der Innenseite des Oberschenkels.

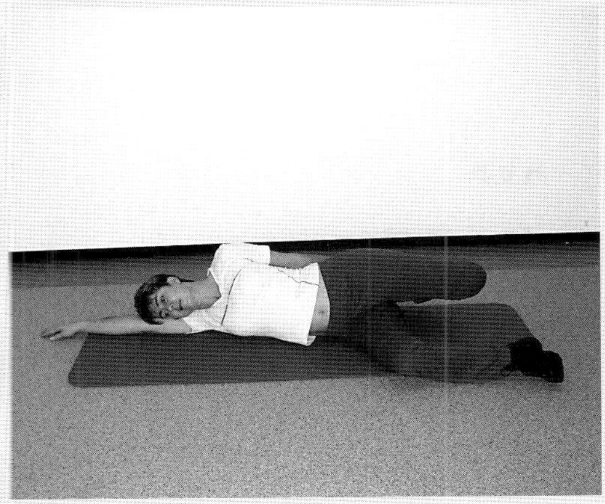

Foto 433

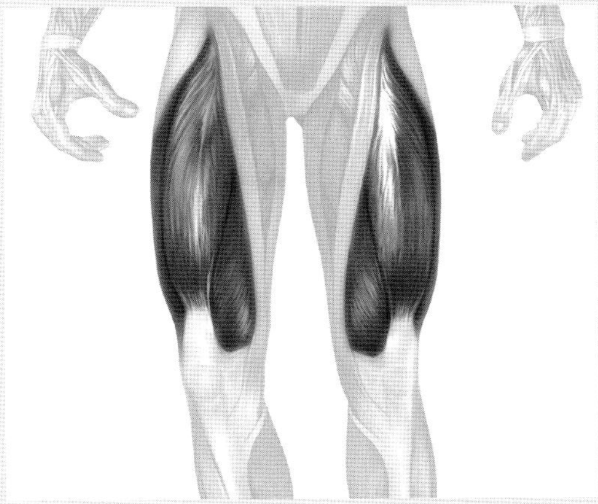

Abb. 26

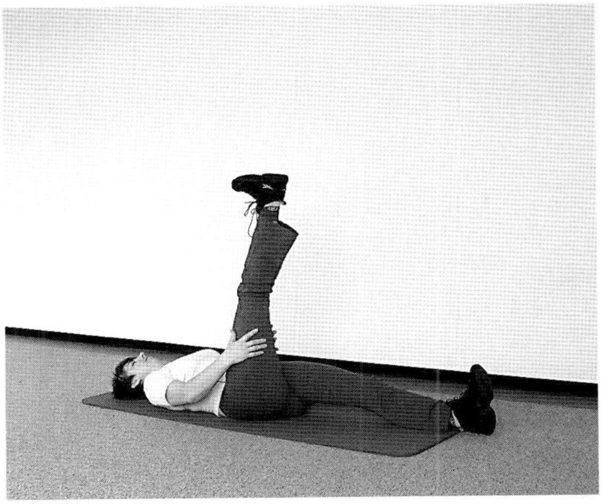

Foto 434

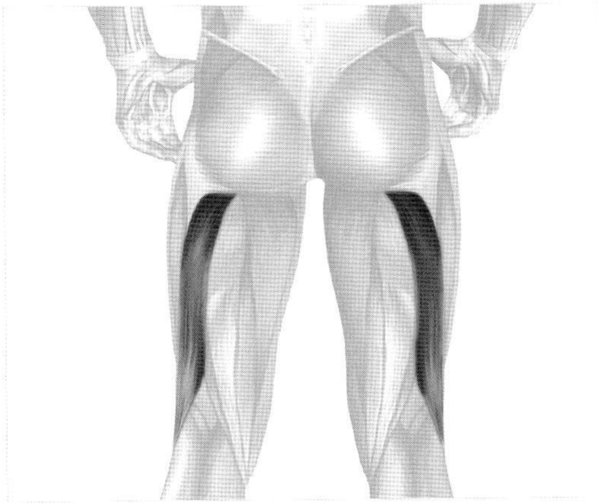

Abb. 27

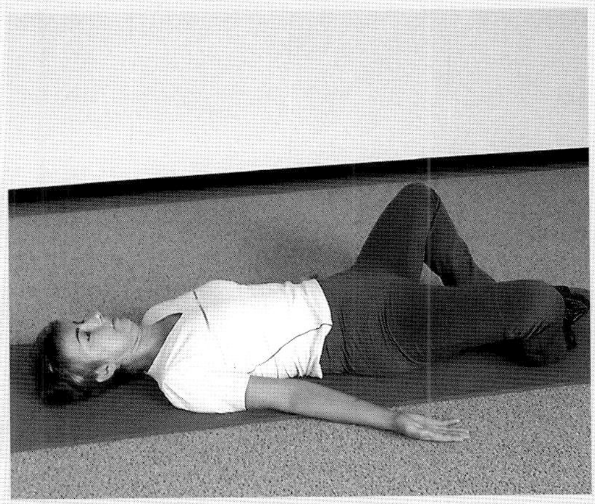

Foto 435

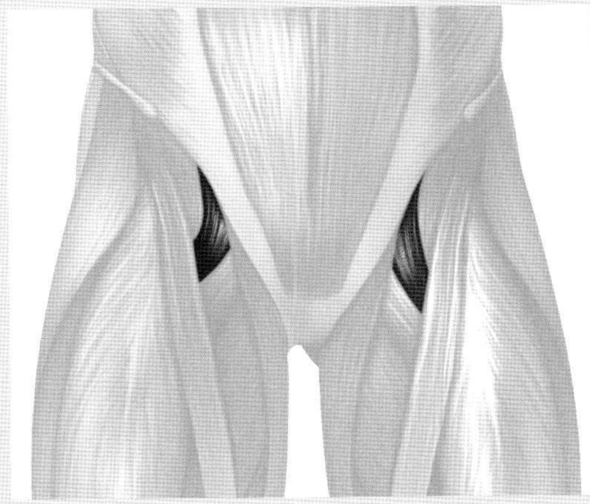

Abb. 28

Ausgangsstellung	„Grundhaltung Grätschsitz“, „Grundhaltung Grätschstand“.
Übungsausführung	Mit den Händen am Boden hinter dem Rücken abstützen. Spreizen Sie die Beine so weit wie möglich nach außen. Die Fußspitzen zeigen nach oben. Foto 436
Hinweise	Halten Sie den Oberkörper aufrecht.
Variation	„Grundhaltung Grätschstand“. Stützen Sie sich auf dem linken Oberschenkel ab und beugen Sie gleichzeitig das linke Bein. Verlagern Sie das Gewicht nach links und drehen Sie die Fußspitze des Standbeins nach außen. Zur Verstärkung der Dehnung schieben Sie das Knie des gestreckten Beines in Richtung Boden.
Muskulatur	Inneren Oberschenkelmuskulatur (lange Anteile der Adduktoren). Langer Schenkelanzieher (Abb. 29), großer Schenkelanzieher.
Funktion	Oberschenkel heranziehen, Hüftgelenk beugen.
Lage	Oberflächlich liegend an der Innenseite des Oberschenkels. Tiefliegend an der Innenseite des Oberschenkels.

Ausgangsstellung	„Grundhaltung Stehen“.
Übungsausführung	Beugen Sie das linke Bein und umfassen Sie mit der linken Hand das Sprunggelenk. Führen Sie das Knie nach unten und ziehen Sie den Fuß zum Gesäß. Foto 437
Hinweise	Halten Sie Oberkörper und Becken aufrecht.
Variation	„Grundhaltung Bauchlage“.
Muskulatur	Vordere Oberschenkelmuskulatur / vierköpfiger Schenkelstrecker (Quadrizeps femoris). Abb. 30
Funktion	Knie strecken, Hüfte beugen, Kniegelenk stabilisieren.
Lage	Oberflächlich und tiefliegend an der Oberschenkelvorderseite.

Ausgangsstellung	„Grundhaltung Stehen“.
Übungsausführung	Strecken Sie das linke Bein und setzen Sie die Ferse auf. Mit den Händen auf dem Standbein abstützen. Oberkörper mit geradem Rücken vorneigen. Foto 438
Hinweise	Rücken gerade halten.
Variation	„Grundhaltung Einbeinkniestand“.
Muskulatur	Hintere Oberschenkelmuskulatur (Ischiocrurale Muskulatur). Zweiköpfiger Schenkelmuskel (Abb. 31), Halbsehnenmuskel, Plattsehnenmuskel.
Funktion	Knie beugen, Hüfte strecken, Kniegelenk stabilisieren.
Lage	Oberflächlich liegend an der Oberschenkelrückseite.

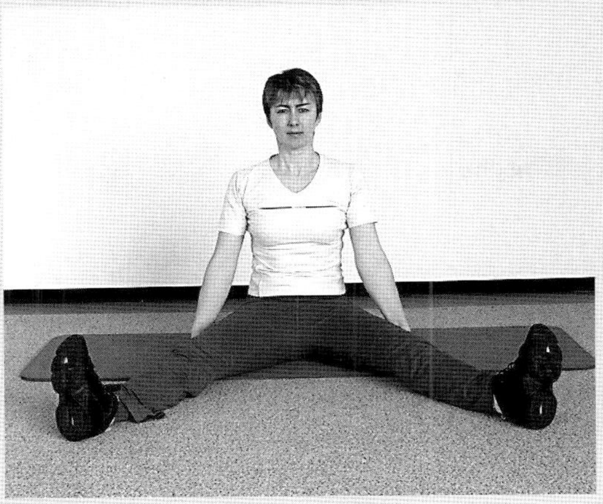

Foto 436

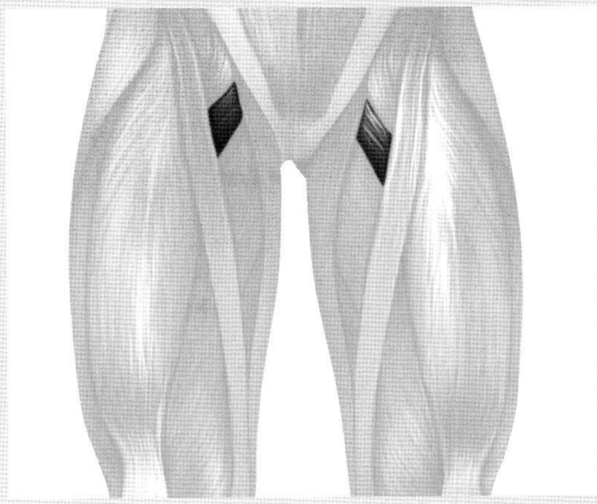

Abb. 29

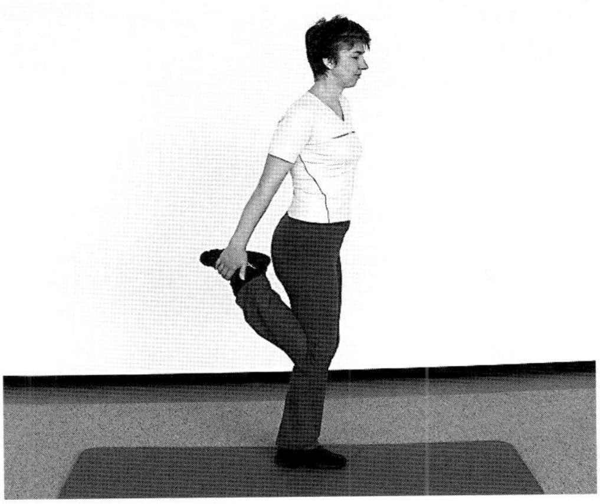

Foto 437

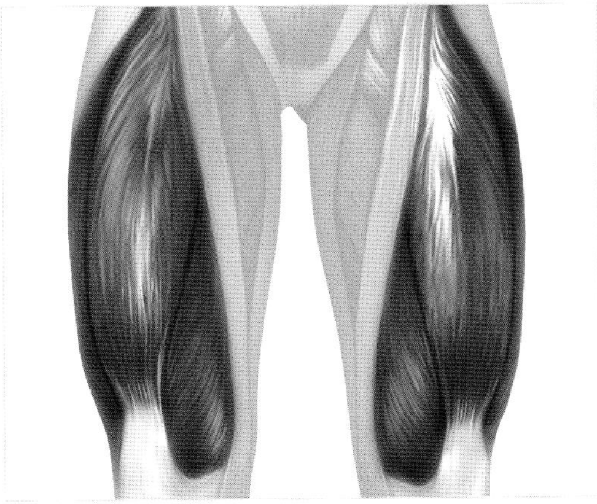

Abb. 30

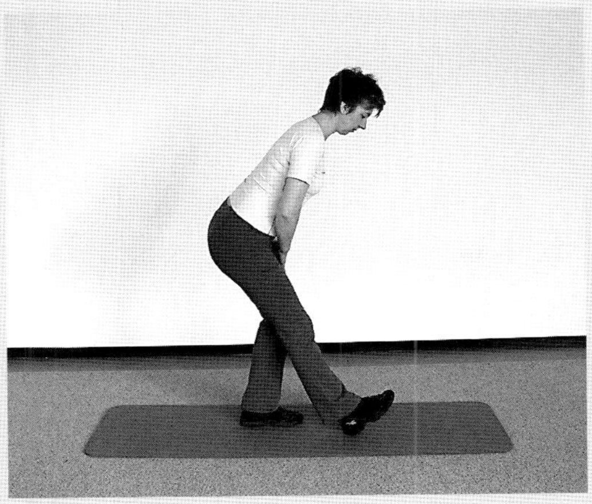

Foto 438

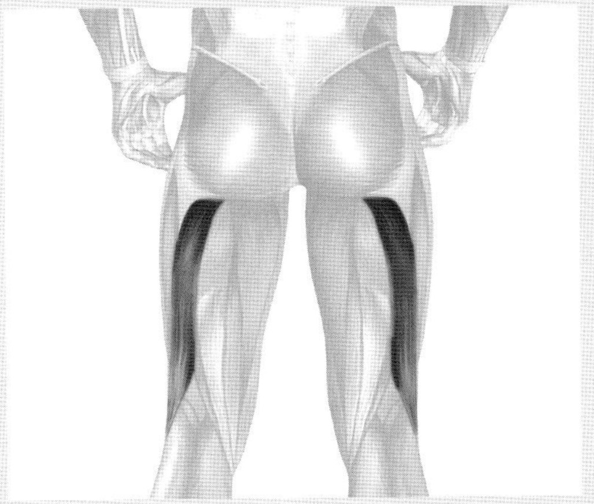

Abb. 31

Ausgangsstellung	„Grundhaltung Stehen“.
Übungsausführung	Aus „Grundhaltung Stehen“ gehen Sie in die Ausfallschrittstellung und verlagern das Gewicht auf das vordere Bein. Mit den Händen auf den Oberschenkel abstützen. Foto 439
Hinweise	Das hintere Bein und der gerade Rücken bilden eine Linie. Die Ferse des hinteren, gestreckten Beines zum Boden drücken. Die Fußspitze des hinteren, gestreckten Beines zeigt in Richtung Bewegung.
Variation	Stütz an der Wand.
Muskulatur	Wadenmuskulatur (oberer Bereich: Zwillingswadenmuskel, Abb. 32.
Funktion	Knie beugen, Fuß strecken.
Lage	Oberflächlich liegend an der Unterschenkelrückseite.

Ausgangsstellung	„Grundhaltung Stehen“.
Übungsausführung	Aus „Grundhaltung Stehen“ gehen Sie in die Schrittstellung und verlagern das Gewicht nach hinten. Mit den Händen auf den Oberschenkel abstützen. Die Beine beugen und das Knie des hinteren, gebeugten Beines in Richtung Fußspitze schieben. Foto 440
Hinweise	Rücken gerade halten. Die Ferse des hinteren, gestreckten Beines bleibt am Boden.
Variation	Stütz an der Wand.
Muskulatur	Wadenmuskulatur (unterer Bereich: Schollenmuskel, Abb. 33.
Funktion	Fuß strecken.
Lage	Tiefliegend an der Unterschenkelrückseite.

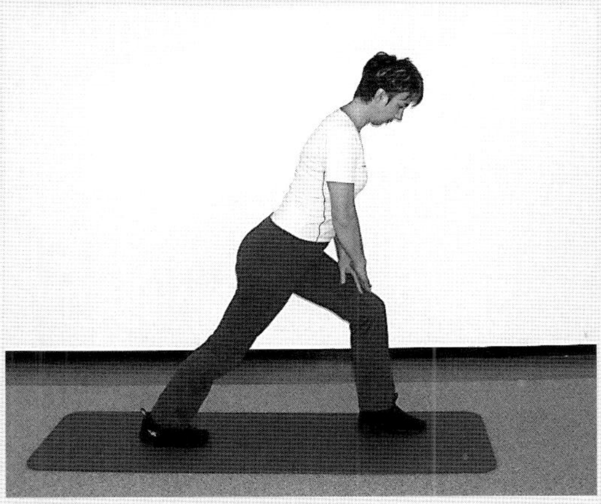
Foto 439

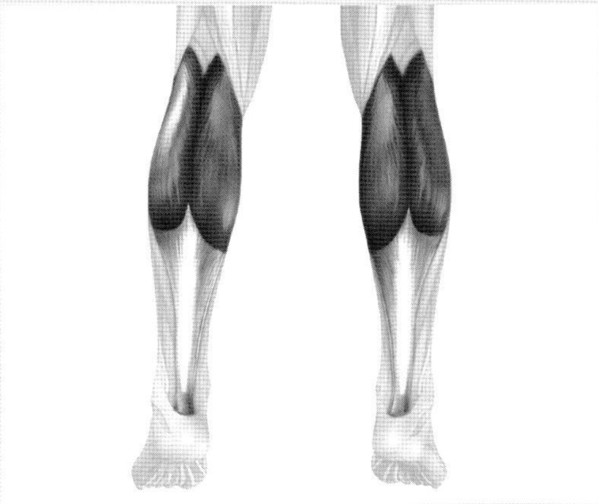
Abb. 32

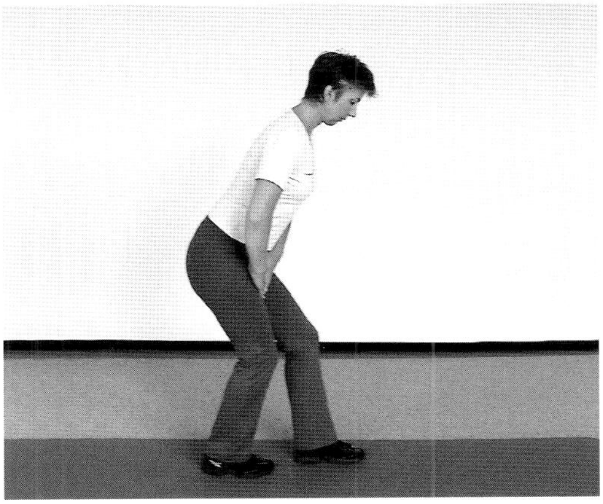
Foto 440

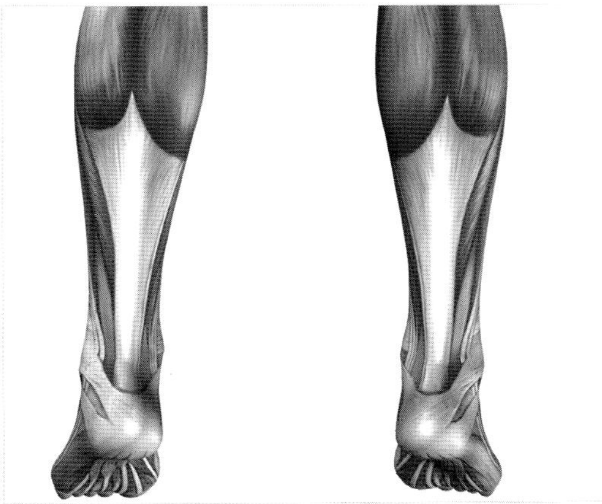
Abb. 33

5 Literaturverzeichnis

Amen, K., Dobinson, T.: Weg mit dem Bauch. Droemer Knaur Verlag. 2002.
Anrich, C.: Trainingsbuch Beweglichkeit. Rowohlt Taschenbuch Verlag. 2000.
Bauer, A., Bauer, O.: Praxisbuch funktionelle Wirbelsäulengymnastik und Rückentraining. Neuer Sportverlag. Stuttgart 2007.
Boeckh-Behrens, W., Buskies, W.: Supertrainer Bauch. Rowohlt Taschenbuch Verlag. 2002.
Buskies, W., Demski, N.: Rückenfitness. Limpert Verlag. Wiebelsheim 2003.
Fach, H. H.: Trainingsbuch Bauchmuskulatur. Rowohlt Taschenbuch Verlag. 1998.
Grotkasten, S., Kienzerle, H.: Wirbelsäulengymnastik. Wilhelm Heyne Verlag. München 1996.
Jordan, A.: Rückentraining. Meyer & Meyer Verlag. Aachen 2001.
Keller, S.: Das Rückenbuch. Aktiv gegen Schmerzen. Stiftung Warentest. Berlin 2004.
Kleila, E.: Stretching. Falken Verlag. 1996.
Letuwnik, S., Freiwald, J.: Bodytrainer für Männer: Bauch. Rowohlt Taschenbuch Verlag. 1994.
Letuwnik, S., Freiwald, J.: Der Rücken-Trainer. Rowohlt Taschenbuch Verlag. 1994.
Platzer, W.: Taschenatlas der Anatomie Bewegungsapparat. Thieme Verlag. Stuttgart 2005.
Reichardt, H.: Das ist Schongymnastik. BLV Verlag. München 1993.
Reichardt, H.: Schongymnastik bei Rückenbeschwerden. BLV Verlag. München 1996.
Tschirner, T., Wolters, C.: Bodyconcept Bauch. Rowohlt Taschenbuch Verlag. 2001.

6 Bildnachweis

Fotografien: Olga und Andrej Bauer
3D-Muskelaufbau: © York - Fotolia.com

Impressum

Praxisbuch
Funktionelle Wirbelsäulengymnastik und Rückentraining
Teil 2 · Übungen zur Kräftigung und Dehnung
Stuttgart: Neuer Sportverlag, 2011
ISBN 978-3-938023-29-7

Herausgeber: Olga und Andrej Bauer
Autoren: Olga und Andrej Bauer
Fotografie: Olga und Andrej Bauer
Redaktion: Hendrik Schulze Kalthoff, Neuer Sportverlag
Gestaltung: Nadine Müller, Laura Tataranno

Vertrieb:
Neuer Sportverlag, Silberburgstraße 112, 70176 Stuttgart
Telefon: 0711/666 14 33, www.neuersportverlag.de